SpringerWienNewYork

I. Mader, P. R. Fürst-Weger,
R. M. Mader, E. Nogler-Semenitz,
S. Wassertheurer

Paravasation von Zytostatika

Ein Kompendium für Prävention
und Therapie

Zweite, vollständig überarbeitete
und erweiterte Auflage

SpringerWienNewYork

Dr. Ines Mader
CRETA – Cancer Research & Trial Agency GmbH, Wien, Österreich

Mag. pharm. Patrizia Fürst-Weger
SMZ Floridsdorf, Krankenhaus und Geriatriezentrum, Wien, Österreich

Univ.-Prof. Dr. Robert Mader
Univ.-Klinik für Innere Medizin I, Klinische Abteilung für Onkologie, Wien, Österreich

Mag. pharm. Dr. Elisabeth Nogler-Semenitz
Anstaltsapotheke, Landeskrankenhaus – Universitätskliniken Innsbruck, Innsbruck, Österreich

Mag. Sabine Wassertheurer
Apotheke LKH-Univ.-Klinikum Graz, Graz, Österreich

Das Werk (Buch mit beigepackter CD-ROM) ist urheberrechtlich geschützt.
Die dadurch begründeten Rechte, insbesondere die der Übersetzung, des Nachdruckes, der Entnahme von Abbildungen, der Funksendung, der Wiedergabe auf photomechanischem oder ähnlichem Wege und der Speicherung in Datenverarbeitungsanlagen, bleiben, auch bei nur auszugsweiser Verwertung, vorbehalten.

© 2002, 2006 Springer-Verlag/Wien
Printed in Austria
SpringerWienNewYork ist ein Unternehmen von Springer Science + Business Media
springer.at

Die Wiedergabe von Gebrauchsnamen, Handelsnamen, Warenbezeichnungen usw. in diesem Buch berechtigt auch ohne besondere Kennzeichnung nicht zu der Annahme, dass solche Namen im Sinne der Warenzeichen- und Markenschutz-Gesetzgebung als frei zu betrachten wären und daher von jedermann benutzt werden dürfen.
Produkthaftung: Sämtliche Angaben in diesem Fachbuch/wissenschaftlichen Werk erfolgen trotz sorgfältiger Bearbeitung und Kontrolle ohne Gewähr. Insbesondere Angaben über Dosierungsanweisungen und Applikationsformen müssen vom jeweiligen Anwender im Einzelfall anhand anderer Literaturstellen auf ihre Richtigkeit überprüft werden. Eine Haftung der Autoren oder des Verlages aus dem Inhalt dieses Werkes ist ausgeschlossen.

Druck und Bindung: Druckerei Theiss GmbH, 9431 St. Stefan, Österreich

Gedruckt auf säurefreiem, chlorfrei gebleichtem Papier – TCF
SPIN: 11403852

Umschlagbild: aus Alfons Schilling „Ich/Auge/Welt – The Art of Vision"
(Springer-Verlag Wien New York 1997, S. 156)
Mit 4 Abbildungen und 5 Beilagen

Bibliografische Information der Deutschen Bibliothek
Die Deutsche Bibliothek verzeichnet diese Publikation in der Deutschen Nationalbibliografie; Detaillierte bibliografische Daten sind im Internet über http://dnb.ddb.de abrufbar.

ISBN-10 3-211-25225-8 SpringerWienNewYork
ISBN-13 987-3-211-25225-3 SpringerWienNewYork
ISBN 3-211-83607-1 1. Aufl. SpringerWienNewYork

Vorwort zur 2. Auflage

„Die wissenschaftliche Bearbeitung des Themas Paravasation von Zytostatika stößt allzu rasch an ihre Grenzen." Dieser Einleitungssatz aus der 1. Auflage ist auch in der vorliegenden, überarbeiteten 2. Auflage uneingeschränkt gültig. Es ist dies zum Teil in der Schwierigkeit und Komplexität des Problems begründet, aber eben nur zum Teil.

Nach wie vor ist diese Fragestellung a priori von einer systematischen Bearbeitung – wie prospektive klinische Studien – ausgeschlossen. Das daraus resultierende Wissen kann nur begrenzt sein. Dazu kommen häufig eine uneinheitliche Vorgangsweise nach Paravasation, nicht standardisierte Dokumentation, Fallstudien mit ungenauen Angaben und eine fehlende Sicherheit in der Vorhersage über das Ausmaß der zu erwartenden Schädigung.

Das Wissen um diese Situation hat die Autoren veranlasst, eine Aktualisierung vorzunehmen, die ihren Schwerpunkt auf klinische Originalarbeiten legt. Für die 51 gängigsten Substanzen wurde eine Handlungsanleitung erstellt, die im klinischen Notfall „Paravasation" unmittelbar in die Praxis umgesetzt werden kann. Als Neuzugänge sind die Substanzen Bortezomib und Pemetrexed ins Buch aufgenommen worden. Bei den Überarbeitungen sind besonders neue Erkenntnisse zu Docetaxel, Paclitaxel, Oxaliplatin, Vinorelbin und den Anthrazyklinen als einige Beispiele zu erwähnen.

Die aus der 1. Auflage bewährte Gliederung in den allgemeinen und den substanzspezifischen Teil wurde beibehalten. Der Aufbau des allgemeinen Kapitels wurde neu gestaltet ebenso wie die Kapitel „Schädigungstyp", „Prädisposition und Prävention", „Klinik" (inklusive Pathogenese und Differentialdiagnose) und „Chirurgische Intervention" (inklusive „Flushout-Technik" und Liposuktion). Völlig neu hinzugekommen sind die Kapitel „Die Gründung klinischer Arbeitsgruppen", „Qualitätssicherung", „Offene Fragen", neue Antidota wie Dexrazoxan sowie die Problematik zentralvenöser Katheter.

Wie auch in der 1. Auflage, liegt uns im vorliegenden Buch das Kapitel „Prävention" ganz besonders am Herzen. Wir ersuchen daher unsere Leser, diesem Kapitel ihre besondere Aufmerksamkeit zu widmen.

Da es den Autoren ein großes Anliegen ist, Qualitätsstandards zu verbreiten, finden sie unterstützendes Material nicht nur im Buch selbst, sondern auch im Internet an gewohnter Stelle („www.paravasate.at" oder „www.springer.at"). Neben Formularen und Tabellen bieten wir auch Schulungsunterlagen in Form von Folien an, die eine Einführung in das Thema bieten.

Der Notfall Paravasation bedarf auch weiterhin eines interdisziplinären Ansatzes, um der Vielschichtigkeit des Problems gerecht zu werden.

Das vorliegende Buch bleibt diesem interdisziplinären Gedanken verbunden. Ohne die tatkräftige Mitarbeit einiger KollegInnen wäre es nicht möglich gewesen, dieses mehrjährige Vorhaben zu Ende zu bringen.

Für die Unterstützung bei der Erstellung der Neuauflage danken wir im Besonderen:

Herrn Mag. pharm. Dr. Robert Terkola, Apotheke des Sozialmedizinischen Zentrums Süd, Wien, Österreich, der durch seine detaillierte und engagierte Aufbereitung des allgemeinen Kapitels in der 1. Auflage die nachhaltige Basis für die Weiterentwicklung der 2. Auflage gelegt hat.

Herrn Univ.-Prof. Dr. med. Pietro Giovanoli und **Herrn Dr. med. Matthias Rab**, Universitätsklinik für Chirurgie, Klinische Abteilung für Plastische und Rekonstruktionschirurgie, Medizinische Universität Wien, Österreich, die den chirurgischen Teil für die 2. Auflage auf den aktuellen Stand gebracht haben. Sie haben ein schwieriges Kapitel allen konservativen Fächern zugänglich gemacht und dafür sei Ihnen unsere ungeteilte Bewunderung ausgesprochen.

Frau Brigitte Spicker, EBEWE Pharma, Österreich, die in Organisation und Logistik Großartiges geleistet hat und ohne deren Unterstützung dieses Projekt niemals hätte gelingen können.

Besonders erwähnt sei auch der essentielle Beitrag der Firma EBEWE Pharma, Österreich, für die Neuauflage, die durch großzügige Unterstützung über viele Jahre in jeglicher Hinsicht entscheidend zum Gelingen dieses Projektes beigetragen hat.

Somit bleibt den Autoren abschließend nur noch jener Wunsch, der schon die 1. Auflage begleitet hat: ihr Buch möge eifrig gelesen werden, in der klinischen Praxis aber möglichst selten zum Einsatz gelangen!

Wien, Jänner 2006

Ines Mader
Patrizia Fürst-Weger
Robert M. Mader
Elisabeth Nogler-Semenitz
Sabine Wassertheurer

Vorwort von 1. Auflage

Die wissenschaftliche Bearbeitung des Themas Paravasation von Zytostatika stößt allzu rasch an ihre Grenzen.
Zum einen ist die Fragestellung a priori von einer systematischen Bearbeitung – wie prospektive klinische Studien – ausgeschlossen. Zum anderen erschwert die uneinheitliche Vorgangsweise nach Paravasation sowie deren teilweise mangelhafte Dokumentation die vergleichende Bewertung der Behandlungserfolge. Hinzu kommt bei manchen Substanzen die äußerst geringe Zahl dokumentierter Fälle, wenn nicht überhaupt das Fehlen klinischer Erfahrung. In diesen Fällen wurde das Heranziehen tierexperimenteller Untersuchungen – mit all ihren Einschränkungen – unumgänglich.
Trotz all dieser Hürden haben die Autoren versucht, unter Berücksichtigung sämtlicher verfügbarer Literatur mit dem Schwerpunkt auf klinischen Originalarbeiten für die 49 gängigsten Substanzen eine Handlungsanleitung zu erstellen, die im klinischen Notfall „Paravasation" unmittelbar in die Praxis umgesetzt werden kann.
Im allgemeinen Teil wurde ein umfangreiches Kapitel der Prävention gewidmet. Darin findet sich eine detaillierte Aufstellung all jener Faktoren, die zur Verhinderung von Paravasationen berücksichtigt werden sollten. Dies war den Autoren auch deshalb ein besonderes Anliegen, weil die aktuelle Diskussion immer noch sehr stark der Intervention nach Paravasation verhaftet ist. Im Hinblick auf die zum Teil schwere Symptomatik durch Paravasation und die eingeschränkte Lebensqualität von KrebspatientInnen, sollte dieses Denken einer Neuorientierung im Sinne der Prävention weichen.
Da trotz aller Vorsicht Paravasationen unvermeidlich sind, sind diesem Buch Dokumentationsbögen beigelegt. Ziel ist es, Informationen über den Verlauf und die Therapie von Paravasationen zu sammeln und auszuwerten. Dies wird besonders bei neueren Zytostatika helfen, die derzeitige Unsicherheit zu verringern. Um die Dokumentationsbögen allen jederzeit zugänglich zu machen, können sie gemeinsam mit den Listen für das Paravasate-Set im Internet abgerufen und ausgedruckt werden („www.paravasate.net"; „www.paravasate.at" oder „www.springer.at").
Das Problem Paravasation bedarf daher eines interdisziplinären Ansatzes. Erst dieser ermöglicht es, ein und dasselbe Thema aus dem Blickwinkel verschiedener Professionen zu betrachten.
Das vorliegende Buch ist diesem interdisziplinären Gedanken entsprungen. Ohne die tatkräftige Mitarbeit einiger Kolleginnen wäre es nicht möglich gewesen, dieses breit angelegte Vorhaben zu Ende zu bringen.

Wir danken im besonderen

Frau Mag. pharm. Beata Laszloffy, Apotheke des Kaiser-Franz-Josefs-Spitals, Wien, Österreich,

für ihre Recherchen bei einer Reihe von Substanzen, die uns einiges Kopfzerbrechen bereitet haben.

Frau Dr. med. Catherina Pietrzak, Krankenanstalt Rudolfstiftung, III. Medizinische Abteilung, Wien, Österreich,

danken wir für ihre klinisch-onkologische Expertise, die sie als engagierte Mitarbeiterin in den Dienst der Sache gestellt hat. Ihre medizinischen Beiträge, ihre Erfahrung mit klinischen Studien in der Onkologie und ihr gründliches Quellenstudium haben uns sehr geholfen.

Frau DGKS Maria Schmidmair, Krankenhaus Vöcklabruck, Interne Abteilung, Vöcklabruck, Österreich,

hat dieses Projekt mit ihrer reichen Erfahrung aus dem Bereich der onkologischen Krankenpflege begleitet und viel Praktisches zum Entstehen dieses Werkes beigetragen.

Außerordentlich geschätzt haben wir alle den Beitrag von

Frau Brigitte Spicker, EBEWE Arzneimittel Gesellschaft m.b.H., Österreich,

die in ungezählten Stunden unsere Aufzeichnungen in lesbare Form gebracht und in der Organisation Großes geleistet hat.

Frau Dr. Stefanie Chromy, Krankenanstalt Rudolfstiftung, 2. Chirurgische Abteilung, Wien, Österreich,

hat sich des chirurgischen Teiles dieses Buches angenommen. Wir danken ihr, dass sie trotz ihrer vielen Verpflichtungen Zeit gefunden hat, diesen wichtigen Aspekt zu bearbeiten.

Besonders erwähnt sei auch der essentielle Beitrag der Firma EBEWE Arzneimittel Gesellschaft m.b.H. (Österreich), die durch großzügige Unterstützung in jeglicher Hinsicht entscheidend zum Gelingen dieses Projektes beigetragen hat.

Somit bleibt den Autoren abschließend nur noch ein Wunsch: ihr Buch möge eifrig gelesen werden, in der klinischen Praxis aber möglichst selten zum Einsatz gelangen!

Wien, Herbst 2001

Ines Mader
Patrizia R. Fürst-Weger
Robert M. Mader
Elisabeth I. Semenitz
Robert Terkola
Sabine M. Wassertheurer

Inhaltsverzeichnis

Einleitung 1
    Methodik der Literaturrecherche 1

Allgemeiner Teil

Einführung und Definitionen (*Robert Mader*) 7
    Häufigkeit von Paravasationen 7
    Definition 8
    Schädigungstyp 8
    Potentielle Schädigungsmechanismen von Substanzen 9
        Schädigungsmechanismen von Anthrazyklinen 11
    Gewebsschädigendes Potential einzelner Zytostatika 13
Prädisposition und Prävention (*Ines Mader*) 14
    Risikofaktoren 14
        Patientenassoziierte Risikofaktoren 14
        Arzneimittelbedingte Risikofaktoren 15
        Iatrogene Risikofaktoren 15
        Risikofaktoren bei zentralvenösen Kathetersystemen ... 15
    Prävention 17
    Patientenaufklärung 23
Klinik (*Ines Mader*) 24
    Periphervenöse Paravasate 24
    Zentralvenöse Paravasate 27
    Histopathologische Untersuchungen 32
    Differentialdiagnose 34
        Thrombophlebitiden 34
        Kutane Hypersensibilitätsreaktionen 34
        Systemische Hypersensibilitätsreaktionen 35
        Recall-Phänomene 38
        Photosensitivität 39
Maßnahmen (*Robert Mader*) 40
    Allgemeine unspezifische Maßnahmen bei periphervenösem
    Zugang 40
    Allgemeine unspezifische Maßnahmen bei zentralvenösem
    Zugang 43
    Spezifische Maßnahmen / Antidota 44
        Trockene Kälte 46
        Trockene Wärme 47
        Dimethylsulfoxid 48
        Hyaluronidase 49
        Dexrazoxan 51

Natriumbicarbonat	52
Natriumthiosulfat	53
Corticosteroide	54
Paravasate-Set	54
Chirurgische Intervention	64
Konsultation eines plastischen Chirurgen	65
Methoden der chirurgischen Intervention	66
„Flushout-Technik" und Liposuktion	66
Débridement	68
Sekundäre plastische Deckung des Defektes	68
Fallbeispiel einer plastisch-chirurgischen Intervention	69
Eventuell notwendige Tertiär- und Folgeeingriffe	69
Nachsorge (*Robert Mader*)	72
Dokumentation (*Robert Mader*)	73
Die Gründung klinischer Arbeitsgruppen (*Robert Mader*)	78
Qualitätskontrolle und Qualitätssicherung (*Ines Mader*)	80
Offene Fragen und Ausblick (*Robert Mader*)	82
Literatur	88

Substanzspezifischer Teil

Erläuterungen zum substanzspezifischen Teil (*Ines Mader*)	103
Amsacrin (*Ines Mader*)	107
L-Asparaginase (*Patrizia Fürst-Weger*)	112
Bendamustin (*Patrizia Fürst-Weger*)	116
Bleomycin (*Elisabeth Nogler-Semenitz*)	120
Bortezomib (*Sabine Wassertheurer*)	124
Busulfan (*Patrizia Fürst-Weger*)	127
Carboplatin (*Patrizia Fürst-Weger*)	130
Carmustin (*Patrizia Fürst-Weger*)	134
Cisplatin (*Patrizia Fürst-Weger*)	139
Cladribine (*Sabine Wassertheurer*)	146
Cyclophosphamid (*Patrizia Fürst-Weger*)	150
Cytarabin (*Sabine Wassertheurer*)	155
Dacarbazin (*Patrizia Fürst-Weger*)	159
Dactinomycin (*Elisabeth Nogler-Semenitz*)	165
Daunorubicin (*Elisabeth Nogler-Semenitz*)	170
Daunorubicin liposomal (*Elisabeth Nogler-Semenitz*)	177
Docetaxel (*Ines Mader*)	181
Doxorubicin (*Elisabeth Nogler-Semenitz*)	188
Doxorubicin (pegyliert) liposomal (*Elisabeth Nogler-Semenitz*)	205
Epirubicin (*Elisabeth Nogler-Semenitz*)	210
Estramustin (*Patrizia Fürst-Weger*)	217
Etoposid (*Ines Mader*)	220

Etoposidphosphat (*Ines Mader*) 226
Fludarabin (*Sabine Wassertheurer*) 229
5-Fluorouracil (*Sabine Wassertheurer*) 232
Fotemustin (*Patrizia Fürst-Weger*) 239
Gemcitabine (*Sabine Wassertheurer*) 242
Idarubicin (*Elisabeth Nogler-Semenitz*) 246
Ifosfamid (*Patrizia Fürst-Weger*) 251
Irinotecan (*Ines Mader*) 256
Melphalan (*Patrizia Fürst-Weger*) 260
Methotrexat (*Sabine Wassertheurer*) 264
Mitomycin C (*Elisabeth Nogler-Semenitz*) 269
Mitoxantron (*Elisbeth Nogler-Semenitz*)....................... 278
Nimustin (*Patrizia Fürst-Weger*) 284
Oxaliplatin (*Patrizia Fürst-Weger*) 287
Paclitaxel (*Ines Mader*) 292
Pegaspargase (*Patrizia Fürst-Weger*) 301
Pemetrexed (*Sabine Wassertheurer*) 303
Pentostatin (*Sabine Wassertheurer*) 306
Raltitrexed (*Sabine Wassertheurer*) 310
Streptozocin (*Patrizia Fürst-Weger*) 313
Teniposid (*Ines Mader*) 317
Thiotepa (*Patrizia Fürst-Weger*) 322
Topotecan (*Ines Mader*) 326
Treosulfan (*Patrizia Fürst-Weger*) 329
Trimetrexate (*Sabine Wassertheurer*).......................... 333
Vinblastin (*Ines Mader*) 336
Vincristin (*Ines Mader*) 345
Vindesin (*Ines Mader*) 356
Vinorelbin (*Ines Mader*)...................................... 363

Stichwortregister 371

Wir widmen dieses Buch
unserer Brigitte Spicker,
mit der wir 7 Jahre lang
viel gewollt
    gedacht
        formuliert
            gelacht
                geschuftet
                    gelernt
                      und
                        viel erreicht haben!

Einleitung

In der täglichen hämato-onkologischen Praxis wird eine große Anzahl unterschiedlich wirkender Zytostatika angewendet. Daher ist es essentiell, mögliche lokale Komplikationen bei parenteraler Applikation dieser Substanzen zu kennen und sich mit den Maßnahmen zur Prävention und Therapie vertraut zu machen.
Hyperosmolare Lösungen, Vasopressoren und Zytostatika sind die häufigsten Verursacher von Schäden durch Paravasate.
Bei der Entstehung von Paravasaten spielen eine Reihe von Faktoren wie direkte Gewebstoxizität der Substanz, Osmolarität, Vasospastizität, Infusionsdruck, Gewebsdruck und regionale anatomische Gegebenheiten eine Rolle.
Die klinische Evaluierung von Paravasationen ist schwierig. So stellt z.B. die Hautbeteiligung keinen verlässlichen Indikator für die Schädigung des darunter liegenden subkutanen Fett- und Muskelgewebes dar. Trotz sorgfältiger Beachtung der Präventionsrichtlinien und exakter Punktionstechnik wird es immer wieder zu Paravasaten kommen.
Nur für wenige Zytostatika existiert eine anerkannte Standardbehandlung für solche Zwischenfälle, andere sind auch nach Jahren des therapeutischen Einsatzes noch nicht sicher einem Schädigungstyp zuzuordnen.
Da aus ethischen Gründen randomisierte Studien zur Behandlung von Paravasaten undenkbar sind, beruhen Empfehlungen für die Prophylaxe und Therapie von Paravasaten großteils auf Empirie, klinischen Fallbeschreibungen, Richtlinien der Arzneimittelhersteller und Studien an Tiermodellen.
Darüberhinaus spielen theoretische Überlegungen nach wie vor eine tragende Rolle in der Behandlung von Paravasaten – auch dies ist ein sicheres Anzeichen für den Mangel an klinischer Evidenz.
Die vorliegenden Daten sind oft widersprüchlich bzw. nicht reproduzierbar. Trotzdem wurden bereits von zahlreichen Autoren Richtlinien für die Prävention und Therapie von Paravasaten herausgegeben.
Das Ziel der vorliegenden Arbeit ist es, diese Daten einer kritischen Evaluierung zu unterziehen und Gesichertes von nicht Belegbarem zu trennen. Nicht zuletzt könnten die Ergebnisse dieser Sichtung somit eine Grundlage für neue Untersuchungen schaffen, die in Zukunft zur Klärung offener Fragen zweifellos noch notwendig sein werden.

Methodik der Literaturrecherche

Inhalt der vorliegenden 2. Auflage dieses Buches ist wie schon zuvor eine kritische Auseinandersetzung mit der Literatur zum Thema Paravasation von Zytostatika und ihrer Behandlungsmethoden. Da auf diesem Gebiet

Übersichtsartikel mit mehr oder weniger repräsentativer Literatur in großer Zahl existieren, haben die Autoren das lückenlose Aufspüren von Originalquellen und das Aufarbeiten aller Untersuchungen und dokumentierten Fallstudien zu ihrer vordringlichsten Aufgabe erhoben. Wo immer das möglich war, wurden ausschließlich klinische Untersuchungen zur Bewertung des Gefahrenpotentials einer Substanz sowie der Effizienz therapeutischer Maßnahmen nach Paravasation herangezogen. Diese Literatur wird im folgenden als „Primärliteratur" bezeichnet, weil sie eine persönliche klinische Erfahrung des Autors widerspiegelt. Im Gegensatz dazu wurden Übersichtsartikel und Buchbeiträge unter „Sekundärliteratur" gereiht. Nur in jenen Fällen, in denen die klinische Literatur unzureichend oder nicht aussagekräftig war, wurden auch tierexperimentelle Daten als „Primärliteratur" in die Bewertung einbezogen. Unter „zusätzlich gelesene Literatur" sind der Vollständigkeit halber jene Referenzen aufgelistet, deren Inhalt keine nennenswerte Neuerung umfasst. Bei der Lektüre aller Kapitel wurden folgende Standardwerke in ihrer aktuellen Version berücksichtigt:

Barth J: Paravasate und deren Behandlung. In: Barth J (Hrsg) Zytostatika-Herstellung in der Apotheke. Deutscher Apotheker Verlag, Kap VI-3: 1–9, 2000.

Bertelli G: Prevention and management of extravasation of cytotoxic drugs. Drug Safety 12: 245–255, 1995.

Dorr RT: Antidotes to vesicant chemotherapy extravasations. Blood Rev 4: 41–60, 1990.

Dorr RT: Pharmacologic management of vesicant chemotherapy extravasations. In: Dorr RT, Von Hoff DD (eds) Cancer Chemotherapy Handbook. Appleton & Lange, 2nd edition: 109–118, 1994.

Gain M, Melzer S, Meyer-Jürshof A, et al: Allgemeiner Teil: Behandlung von Paravasaten. In: Gain M, et al (Hrsg) ADKA-Zytostatika-Handbuch, Pharmazeutisch-wissenschaftliche Monographien. Verlag Heiner Biller, Band 1, 2. Auflage: A42–44, 1997.

Ignoffo RJ, Friedman MA: Therapy of local toxicities caused by extravasation of cancer chemotherapeutic drugs. Cancer Treat Rev 7: 17–27, 1980.

Krämer I, Stützle M: Zytostatika-Paravasation – Wie ist vorzugehen? Krankenhauspharmazie 23: 261–268, 2002.

Mullin S, Beckwith MC, Tyler LS: Prevention and management of antineoplastic extravasation injury. Hosp Pharm 35: 57–76, 2000.

Schneider G: Paravasate von Zytostatika. Diagnostik und Therapie. Aina S. Schneider Verlag, 6. Auflage: 1–17, 1999.

Stanley A: Managing complications of chemotherapy administration. In: Allwood M, Stanley A, Wright P (eds) The Cytotoxics Handbook. Radcliffe Medical Press, 4th edition: 119–193, 2002.

Jordan K, Grothe W, Schmoll HJ: Paravasation von Zytostatika: Prävention und Therapie. Dtsch Med Wochenschr 130: 33–37, 2005.

Die so gewonnene Information wurde nach eingehender Diskussion der vielen offenen Fragen in Form eines Konsensus niedergeschrieben. Aufgrund des unzureichenden Materials bei einigen Zytostatika war eine endgültige Bewertung nicht immer möglich. Im Sinne der Praktikabilität wurde dennoch versucht, klare und allgemein verständliche Empfehlungen zur Behandlung von Paravasaten abzugeben und damit ein Werk zu schaffen, das in klinischen Notfallsituationen rasch und verlässlich einsetzbar ist.

Allgemeiner Teil

Einführung und Definitionen

Robert Mader

Es gibt kaum ein Gebiet der Hämato-Onkologie, in dem wir in den letzten Jahren so geringe Fortschritte gemacht haben wie in der Behandlung der Paravasation von Zytostatika. Weltweit haben sich viele ÄrztInnen und PharmazeutInnen intensiv mit dem Thema beschäftigt und sind immer wieder zum gleichen Schluss gekommen: wir wissen zwar einiges über Risikofaktoren, klinischen Verlauf und Interventionsstrategien, aber in entscheidenden Fragen fehlen oft klinische Sicherheit und klinische Evidenz. Trotz aller Bemühungen um die systematische Sammlung von Datenmaterial bauen Handlungsanleitungen zumeist empirisch auf einigen wenigen Fallstudien auf. Eine echte systematische Auswertung der klinischen Fälle hat nur ansatzweise stattgefunden, häufig fehlt auch wichtige klinische Information.

Häufigkeit von Paravasationen

Der Notfall „Paravasation von Zytostatika" stellt sich in der Praxis häufiger als vielfach angenommen. Bezogen auf die PatientInnen unter Therapie schwanken die Zahlen für die Inzidenz zwischen 0,45–6,4% [1,2]. Betrachtet man die Anzahl der Infusionen, ergibt sich ein Anteil von 0,01% [3] bis maximal 0,9% [2] bei Erwachsenen. Deutlich ausgeprägter sowohl in der Frequenz des Auftretens als auch im Schweregrad des klinischen Verlaufes traten bei Kindern bei 16380 i.v. Infusionen unterschiedlichster Substanzgruppen innerhalb von sechs Monaten nicht weniger als 1800 Paravasationen auf, das sind 11%. Davon führten 40 (= 0,24%) zu Nekrosen [4].
In diesen Zahlen nicht enthalten sind Paravasationen, die asymptomatisch verlaufen. Dies ist z.B. oft der Fall, wenn eine intravenös verabreichte Substanz aufgrund der (Vor)Schädigung von Endothelgewebe in geringen Mengen aus den Gefäßen austritt oder sich wegen der fehlenden Gewebstoxizität keine schwerwiegenden Konsequenzen ergeben [3]. Die große Streuung der Zahlenangaben zur Inzidenz steht ohne Zweifel mit den unterschiedlichen Patientenpopulationen, Punktionstechniken, der unterschiedlichen Überwachung während der Infusion sowie der Subjektivität der Berichte vom Auftreten von Paravasaten in Zusammenhang [5]. Unglücklicherweise sind davon nicht nur periphervenös verabreichte Infusionen betroffen, auch bei zentralvenöser Applikation treten öfter als vermutet Paravasationen auf, die mit besonders schwerwiegenden Konsequenzen einhergehen können. Deren Inzidenz wird mit bis zu 7,5% aller Verabreichungen angegeben [6].

Definition

Paravasation von Zytostatika ist die unbeabsichtigte Instillation oder der Austritt dieser Substanzen in perivaskuläre Räume und subkutanes Gewebe während der Verabreichung [3].

Schädigungstyp

Art und Umfang der lokalen Schädigung sind in erster Linie abhängig von den Substanzeigenschaften des Zytostatikums und der absoluten Menge an ausgetretener Substanz [7–9]. Diese definiert sich über die Konzentration des Zytostatikums in der Infusionslösung und deren paravasal instilliertem Volumen. In zweiter Linie können auch Hilfsstoffe, unphysiologischer pH-Wert und Osmolarität die lokale Toxizität verstärken. Das Ausmaß der Schädigung hat darüber hinaus eine ausgeprägte individuelle Komponente. Diese definiert sich pharmakokinetisch über Parameter wie Geschwindigkeit und Ausmaß der Rückverteilung vom Gewebe in die systemische Zirkulation und dem Verhältnis der Substanzmenge von interstitiellem zu intrazellulärem Raum. Pharmakodynamisch individuelle Parameter umfassen die Toxizität auf die unterschiedlichen Zelltypen des betroffenen Gewebes beziehungsweise die unterschiedliche Sensitivität des/der jeweiligen Patienten/in.

- **nicht gewebsschädigend** (englisch: non vesicant)
  Darunter werden Substanzen verstanden, die nach Paravasation keine nennenswerte lokale Reaktion hervorrufen.
- **gewebsreizend** (englisch: irritant)
  Ein lokal reizendes Agens (Irritans) produziert, mit oder ohne sichtbarer Paravasation, Schwellungen, lokale Schmerzen an der Injektionsstelle, ein brennendes Gefühl und/oder lokale Entzündungszeichen bis hin zur Phlebitis, reversible Hauttoxizität, Blasenbildung, jedoch keine Nekrose.
- **gewebsnekrotisierend** (englisch: vesicant)
  Ein nekrotisierendes Agens (Vesikans) produziert bei Paravasation zusätzlich zur intravasalen Reizung Ulzerationen und Nekrosen. Der Endzustand kann mit Dys- bzw. Atrophien, Narbenbildung, Schädigung von Nerven, Muskeln, Sehnen, Gelenken sowie Funktionsverlust der Extremität einhergehen. Mitunter können Débridement, Hauttransplantationen und sogar Amputationen erforderlich sein [10].

Obwohl diese Einteilung wegen ihres engen Bezugs zur klinischen Praxis eine relativ grobe Klassifizierung darstellt, soll sie weiterhin beibehalten werden. In der rezenten englischsprachigen Literatur wurde vorgeschlagen, diese Einteilung weiter zu verfeinern, was ein durchaus berechtigtes

Anliegen darstellt [11]. Die fünf vorgeschlagenen Klassen umfassen die zum Teil sehr unscharf definierten Kategorien „neutrals", „inflammatory agents", „irritants", exfoliants" und „vesicants". Abgesehen davon, dass dieser Vorschlag wissenschaftlich stärker zu untermauern wäre, gibt es gewichtige Gründe, die aus praktischer Sicht dagegen sprechen. Zum Einen fehlen uns bei einigen Substanzen noch immer die Daten, um eine endgültige Klassifizierung durchzuführen; zum Anderen soll in diesem Kompendium eine Orientierung nach den zu ergreifenden klinischen Maßnahmen im Vordergrund stehen und nicht die akademische Diskussion. Die Bezeichnung „gewebsnekrotisierend" soll daher auch weiterhin als klar erkennbares Warnsignal fungieren, das der ungeteilten Aufmerksamkeit von Arzt und Pflegepersonal bedarf.

Potentielle Schädigungsmechanismen von Substanzen

Fünf verschiedene Mechanismen sind in der Literatur bekannt, die den Schädigungsmechanismus von Arzneistoffen im Gewebe auf zellulärer Ebene beschreiben [12]. Davon sind vier im Zusammenhang mit Paravasation von Zytostatika diskutiert worden, nämlich direkte zelluläre Toxizität, Hyperosmolarität, mechanische Kompression und als sekundärer Effekt die bakterielle Besiedlung. Der fünfte Mechanismus, die ischämische Nekrose, wird eher in Zusammenhang mit Vasopressoren und Elektrolytlösungen beobachtet.

Direkte zelluläre Toxizität

Der für Paravasation bedeutendste Schädigungsmechanismus ist zweifellos die direkte Schädigung des betroffenen Gewebes. Zytostatika wirken über eine Vielzahl unterschiedlicher Mechanismen auf molekularer und zellulärer Ebene. Die bisherigen Versuche diese Wirkmechanismen zu klassifizieren haben kein befriedigendes Ergebnis erbracht. So wird im Zusammenhang mit Paravasation als häufigstes Unterscheidungsmerkmal in der Literatur die Bindung an DNA zitiert, die zwar einen wichtigen pharmakologischen Aspekt darstellt, aber dennoch nur einen von vielen. Die Einwirkung auf das gesunde Gewebe definiert sich nämlich über eine Vielzahl von Parametern wie Menge und Konzentration des Zytostatikums, zelluläre Aufnahme, Inaktivierung durch metabolische Reaktionen, Gewebsanatomie und mittlere Verweildauer im Gewebe bzw. Clearance des Gewebes.
So werden viele Antimetabolite in hohen Dosierungen verabreicht und in DNA eingebaut, unterliegen aber einer hohen Inaktivierungsrate bzw. Gewebsclearance. Im Gegensatz dazu wird Doxorubicin in den Zellkern inkorporiert, wo es die DNA interkaliert und Topoisomerase II hemmt. Stirbt die Zelle infolge der Hemmung essentieller Funktionen, kann das

Anthrazyklin wieder freigesetzt werden, in benachbarten lebenden Zellen aufgenommen werden und diese zum Absterben bringen [7,9]. Daraus resultiert die extrem lange Verweildauer über mehrere Wochen im Gewebe, wie sie nach Paravasation von Anthrazyklinen dokumentiert ist [13,14]. Die in diesen Untersuchungen beobachteten Konzentrationen von bis zu 8 µg Doxorubicin/g Frischgewebe Wochen nach Paravasation legen den Schluss nahe, dass die Verweilzeit im Gewebe im Bereich von Monaten zu veranschlagen ist.

Reine Hemmer der Topoisomerase wie Irinotecan oder Topotecan gelten hinsichtlich Paravasation nicht als besonders problematisch. Es scheint die Toxizität aber sprunghaft zuzunehmen, wenn wie bei den Anthrazyklinen sich mehrere Wirkmechanismen überlagern: Interkalation der DNA, Hemmung der Topoisomerase und Bildung freier Radikale gepaart mit hoher Affinität zu Gewebe. Freie Radikale können unter bestimmten Voraussetzungen devastierenden Schaden anrichten und durch Peroxidation der Zellmembran die gesamte Zellarchitektur nachhaltig aus der Balance werfen. Neben den Anthrazyklinen ist diese Eigenschaft auch für die Podophyllotoxine Etoposid und Teniposid sowie Bleomycin beschrieben.

Andere DNA-bindende Agentien sind alkylierende Zytostatika, die sich bei dieser Reaktion verbrauchen und daher nicht imstande sind weitere Zellen auf direkte Art zu schädigen. Der primäre Schaden an der DNA kann darüber hinaus von Reperaturenzymen beseitigt werden, was zur Wiederherstellung des Gewebes beiträgt. Dennoch benötigt diese Reparatur Zeit, was bei einigen Alkylantien wie Bendamustin, Busulfan, Carmustin, Dacarbazin, Fotemustin und Melphalan zu deren gewebsreizenden Eigenschaften beisteuert.

Dieser Auszug an möglichen Wirkmechanismen zeigt, dass es keine einfache Erklärung für die Gewebstoxizität geben kann, sondern das Zusammentreffen mehrerer ungünstiger Merkmale für den massiven Schaden verantwortlich ist, wie er nach Paravasation beobachtet werden kann. Die pharmakologischen Erkenntnisse aus der experimentellen Onkologie können leider kaum auf Paravasationen extrapoliert werden, weil mittels eines gänzlich anderen experimentellen Designs die Wirkmechanismen an Tumorzellen erforscht werden, nicht aber an gesundem Gewebe.

Hyperosmolarität

Ist durch die Instillation hyperosmolarer Lösungen ins Gewebe das Equilibrium zwischen der Intra- und Extrazellulärflüssigkeit gestört, verändert sich der Zelltonus. Um diese lokale Hyperosmolarität auszugleichen, erfolgt ein Flüssigkeitsabstrom aus dem Intrazellulärraum in den extrazellulären Raum, das Gewebsinterstitium. Dadurch kommt es zur progressiven Ausbildung von Ödemen, in deren Folge Ischämie und Gewebsnekrosen möglich sind [15,16]. Ein ähnlicher Verlauf ist auch bei eiweißreichen Exsudaten als Gewebsreaktion auf die Paravasation zu erwarten, wenn auch der zugrunde liegende Mechanismus ein ganz anderer ist. Dieser Schädigungsmechanismus spielt in der Praxis eine untergeordnete Rolle, weil Zytostatika nur selten unverdünnt verabreicht werden; die Herstellung von Infusionslösungen erfolgt heute ausschliesslich in isotonischen Trägerflüssigkeiten.

Mechanische Kompression

Ein erhöhter extrazellulärer hydrostatischer Druck wird in der Regel durch eine mechanische Infusionspumpe verursacht. In der Folge entwickelt sich ein circulus vitiosus von erhöhtem interstitiellem Druck, venöser Kompression und daraus resultierender Beeinträchtigung der arteriellen Funktion [12]. Dieser Schädigungstyp kann z.B. bei der Dauerinfusion unverdünnter Zubereitungen Bedeutung erlangen, wenn die Kombination aus mechanischer Kompression und Hyperosmolarität zu einer Unterversorgung von Gewebe führen. Hält dieser Prozess über einen längeren Zeitraum an, kann er zum Zelltod und Untergang von Hautarealen führen [17].

Bakterielle Besiedelung

Diese stellt einen zusätzlichen Risikofaktor dar, der nur im Falle eines Gewebsunterganges (Ulzeration, Nekrose) als sekundäre Erscheinung auftritt bzw. bei frühen invasiven chirurgischen Interventionen wie der „Flushout-Technik" bzw. der Liposuktion eine Rolle spielen kann. Eine bakterielle Besiedelung kann sowohl Ausdehnung als auch Tiefe des Gewebsverlustes weiter verstärken. In extremen Fällen führt dies zu einer Erhöhung der Keimzahl um einen Faktor 1000 und entspricht somit bereits einer invasiven Wundsepsis [12].

Die genannten Schädigungmechanismen können sich im klinischen Verlauf einer Paravasation überlagern, sodass im ungünstigsten Fall mehrere negative Komponenten einander potenzieren. Die daraus resultierende Gewebsschädigung kann daher in Einzelfällen weit über das erwartete Ausmaß hinausgehen, wie das sporadisch nach Paravasation geringer Mengen von Doxorubicin beobachtet worden ist.

Schädigungsmechanismen von Anthrazyklinen

Paravasate durch Anthrazykline gehören zu den gefürchtesten Komplikationen im Rahmen einer zytostatischen Therapie [18]. Aufgrund unterschiedlicher Reaktionsformen auf Paravasate von Anthrazyklinen [19–21] soll die Pathogenese an dieser Stelle etwas ausführlicher beschrieben werden. Es werden vier verschiedene Reaktionstypen unterschieden:

Die häufigste Form ist der **paravenöse Reaktionstyp**. Folgender Verlauf ist für diesen Typ charakteristisch:

- **sofort:** brennende Schmerzen, Schwellung, Rötung
- **nach Tagen und Wochen:** Thrombosierung von Kapillaren, Nekrobiose von Kollagenfasern, Induration, Ulzerationen, Nekrosen der Haut bis hin zur Freilegung von Sehnen, Abheilen der Ulzera erst nach mehr als 6 Monaten
- **Dauerschäden:** persistierende Schmerzen, Kontrakturen, Bewegungseinschränkungen der betroffenen Extremität; keine Aussage bezüglich Spätschäden anhand der Sofortschädigungen möglich!

Thrombophlebitis-Typ: Es handelt sich um eine Überempfindlichkeitsreaktion des für die Zytostatikainjektion gewählten Gefäßes. Sie entsteht auch dann, wenn kleinste Mengen des Anthrazyklins beim Injektionsvorgang in die Venenwand gelangen.

Klinischer Verlauf:
- **sofort:** Venenspasmus, Injektionsschmerz
- **nach Stunden:** schmerzhafte Schwellung im Bereich der Einstichstelle, degenerative Veränderungen des Gefäßendothels
- **nach Tagen:** Verhärtung und Thrombosierung der Vene, Verfärbung der Haut, Entstehung von Kollateralkreisläufen, keine Hautulzera

Kapillartyp: Anthrazykline gelangen aufgrund einer Stase oder Umkehr des Blutflusses in das kapillare Strombett. Injektion ist nur gegen einen Widerstand möglich.

Klinischer Verlauf:
- **sofort:** Schmerzen, Verfärbungen entlang des betroffenen Gefäßes und des dazugehörigen Kapillargebietes
- **nach Stunden bzw. Tagen:** Ausbildung des vollen Schädigungsbildes nach einer Anthrazyklinparavasation ohne entzündliche Reaktion an der Einstichstelle

Der **Allergie-Typ** stellt eine zwar sehr seltene, jedoch mit ausgedehntesten Nekrosen einhergehende Form der Anthrazyklin-Schädigung dar. Sie beruht offensichtlich auf einer hyperergen Reaktion gegenüber dem Zytostatikum. Es genügt eine vom Patienten und Arzt während der Injektion nicht bemerkte Paravasation kleinster Mengen des Zytostatikums.

Klinischer Verlauf:
- **sofort:** keine Symptome!
- **nach Tagen:** zunehmend Schmerzen im Gebiet der Einstichstelle und ihrer Umgebung
- **nach Wochen:** Rötung, Induration und Exulzeration

Gewebsschädigendes Potential einzelner Zytostatika

Die folgende Einteilung ist eine Orientierungshilfe und als Konsens der Autoren zu verstehen. Die Zuordnung zum Schädigungstyp wird in der Literatur zum Teil kontroversiell diskutiert (siehe Kapitel „Schädigungstyp").

gewebsnekrotisierend (englisch: vesicant)

Amsacrin
Cisplatin (>0,4 mg/ml)
Dactinomycin
Daunorubicin
Doxorubicin
Epirubicin
Idarubicin
Mitomycin C
Mitoxantron
Oxaliplatin
Paclitaxel
Vinblastin
Vincristin
Vindesin
Vinorelbin

gewebsreizend (englisch: irritant)

Bendamustin[1]
Bortezomib[1]
Busulfan[1]
Carmustin
Cisplatin (<0,4 mg/ml)
Dacarbazin
Daunorubicin liposomal[1]
Docetaxel
Doxorubicin liposomal[1]
Etoposid
5-Fluorouracil (unverdünnt)
Fotemustin
Gemcitabine
Melphalan
Streptozocin[1]
Teniposid
Treosulfan[1]
Trimetrexate[1]

nicht gewebsschädigend (englisch: non vesicant)

Asparaginase
Bleomycin
Carboplatin
Cladribine
Cyclophosphamid
Cytarabin
Estramustin[1]
Etoposidphosphat[1]
Fludarabin
5-Fluorouracil (verdünnt)
Ifosfamid
Irinotecan[1]
Methotrexat
Nimustin[1]
Pegaspargase
Pemetrexed[1]
Pentostatin
Raltitrexed
Thiotepa
Topotecan

---

[1] Aufgrund der mangelnden Erfahrung mit Paravasationen noch keine endgültige Bewertung möglich.

Prädisposition und Prävention

Ines Mader

Risikofaktoren

Ein erhöhtes Risiko für die Entstehung von Schäden verursacht durch Paravasation kann sowohl patientenassoziiert, arzneimittelbedingt als auch iatrogener Natur sein. Weiterhin hängt es von der Art des gewählten Zugangs (periphervenös oder zentralvenös) ab. Durch konsequente Einhaltung der im Kapitel „Prävention" beschriebenen Maßnahmen kann dieses Risiko minimiert werden.

Patientenassoziierte Risikofaktoren

1. **Anatomische Faktoren:**
- fragile oder dünne Venen z.B. bei älteren PatientInnen bzw. Kindern [22]
- sklerosierte Venen [23]
- geringes Gefäßlumen [23]
- geschädigte Venen aufgrund mehrfacher Vortherapien
- Mehrfachpunktionen [24,25]

2. **Pathophysiologische Faktoren:**
- Venenspasmus an der Punktionsstelle [21,24]
- (Thrombo-)phlebitis [24,26]
- Minderperfusion oder Stase bzw. erhöhter venöser Druck aufgrund von Herz-Kreislauf-Erkrankungen (z.B. Rechtsherzversagen, Vena-cava-superior-Syndrom) [10,21,22,27], thromboembolischen Geschehen [28] oder Mediastinaltumore [29]
- Gefäßobstruktion durch lokal infiltrierende Tumore [26]
- Lymphödem z.B. nach Dissektion der axillären Lymphknoten im ipsilateralen Arm [9,10] oder Radiatio [23]
- generalisierte Gefäßerkrankungen (z.B. Raynaud-Syndrom) [22,30]

3. **PatientInnencharakteristika:**
- Polyneuropathie, z.B. bedingt durch Diabetes mellitus oder Vortherapie mit Vincaalkaloiden [23,31]
- Gerinnungsstörungen mit verzögerter Blutstillung im Bereich der Punktionsstelle [27]
- vorangegangene Radiotherapie [32]
- motorische Unruhe
- eingeschränkte Kommunikationsfähigkeit z.B. bei Kindern [12], komatösen oder dementen PatientInnnen sowie PatientInnen mit Antiemetika- oder Antidepressiva-Therapie [23]

Arzneimittelbedingte Risikofaktoren

- gewebsschädigende Potenz von Wirk- und/oder Hilfsstoff(en) [28]
- Konzentration von Wirk- und/oder Hilfsstoff(en) [28]
  bei Formulierungen, die Benzylalkohol enthalten, kann eine Paravasation wegen der lokalanästhetischen Wirkung zunächst unbemerkt und schmerzlos verlaufen [33]
- Osmolarität [7,8,10,34]
- pH-Wert [7,8,10,34]
  unverdünnte Infusionslösungen von 5-Fluorouracil stellen mit einem pH-Wert von beinahe 9 ein erhöhtes Risiko bei Dauerinfusionen über zentralvenöse Katheter dar
- Expositionsdauer [7,8,34]
- Hypersensitivität gegen die Substanz [10]
- verabreichte Substanzmenge [10]

Iatrogene Risikofaktoren

- Auswahl eines ungeeigneten Punktionsortes (z.B. Handrücken) [10,16,21,24]
- mangelhafte Punktionstechnik [9,21,35]
- Mehrfachpunktionen [22,31,35]
- mangelnde Erfahrung und Schulung des betreuenden Personals [23]
- unzureichende Aufklärung der PatientInnen [35]
- mangelnde Beachtung der von PatientInnen geäußerten Beschwerden [10,35]
- verzögerte Diagnosestellung [36]
- Sorglosigkeit [10] wie z.B. Unterschätzen von möglichen Folgeschäden [12], ungenügende Überwachung der Infusionen [4,35]
- Abdeckung der Punktionsstelle mit undurchsichtigem Material [23]
- Infusionscharakteristika wie hohe Infusionsgeschwindigkeit, große Volumina und lange Infusionsdauer [23]
- Zeitdruck bei der Verabreichung [12,24]
- übermüdetes Personal [37]

Risikofaktoren bei zentralvenösen Kathetersystemen

Folgende Aspekte wurden in der zuletzt verstärkt geführten Diskussion problematisiert [38,39]:

- Ausbildung von Fibrinthromben bzw. Fibrinablagerungen entlang des Katheters bzw. an der Katheterspitze und damit Verschluss bzw. Rückstau im Kathetersystem
- Infektionen

- spontane Retraktion der Katheterspitze aus der V. subclavia oder einem anderen venösen Zugang
- Dislokation, Migration der Katheterspitze bzw. des Katheters
- Penetration des Katheters in Nachbarorgane bzw. Nachbarstrukturen
- mechanische Kompression des Katheters mit intravasaler Katheterfraktur oder Ausbildung von Fissuren am Katheter durch das Ligamentum costoclaviculare, welches bei Bewegung der Schulter zu einer hochgradigen Einengung zwischen der 1. Rippe und der Clavicula führt („Pinch-off"-Syndrom) [29,40–44]
- fehlerhaftes Material
- Dekonnektion von Katheter und Kammer bei Port-Systemen
- Schädigung bzw. Ruptur des Portseptums
- unvollständige Penetration der Injektionsnadel durch das Portseptum
- unsachgemäße Punktions- und Implantationstechnik [40]
- unsachgemäße Systempflege (z.B. Spülen mit zu hohem Druck) [40]
- mangelnde Erfahrung beim Setzen von zentralvenösen Kathetersystemen
- forcierte Injektion in einen blockierten Katheter mit daraus resultierendem Katheterbruch

KONSENSUS

Risikofaktoren

Patientenassoziiert:
- Zustand der Gefäße
- Beeinträchtigung des Lymphflusses oder der venösen Zirkulation
- Polyneuropathie, z.B. durch Diabetes mellitus oder Vortherapie mit Vincaalkaloiden bedingt
- eingeschränkte Wahrnehmungsfähigkeit

Arzneimittelbedingt:
- gewebsschädigende Potenz von Wirk- und/oder Hilfsstoff(en)
- Konzentration von Wirk- und/oder Hilfsstoff(en)
- Expositionsdauer

Iatrogen:
- mangelnde Schulung und Erfahrung
- Punktions- und Applikationstechnik
- unzureichende Aufklärung des Patienten

Zentralvenös:
- Thrombosen und Fibrinablagerungen
- Infektionen

- fehlerhaftes Material
- Dislokation und Migration z.B. der Katherspitze
- Penetration in Nachbarorgane bzw. Nachbarstrukturen
- „Pinch-off"-Syndrom
- Punktions- und Implantationstechnik

Prävention

Die Einhaltung von generellen Richtlinien zur Anwendung von Zytostatika kann dazu beitragen, das Risiko einer Paravasation zu verringern. Vor der Applikation dieser Substanzen ist es wichtig, ihr Gefahrenpotential in Bezug auf Paravasation (siehe Kapitel „Gewebsschädigendes Potential einzelner Zytostatika") zu kennen.
Folgende vorbeugenden Maßnahmen werden in der Literatur diskutiert:

1. **Applikation nur durch qualifiziertes Personal** [12,21,24,35]
2. **Anamnese** der PatientInnen bezogen auf
   - Herz-Kreislauf-Erkrankungen mit vermindertem venösen Rückfluss
   - obere Einfluss-Stauung mit Erhöhung des venösen Drucks (z.B. durch Mediastinaltumore)
   - Polyneuropathie-auslösende Vorerkrankungen z.B. Diabetes oder Vortherapien mit Vincaalkaloiden (verminderte Wahrnehmung von Schmerzen und anderen Symptomen)
   - (Dauer-)Medikation mit Antidepressiva, Anxiolytika, Sedativa sowie Antiemetika (Beeinträchtigung des Wahrnehmungszustandes)
   - vorangegangene Strahlentherapie
   - vorangegangene Paravasationen erheben
3. **Aufklärung und Instruktion der PatientInnen:**
   - Patientenaufklärungsblatt verwenden
   - umgehende Meldung von Symptomen wie Schmerzen, Brennen, Stechen, Schwellung oder Rötung [45]
   - Immobilisieren der Extremität während der Applikation [21]

Die Aufklärung der PatientInnen über das mögliche Auftreten einer Paravasation, ihrer Gefahren und Symptome ist äußerst wichtig (siehe Kapitel „Patientenaufklärung") [21,28].

4. **Gefäßzugang:**
   - bei gewebsnekrotisierenden Substanzen: neuen Zugang setzen [25]
   - adäquaten venösen Zugang auswählen (zentral?, pheripher?, welches Katheter- oder Portsystem?) [10]

- dicke Vene in Unterarmmitte bevorzugen (ausreichend Weichteilgewebe zum Schutz von Nerven, Gefäßen und Sehnen!) [9,12, 34,45,46]
- Handrücken vermeiden
  Handgelenke vermeiden
  Ellenbeuge vermeiden
  aufgrund einer deutlich gesteigerten Morbidität (Nähe zu Gelenken und anderen Strukturen) [25,26,34,46]
- keine Mehrfachpunktionen
- punktierte Vene für mindestens 24 Stunden nach Abschluss des Punktionsversuches bzw. nach Applikationsende nicht verwenden [23,47]
- dünne Venflons verwenden
- keine Stahlkanülen (z.B. Butterfly®-Kanülen)
- Fixierung
- Option: bei schlechtem Venenstatus Indikation für zentralvenöse Katheter großzügig stellen [48]

WO?
dicke Venen in Unterarmmitte

WO NICHT?
Handrücken, Handgelenk, Ellenbeuge

bei liegenden arteriovenösen Shunts ist keinesfalls eine Vene distal der Fistel zu punktieren, sondern ausschließlich das venöse Segment proximal der Fistel (Nekrosegefahr durch Rückdiffusion) [45,49]

WIE NICHT?
Mehrfachpunktionen, insbesondere Punktionen distal eines bereits punktierten Gefäßes [12,26]

WOMIT?
- möglichst dünne Venflons verwenden; keine Stahlkanülen (z.B. Butterfly®-Kanülen)!
- Option eines zentralvenösen Katheters frühzeitig in Erwägung ziehen [24,50]
- sichere Fixierung der Extremität, wobei die Applikationsstelle sichtbar bleiben muss [12]

Stahlkanülen wie z.B. Butterfly®-Kanülen verdoppeln die Gefahr einer Paravasation [34,51]. Butterfly®-Kanülen penetrieren aufgrund ihrer scharfen Spitze oft die hintere Gefäßwand, wenn sich der/die Patient/in bewegt [24].

Prävention

Die Stärke des Katheters ist wichtig. Die „Intravenous Nurses Society" und die Oncology Nursing Society empfehlen Katheter mit geringer Stärke (20–23 Gauge), um einen ausreichenden Blutfluss rund um den Katheter sicherzustellen und damit auch eine adäquate Verdünnung der Substanz zu gewährleisten [30,52,53].

5. **Lagekontrolle:**
   - Aspiration von Blut [27]
   - Spülen mit wirkstofffreier Trägerlösung muss ohne Widerstand möglich sein
   - bei zentralvenösem Zugang im Zweifelsfall radiologische Lagekontrolle [54] sowie bei Verdacht auf eine Thrombosierung Venogramm veranlassen [53]
   - optische Kontrolle des venösen Zuganges [48]

Cave! Die korrekte Aspiration von Blut schließt die Möglichkeit einer Paravasation nicht vollständig aus, da die Venenwand bereits während der Venenpunktion verletzt worden sein kann [26].

6. **Applikation:**
   - Druck auf die Infusionsstelle vermeiden [12]
   - keine Verwendung von Infusionspumpen bei periphervenöser Applikation – Cave! Druckerhöhung [48,53]
   - Mindestapplikationsdauer 3 Minuten bzw. maximal 5 ml pro Minute [22]
   - Aspiration von Blut nach Verabreichung von 1–2 ml des Zytostatikums, Wiederholung des Vorgangs nach weiteren 1–2 ml [22]
   - nicht gegen Widerstand injizieren [21]
   - engmaschige Überwachung [4,15,21,35,46]
   - Eile bei der Verabreichung von Zytostatika auf jeden Fall vermeiden [12]
   - direkte i.v. Applikation mit Kanüle und Spritze vermeiden [16,21]

7. **Spülung:**
Nach Verabreichung einer potentiell gewebsnekrotisierenden Substanz soll der i.v. Zugang gespült werden. Damit wird verhindert, dass beim Entfernen des Katheters Zytostatikarückstände in das umliegende Gewebe gelangen und zur Nekrosebildung führen [27].
Wichtig dabei ist, dass eine kompatible Infusionslösung verwendet wird (üblicherweise NaCl 0,9% oder Glucose 5%) [21,45].
Besonders bei zentralvenösen Zugängen sollten die Spülung mit mindestens 10 ml-Spritzen und vorsichtig erfolgen, da Spritzen mit geringerem Volumen einen höheren Druck erzeugen können. Dieser wiederum erhöht das Risiko einer Katheterruptur bzw. der Diskonnektion des Katheters [55].

8. **Gewebsnekrotisierende Substanzen:**
   - Dauerinfusionen über periphervenösen Zugang vermeiden [23]
   - keine Verwendung von Infusionspumpen bei periphervenöser Applikation [23]
   - bei periphervenöser Gabe Anwendung der 2 Spritzen-Technik bzw. der „Sidearm"-Technik [23,53]
   - bei Polychemotherapie nach Möglichkeit zuerst das Vesikanz verabreichen [22]
   - bei Gabe mehrerer Vesikanzien nach Möglichkeit sequentielle Verabreichung: zuerst die Substanz mit dem geringeren Applikationsvolumens

Bei der 2 Spritzen-Technik dient eine Spritze der Verabreichung des Zytostatikums. Die zweite wird für die Aspiration von Blut nach jeweils 1–2 ml verabreichtem Zytostatikum sowie zur Spülung des Zuganges nach Abschluss der Bolusgabe des Zytostatikums verwendet [23,53].

Bei der „Sidearm"-Technik wird über einen periphervenösen Zugang eine Infusion einer kompatiblen Infusionslösung verabreicht und der Versuch der Aspiration von Blut unternommen. Verläuft diese Kurzinfusion von 50–100 ml problemlos und ist der Aspirationsversuch positiv, wird über ein Y-Stück simultan zur laufenden Infusion von z.B. NaCl 0,9% langsam die gewebsnekrotisierende Substanz injiziert [23].

9. **Zentralvenöser Zugang (Portsysteme oder zentralvenöse Katheter):**
   - auf korrekte Punktionstechnik achten [29]
   - Injektion des Zytostatikums gegen einen Widerstand vermeiden [29]
   - Venogramm bei Verdacht auf Thrombosierung veranlassen [29]
   - Kontrastmitteldarstellung des Kathetersystems bei Verdacht auf ein „Pinch-off" Syndrom veranlassen [29]
   - Lage des zentralvenösen Zugangs regelmäßig kontrollieren [56]
   - zentralvenöse Katheter sollten nicht mehr Lumen besitzen als unbedingt erforderlich [48]
   - Vermeidung von sportlicher Betätigung der oberen Extremitäten sowie Tragen eines Rucksacks bei PatientInnen mit implantierten Kathetersystemen [40,57]

KONSENSUS

Prävention von Paravasaten:

1. **Applikation** nur durch qualifiziertes Personal, Eile vermeiden
2. **Anamnese** bezogen auf:
   - Herz-Kreislauf-Erkrankungen
   - obere Einflussstauung
   - Polyneuropathie-auslösende Vorerkrankungen sowie Vortherapien mit Vincaalkaloiden
   - (Dauer-)Medikation mit Antidepressiva, Anxiolytika, Sedativa sowie Antiemetika
   - vorangegangene Strahlentherapie
3. **Aufklärung** und Instruktion der PatientInnen:
   - Patientenaufklärungsblatt verwenden
   - Immobilisieren der Extremität während der Applikation
   - auf umgehende Mitteilung von Symptomen wie Schmerzen, Brennen, Stechen, Schwellung oder Rötung hinweisen
4. **Gefäßzugang:**
   - adäquaten venösen Zugang auswählen
   - für jede Applikation neu setzen
   - bevorzugter Applikationsort: dicke Venen in Unterarmmitte
   - zu vermeidende Applikationsorte: Handrücken, Handgelenk, Ellenbeuge
   - Mehrfachpunktionen, besonders Punktionen distal eines bereits punktierten Gefäßes vermeiden
   - punktierte Vene für mindestens 24 Stunden nicht verwenden
   - möglichst dünne Venflons verwenden **Cave!** keine Stahlkanülen (z.B. Butterfly®-Kanülen)
   - frühzeitig zentralvenösen Zugang in Erwägung ziehen
   - sichere Fixierung der Extremität, wobei die Applikationsstelle sichtbar bleiben muss
5. **Lagekontrolle:**
   - Aspiration von Blut
   - Spülen ohne Widerstand muss möglich sein
   - zentralvenöser Zugang: im Zweifelsfall radiologische Lagekontrolle sowie Venogramm
   - optische Lagekontrolle
6. **Applikation:**
   - keine Verwendung von Infusionspumpen bei periphervenöser Applikation

- Mindestapplikationsdauer 3 Minuten bzw. 5 ml pro Minute
- Aspiration von Blut nach Verabreichung von jeweils 1–2 ml des Zytostatikums
- nicht gegen Widerstand injizieren
- engmaschige Überwachung

7. **Spülung** des i.v.-Zuganges nach Beendigung der Zytostatika-Applikation mit kompatibler Infusionslösung

8. **Gewebsnekrotisierende Substanzen:**
    - Dauerinfusionen über periphervenösen Zugang vermeiden
    - bei periphervenöser Gabe Anwendung der 2 Spritzen-Technik bzw. der „Sidearm"-Technik
    - bei Gabe mehrerer Vesikanzien zuerst die Substanz mit dem geringeren Applikationsvolumen verabreichen, zwischen den einzelnen Zytostatika mit Trägerlösung spülen

9. **Zentralvenöser Zugang:**
    - auf korrekte Punktionstechnik achten
    - korrekte Lage regelmäßig kontrollieren
    - Kontrastmitteldarstellung des Kathetersystems bei Verdacht auf „Pinch-off"-Syndrom
    - Venogramm bei Verdacht auf Thrombose
    - Punktionsstelle lateral der Medioclavikularlinie wählen (Vermeidung eines „Pinch-off")
    - Tragen eines Rucksacks sowie Fitnessprogramm für die oberen Extremitäten vermeiden

Patientenaufklärung

Sehr geehrte Patientin! Sehr geehrter Patient!

Die wirksamste Methode, das Ihnen verordnete Medikament zu verabreichen, ist die intravenöse Infusion. Dabei gelangt das Medikament über eine Vene direkt in den Blutkreislauf und so an den Wirkort.
Bei jeder Infusion kann es passieren, dass das Medikament nicht direkt in die Vene fließt, sondern in das Gewebe unter der Haut. Der Arzt/die Ärztin nennt das ein „Paravasat". Dadurch kann es in seltenen Fällen zur Schädigung von gesundem Gewebe an der Infusionsstelle kommen.
Begünstigend für die Entstehung eines Paravasates können beispielsweise schlechte Venenverhältnisse oder eine Lageveränderung der Infusionsnadel, z.B. durch häufiges Bewegen des Armes während der Infusion, sein.

Zur Vermeidung möglicher nachteiliger Folgen eines Paravasates teilen Sie dem Pflegepersonal oder dem Arzt sofort mit, wenn Sie

- **Schmerzen** oder **Brennen** an der Infusionsstelle spüren
- die Bildung einer **Schwellung** an der Infusionsstelle beobachten
- eine **Rötung** an der Infusionsstelle bemerken
- oder wenn die **Infusionsnadel Schmerzen** verursacht

In diesem Fall wird der Arzt/die Ärztin die Infusionsstelle prüfen und gegebenenfalls eine neue Infusionsnadel setzen.
Bitte beachten Sie, dass in manchen Fällen die Vorzeichen wie Schmerzen, Brennen, Rötung, Schwellung während der Infusion noch sehr gering ausgeprägt sind und sich erst nach einiger Zeit verstärken.

/__/__/./__/__/./__/__/ _____

Tag   Monat   Jahr   Unterschrift des/der Patienten/in

Klinik

Ines Mader

Periphervenöse Paravasate

Der klinische Verlauf eines Paravasates ist größtenteils vom Nekrosepotential des verabreichten Zytostatikums abhängig. Darüber hinaus steht das Ausmaß der Schädigung in direktem Zusammenhang mit dem Volumen des Paravasates; daher sind die frühe Detektion und ein sofortiger Stopp der Infusion von größter Wichtigkeit [25].
Langstein beschreibt eine Zeitspanne vom Eintreten des Ereignisses bis zum Erkennen des Paravasates von im Mittel 40 (!) Tagen (von 1 bis 145 Tagen) [39]. Der damit verbundene verzögerte Beginn der therapeutischen Intervention verschlechtert die Prognose im Zusammenhang mit einer Paravasation besonders bei gewebsnekrotisierenden Substanzen.

Initial werden in der Regel folgende **Symptome** beschrieben [11,32,38]:

- Brennen und Stechen an der Einstichstelle
- Schwellung
- Rötung (mitunter auch verzögert)
- Schmerzen
- keine Aspiration von Blut möglich
- reduzierte Infusionsrate
- erhöhter Widerstand bei Injektion

Nach Tagen können eine Verstärkung der Schmerzen und das Auftreten einer Induration sowie unter Umständen die Ausbildung von Blasen beobachtet werden. Bei gewebsnekrotisierenden Substanzen folgen innerhalb der nächsten 1–3 Wochen Ulzerationen oder Nekrosen, fallweise mit Beteiligung der benachbarten Strukturen wie Sehnen und Muskeln sowie des Periosts.
Mitunter verlaufen Paravasationen auch primär asymptomatisch bzw. werden die Symptome erst verzögert von den PatientInnen bemerkt.

Komplikationen und Dauerschäden nach Paravasation:

- Parästhesien/Neuropathien bei Paravasationen von Vincaalkaloiden [23,32,38]
- Superinfektion mit Wundheilungsstörungen [23,58]
- verzögertes, teilweise erst nach Wochen und Monaten Auftreten von Symptomen (z.B. Mitomycin C oder Anthrazykline) [23,38]
- Plattenepithelzellkarzinom der Haut nach Doxorubicin-Paravasation [59]

- Fibrosen, Indurationen [23]
- Verfärbungen der Haut [23]
- Funktionseinschränkung bzw. Funktionsverlust von involvierten Gelenken [23, 32]
- Kontrakturen [34]
- Narben [32]
- Amputation der betroffenen Extremität aufgrund fortschreitender Nekrose [32,38]
- Morbus Sudeck [23]
- Recall Reactions [23]

Bei den gewebsnekrotisierenden Substanzen unterscheiden eine Reihe von Autoren DNA-bindende (z.B. Anthrazykline) von nicht DNA-bindenden Substanzen. Nekrosen, die durch letztere induziert werden, verlaufen ähnlich einer „chemischen Verbrennung" (z.B. bei Vincaalkaloiden) [23].

Der im folgenden dargestellte **zeitliche Verlauf** ist typisch für eine **Anthrazyklin-Paravasation** [21,29]:
In diesem Zusammenhang wird postuliert, dass Anthrazyklin-Paravasate hauptsächlich durch DNA-Interkalation zu einer Schädigung von Normalgeweben und Wundheilungsstörungen führen. Demnach setzen abgestorbene Zellen erneut reaktionsfähige Anthrazyklinmoleküle frei, die ihrerseits wiederum angrenzende Zellen schädigen können [47]. Dieses lokale „Anthrazyklin-Recycling" setzt sich so lange fort, bis die Substanz vollständig eliminiert wurde. Die oftmals beobachtete langsam fortschreitende Gewebsschädigung/Nekrose wird durch die Tatsache unterstützt, dass z.B. Doxorubicin wochenlang lokal in den betroffenen Zellen nachweisbar ist.
Als zweiter Mechanismus wird die Bildung freier Sauerstoff-Radikale und eine damit verbundene Gewebsschädigung diskutiert [58].
Damit verbunden ist auch eine verzögerte Wundheilung und eine Verstärkung von Ulzerationen und Nekrosen über Wochen und Monate.
Folgende Phasen einer Anthrazyklin-Paravasation werden unterschieden:

- sofort nach Paravasation
- Stunden später
- innerhalb von Tagen
- innerhalb von Wochen
- innerhalb von Wochen bis Monaten
- persistierend (Dauerschäden)

Sofort nach Paravasation:
- brennender oder stechender Schmerz
- lokale Schwellung

- Rötung
- eventuell Bewegungseinschränkung
  eine frühe, feste Induration scheint ein verlässlicher Hinweis bei der Voraussage einer eventuellen Ulzeration zu sein [5].

Stunden später (Ödemphase):
- Vasodilatation
- zunehmender Schmerz
- lokale Rötung
- nach Tagen Übergang der Ödemphase in eine braune Induration

Innerhalb von Tagen:
- anhaltender Schmerz
- Rötung
- Induration
- Thrombosierung von Kapillaren
- Nekrobiose (langsames Absterben einzelner Zellen) von Kollagen

Innerhalb von Wochen:
- wechselnde Schmerzausprägung
- im Wundgebiet: Sklerosierung und Hautatrophie
- eventuell schleichende Entwicklung von Ulzera bzw. Ausbildung einer alle Hautschichten umfassende Nekrose mit möglicher Alteration der darunter liegenden Sehnen und Muskeln sowie neurovaskulären Strukturen – keine Spontanheilung!
- Gefahr der Superinfektion der Ulzera bzw. Nekrosen

Innerhalb von Wochen bis Monaten:
- Stillstand der Ulzerationen nach 3–5 Monaten
- langsame Abheilung der Ulzera nach ca. 6 Monaten
- oft monatelang anhaltende Schmerzen und Kontrakturen [34]
- Abstoßung von Hauttransplantaten
- Superinfektionen mit meistens grampositiven Keimen [12]

Persistierend (Dauerschäden):
- Dauerschmerzen
- Kontrakturen
- Bewegungseinschränkung bzw. nach gelenksnaher Paravasation Funktionsverlust der betroffenen Extremität [34]
- Gelenkssteifigkeit
- Verlust der Extensorsehnen nach Gewebsnekrose
- selten Amputation [12]

Systemische Faktoren wie Leukopenie, beeinträchtigte immunologische Prozesse und fortgesetzte Chemotherapie können den lokalen Heilungsprozess zusätzlich verzögern [34].

Häufig sind von einer Nekrose auch das Periost, das Paratenon und die Faszien betroffen [8,9,16].
Ohne Berücksichtigung der Zeit für eine eventuell durchgeführte Rekonstruktion, verlängert das Auftreten einer Paravasation die Dauer der Hospitalisierung um durchschnittlich 23 Tage [12].

Zentralvenöse Paravasate

Grundsätzlich sollte jeder Patient/jede Patientin mit unsicheren Venenverhältnissen und wiederholter Chemotherapie mit einem sicheren Venenzugang versorgt werden. Daher finden zentralvenöse Kathetersysteme in zunehmendem Maße Anwendung bei der Applikation von gewebsschädigenden bzw. gewebsnekrotisierenden Zytostatika [60].
Paravasate treten bei zentralvenöser Verabreichung zwar seltener als bei periphervenöser Gabe auf, sind aber auf der anderen Seite mit schwerwiegenden Komplikationen verbunden [29]. Im folgenden Kapitel soll auf die Vor- und Nachteile von zentralvenösen Kathetersystemen eingegangen werden. Außerdem soll die Auflistung und Beschreibung der möglichen Komplikationen für die Probleme im Zusammenhang mit dieser Applikationsart sensibilisieren.

Es werden folgende Typen zentralvenöser Kathetersysteme unterschieden [60]:

- peripher oder zentral eingebrachte **passagere** Katheter
- **permanente** zentralvenöse Katheter
- implantierbare Port-Systeme

Passagere zentralvenöse Kathetersysteme:
Prinzipiell sind aufgrund der geringeren Infektionsgefahr die Punktion der V. jugularis (Ultraschall-gesteuert) oder der V. subclavia zu empfehlen.

Permanente zentralvenöse Kathetersysteme:
Der bei der Implantation dieser Kathetersysteme mittels Trokar angelegte Tunnel ist bedeutsam im Hinblick auf Infektionen (Tunnelinfektionen) (siehe auch venöse Port-Systeme).
Der bevorzugte Zugangsweg ist die V. subclavia. Bei frustraner Punktion der V. subclavia kann auch die V. jugularis externa herangezogen werden.

Venöse Port-Systeme:
Sie bestehen aus einer Kammer und einem Katheter. Die Vorteile dieses Systems liegen in einem schnellen Zugriff sowie einer geringen Infektionsrate. Außerdem kann eine spontane Öffnung des Katheters wie bei einem perkutanen Kathetersystem ausgeschlossen werden.

Aufgrund der Fixierung des Port-Systems auf der Pektoralisfaszie unterhalb der Clavicula wird als venöser Zugangsweg die V. subclavia bevorzugt. Auch hier bietet die gleichseitige V. jugularis externa bei frustraner Punktion der V. subclavia eine attraktive Alternative.

Es ist darauf zu achten, dass ausschließlich spezielle stanzfreie Nadeln zur Anwendung kommen, da bei gewöhnlichen Injektionsnadeln die Gefahr von Mikrodefekten in der Kammer-Membran besteht.

Für die intermittierende zytostatische Therapie kommt hauptsächlich das zentralvenöse Port-System zur Anwendung [61].

Vorteile von zentralvenösen Kathetersystemen sind z.B. [55,60]:

- einfache Implantation und Entfernung
- Reduzierung des Risikos von Paravasaten
- mögliche ambulante Betreuung
- Langzeitgebrauch
- Vermeidung wiederholter schmerzhafter Punktionen
- keine Beeinträchtigung von Tagesaktivitäten

Komplikationen bei zentralvenösen Kathetersystemen werden zunehmend beobachtet, da diese immer öfter für Chemotherapien verwendet werden.

Bei den Komplikationen zentralvenöser Kathetersysteme werden Früh- und Spätkomplikationen unterschieden, die Inzidenz wird mit 1,8% und 14,4% angegeben [55,61–69].

Zu den Frühkomplikationen zählen:

- arterielle Punktion
- Verletzung von Nachbarorganen
- Pneumothorax
- Hämatothorax (selten)
- Herzrhythmusstörungen
- Blutungen/Hämatome
- Verletzung des Plexus brachialis (selten)
- erschwerte Blutaspiration

Spätkomplikationen sind:

- Probleme bei der Wundheilung
- Infektionen (häufigste Port-assoziierte Komplikation [55]; bei neutropenischen PatientInnen steigt die Infektionsrate [68,70])
- Kathetersepsis
- venöse Thrombosen
- Katheterthrombosen
- Lungenembolie
- Katheterverschluss

- Katheterknickung, Katheterfraktur, Katheterabriss, Katheterruptur
- Katheterfehllagen
- Dislokation der Portnadel bzw. des Katheters
- Diskonnektion von Katheter und Kammer bei Port-Systemen
- Penetration der Portkammer
- Hautdrucknekrosen bei Port-Systemen
- **Paravasation**

Grundsätzlich reduzieren zentralvenöse Kathetersysteme das Risiko von **Paravasaten**, können aber nicht als 100%iger Schutz angesehen werden [10].
Die Inzidenz wird von 0,3% bis 7,5% angegeben [6,61,63,69,71–75].
In einer retrospektiven Studie berichten Langstein et al. [39], dass 27,3% aller beobachteten Paravasationen im Rahmen einer zentralvenösen Verabreichung von Zytostatika erfolgte. Auch diese Beobachtung bestätigt damit, dass zentralvenöse Paravasationen ein ernst zu nehmendes Problem darstellen. Außerdem geht Langstein davon aus, dass ein Teil dieser Paravasate unbemerkt verläuft. Eine mögliche Ursache ist in der Begrenzung des Paravasates auf die umliegenden Strukturen (Muskulatur, Weichteilgewebe) zu suchen.
Die Infiltration der gewebsschädigenden Substanzen in die Thoraxwand oder Halsregion ist mit einer höheren Morbidität verbunden.

Als **Ursachen** für Paravasationen werden angesehen:
- schlechte Positionierung der Katheternadel [62]
- Katheterseparation vom Portkörper [55]
- Bruch oder Fissuren im Katheter [39,44,55,62]
- Rückstau bzw. Flussumkehr der Infusion aufgrund von Thrombosierungen bzw. Fibrinablagerungen im Katheter oder der Katheterspitze [39,55,62]
- Dislokation, Migration der Katheterspitze bzw. des gesamten Katheters [39,55,62]
- mechanische Kompression des Katheters mit daraus resultierender Katheterfraktur und der Gefahr der Embolisation des zentralen Fragments („Pinch-off"-Syndrom (siehe auch Kapitel „Prädisposition und Prävention") [29]
- Perforation der V. cava superior oder V. subclavia [39,62,76]
- Perforation der Membran bei implantierten Port-Systemen [65]
- Flüssigkeitsaustritt von der Port-Membran bzw. von der Verbindung zwischen Port und Katheter

Besonders problematisch bei zentralvenösen Paravasaten ist die Tatsache der verzögerten Diagnosestellung aufgrund der eher unüblichen Komplikationen im Rahmen einer zentralvenösen Applikation [36]. Außerdem kommt erschwerend hinzu, dass die Symptome meist stark verzögert auftreten (z.B. bei adipösen PatientInnen). Paravasate werden daher oft erst dann bemerkt, wenn ausgedehnte Gewebsschädigungen vorliegen [62].

Initiale klinische **Symptome**:
- (Thorax-)Schmerz [36,44,53,76–80], Kopfschmerzen [81]
- Brennen, Stechen, Jucken und/oder Kribbeln [53,55]
- Erythem [53,55,82,83]
- Hämatom [84]
- palpable Schwellung teilweise peristierend [36,85,86]
- Ödem im Gesicht bzw. in der betroffenen Region [36,82]
- Fieber [36,53,77,81]
- Überwärmung der betroffenen Region [53,82,83]
- Husten [44,87]
- Dyspnoe [81,87]
- Palpitationen [44]
- Arrhythmie [77]

verzögert auftretende **Symptome/Krankheitsbilder**:
- Gewebsschädigung, Nekrose (z.B. der Thoraxwand oder des Fettgewebes) [62,67,83,84,88]
- Abszessgefahr bei Paravasation in das Brustgewebe [89]
- Thrombose z.B. der V. cava superior [36]
- Pleuraerguss [76,79,80]
- Perikarderguss [76,77,79]
- Mediastinitis [36]
- Perikarditis [77]
- Endokarditis [44]
- Pneumonitis [78]
- Pulmonalembolie [44]
- Herzperforation [44]
- Obstruktion der Trachea [90]
- Dysphagie [79]
- Hyperthyreose [79]
- Ausbildung von Kollateralen [78]
- Parästhesie [48,91]
- Parese der oberen Extremität [91]
- Indurationen [53]

Verantwortlich dafür ist unter anderem das Fehlen begrenzender intrathorakaler Strukturen, die ein Ausbreiten des Paravasates verhindern könnten.

Zentralvenöse Paravasate

mögliche **Komplikationen und Langzeitschäden:**

- kardiale Dysfunktion
- Fibrosierung von beteiligten Lungenabschnitten [78]
- Dysfunktion des Ösophagus [76]
- Abstoßungsreaktionen nach Hauttransplantationen [62]
- einfache Mastektomie nach Thoraxwandnekrose [62]
- costophrenische Adhäsionen [79]
- Wanderung von abgetrennten Katheterfragmenten über den venösen Blutstrom bis in die rechte Herzkammer oder in die Lunge mit Auslösung von Folgeschäden [62,92]
- porto-bronchiale Fistel [87]
- palbable Schwellungen, Induration sowie Fibrosierung des betroffenen Areals [85,86]
- Verfärbungen der Haut [83,86]

Bisher wurden **zentralvenöse Paravasate** und andere Komplikationen **im Zusammenhang mit folgenden Zytostatika** berichtet:

- Daunorubicin [79]
- Docetaxel [83]
- Doxorubicin [44,62,67,81,83]
- Epirubicin [65, 80]
- Epirubicin + 5-FU [76]
- Fluorouracil [44,75–78]
- Oxaliplatin [85,86]
- Paclitaxel [82]
- Vinblastin [36,62,93]
- Vincristin [62,81,84,88]

> Conclusio:
>
> Bei Applikation gewebsnekrotisierender Substanzen über zentralvenöse Katheter kann es im Rahmen einer Paravasation zu schwerwiegenden, teilweise sogar lebensbedrohlichen Komplikationen kommen; eine sorgfältige Vorgangsweise bei der Verwendung zentralvenöser Katheter durch erfahrenes Personal ist daher essentiell.

Histopathologische Untersuchungen

Stehen entzündliche Veränderungen bei Paravasationen im Vordergrund?

Das Auftreten inflammatorischer Symptome im Zusammenhang mit Paravasation hat zur weit verbreiteten Anwendung von Corticosteroiden geführt. In fast allen Übersichtsarbeiten wird der Einsatz von Corticosteroiden als mögliche Intervention angeführt, in einigen sogar als begleitende Maßnahme bei jeder Form von Paravasation empfohlen [11]. Welche Evidenz haben wir für diese Anwendung?
Die klinische Symptomatik nach Paravasation von Zytostatika erfüllt häufig das Zustandsbild eines entzündlichen Ereignisses: Rötung, lokale Überwärmung, Schwellung und manchmal Schmerz werden beobachtet. Die Unterdrückung dieser klinischen Symptomatik durch Corticosteroide, zumeist Hydrocortison oder Dexamethason, wird in der Literatur oft als eine lindernde Intervention zugunsten des Patienten/der Patientin beschrieben. Die eigentlich zu klärende Frage stellt sich aber aus pathologischer Sicht. Was läuft im traumatisierten Gewebe nach Paravasation wirklich ab? Die Antwort ist ernüchternderweise: wir wissen es nur ungefähr.
Histochemische Untersuchungen in **Tierversuchen** haben in der Vergangenheit die Infiltration inflammatorischer Zellen im Gebiet des Paravasates beschrieben und dabei ein Bild gezeichnet, das selten die Einwanderung immunkompetenter Zellen nachweisen konnte. Schon die ersten Untersuchungen zu Doxorubicin im Jahr 1979 an Ratten und Kaninchen beschrieben entzündliche Ereignisse entweder als gering ausgeprägt oder überhaupt fehlend [94, 95]. Entsprechend ergaben auch die ersten Versuche einer Behandlung von doxorubicininduzierten Läsionen im Kaninchen keinen Nachweis für die Wirksamkeit dieser Intervention [96]. Die Untersuchungen in der Maus verliefen nicht eindeutig, konnte doch bei niedrigdosierter intradermaler Applikation eine Verringerung der nekrotisierenden Wirkung von Doxorubicin beobachtet werden, während die systemische Verabreichung bzw. hochdosiertes intradermales Hydrocortison keinerlei Nutzen erbrachte [97]. Auch in der Ratte war ein Benefit für die Anwendung von Hydrocortison nicht nachzuweisen, was die Autoren dazu veranlasste, sich klar gegen die Verwendung von Corticosteroiden nach Paravasation von Doxorubicin auszusprechen [106].
Diese Untersuchungen wurden in der Folge auf eine Reihe anderer Substanzen wie Vincristin, Actinomycin D, Mitomycin C und Carmustine ausgedehnt, bei denen durch die Verabreichung von Hydrocortison in der Ratte keinerlei Nutzen nachweisbar war [99].
Dennoch hatte die Intervention mit Corticosteroiden als akute Maßnahme immer ihren festen Platz in der Klinik, wenn auch z.B. die Infiltration

inflammatorischer Zellen nach Paravasation von Doxorubicin erst nach 7 Tagen im Tiermodell in nennenswerter Weise zu beobachten war [100]. Ähnliche Beobachtungen wurden auch bei vereinzelten **humanpathologischen** Untersuchungen gemacht, bei denen ebenfalls die Entzündung nicht im Vordergrund stand [12,101,102]. Daraus lässt sich schließen, dass die gelegentliche Einwanderung von inflammatorischen Zellen in der Regel nicht sofort einsetzt, sondern – wenn überhaupt – erst Tage nach Paravasation.

Neben etlichen Berichten über die geringe Wirksamkeit der Corticosteroide, gibt es aber durchaus positive Beispiele wie die direkte Verabreichung in die Läsion in Form von 70–80 mg Triamcinolon acetonid nach Paravasation von Vinorelbin, Cisplatin und Doxorubicin in 10 Fällen [102]. Die Betrachtung der Vincaalkaloide ist insofern ein Sonderfall als die Anwendung von Corticosteroiden strikt kontraindiziert ist. Im Mausmodell wurde eine dramatische Steigerung der Gewebstoxizität durch Vinblastin, Vincristin und Vindesin beobachtet [103]. Dies schließt einen Einsatz in dieser Indikation aus, wenn auch im Fall von Vinorelbin die inflammatorische Komponente stärker ausgeprägt zu sein scheint als bei den Anthrazyklinen [104].

Aus diesem Vorwissen ergeben sich mehrere Fragen, die zum Ausgangspunkt dieses Kapitels zurückführen:

1. Ist die akute Reaktion, die nach Paravasation beobachtet wird, eine inflammatorische Reaktion im pathologischen Sinn?
2. Gilt dieser Mechanismus für alle Zytostatika oder nur für einige?
3. Wenn die akute Gewebsreaktion keine echte entzündliche Reaktion ist, setzt diese in späterer Folge ein? (z.B. verursacht durch die einsetzende Gewebsnekrose, die ja sekundär immer eine inflammatorische Reaktion mit immunpathologischer Beteiligung nach sich zieht)
4. Ist es therapeutisch sinnvoll zur Kontrolle der Symptomatik Corticosteroide einzusetzen; und wenn ja: in welcher Dosierung und welcher Verabreichungsform?
5. Ist es sinnvoll, diese lokale Gewebsreaktion durch Corticosteroide zu unterdrücken, weil es sich z.B. um eine schmerzhafte Schwellung handelt oder könnte dies auch durch ein Lokalanästhetikum erreicht werden?

Dies ist eine Reihe unbeantworteter Fragen, auf die weder die wissenschaftliche Literatur noch die klinische Erfahrung eine zufrieden stellende Antwort gibt. Es ist aber wichtig herauszuarbeiten, dass Corticosteroide ausschließlich eine symptomatische Behandlung darstellen und dass deren Verabreichung – falls überhaupt sinnvoll – nur eine von vielen Maßnahmen sein kann. Mangels eines echten Beweises für deren Wirksamkeit, wäre es wichtig diese Fragen zu klären, um den Weg für eine Rationale in der Behandlung von Paravasaten freizugeben.

> **Conclusio:**
>
> Bis zum Vorliegen weiterer histopathologischer Untersuchungen am Menschen kann nicht von einer primären entzündlichen Reaktion ausgegangen werden.

Differentialdiagnose

Differentialdiagnostisch sind zytostatikainduzierte Thrombophlebitiden, lokale Hypersensitivitätsstörungen, allergische Reaktionen sowie Recall-Phänomene und Photosensibilitätsreaktionen von einer Zytostatika-Paravasation zu unterscheiden.

Thrombophlebitiden

sind die häufigsten Komplikationen im Rahmen einer Zytostatika-Applikation [23,29].
Sie können durch eine lokale Infektion z.B. im Zusammenhang mit unsterilem Arbeiten oder durch eine Überempfindlichkeit gegenüber den Trägersubstanzen von Zytostatika bedingt sein. Folgende Symptome sind charakteristisch:

- sofortiger Injektionsschmerz
- Schwellung am Injektionsort
- Thrombosierung der Vene

Kutane Hypersensibilitätsreaktionen

sind ein immunologisch vermitteltes Geschehen und von lokalen Toxizitäten abzugrenzen. Sie sind gekennzeichnet durch

- Schmerzen im proximalen Verlauf der zur Injektion verwendeten Vene
- Erythem
- Urtikaria
- Pruritus

Die lokalen Symptome der Hypersensibilität lassen meist innerhalb einer Stunde nach Abbruch der Infusion und Spülen des Gefäßes spontan nach. Sie müssen bei erneuter Injektion nicht notwendigerweise wieder auftreten. Antihistaminika sind meist ohne Effekt. Der Schweregrad kann allerdings von leichtem Pruritus bis zu schweren Erythemen und Anaphylaxie reichen.

Immunologisch werden 4 Formen der Hypersensibilitätsreaktionen unterschieden, wobei bei dem kutanen Erscheinungsbild der sog. Typ II für Zytostatika bisher nicht beschrieben wurde (siehe auch systemische Hypersensibilitätsreaktionen).
Lokale Hypersensibilitätsreaktionen treten vor allem auf bei [105–109]:

- Asparaginase (Typ I, III)
- Bleomycin
- Busulfan (Typ III)
- Cyclophosphamid (Typ I, III)
- Cisplatin (Typ I)
- Daunorubicin (Typ I, IV bei oberflächlicher Kontamination der Haut)
- Docetaxel (Typ I)
- Doxorubicin (Typ I, IV bei oberflächlicher Kontamination der Haut)
- Etoposid (Typ I)
- 5-FU (Typ IV bei topischer Applikation)
- Gemcitabine (Typ I)
- Melphalan (Typ I)
- Methotrexat (Typ I)
- Mitomycin C (Typ IV)
- Mustargen (Typ III)
- Paclitaxel (Typ I)
- Teniposid (Typ I)
- Thiotepa (Typ I, III)
- Trimetrexate (Typ I)

Eine lokale allergische Reaktion ist keine Kontraindikation für eine Fortsetzung der Chemotherapie [2].

Als weitere lokale allergische Reaktion wird der „**Adriamycin flare**" beschrieben, der bei 3% aller Doxorubicin-Applikationen auftritt. Es handelt sich dabei definitionsgemäß um Erytheme, Verhärtungen und/oder Pruritus entlang der zur Infusion verwendeten Vene; das Auftreten von Nekrosen ist möglich [29]. Als zugrunde liegender Pathomechanismus wird eine hyperge Reaktion gegen Anthrazykline diskutiert [21]. Die Symptome bleiben auch nach dem Abbruch der Infusion bestehen [110].

Systemische Hypersensibilitätsreaktionen

Systemische Hypersensibilitätsreaktionen sind differentialdiagnostisch von großer Relevanz im klinischen Alltag [111,112].
Grundsätzlich werden allergische Reaktionsformen in 4 definierte Immunmechanismen (nach Gell und Coombs) eingeteilt. Dabei kommt der

Typ I-Reaktion mit Anaphylaxie die größte Bedeutung zu. Für die wenigsten Zytostatika sind allerdings die exakten Pathomechanismen und den Reaktionen zugrundeliegenden immunologischen Abläufe indentifiziert worden.

Typ I (Soforttyp, anaphylaktischer Typ):
Mechanismus: unter Vermittlung zellständiger IgE-Antikörper; Freisetzung von verschiedenen Mediatoren (z.B. Histamin und vasoaktiven Substanzen) aus Mastzellen und Basophilen
Reaktionszeit: Sekunden bis Minuten, eventuell zweite Reaktion nach 4–6 Stunden
Symptome: Urticaria, Angioödem, Exanthem, Bronchospasmus, Hypotension bis hin zum allergischen Schock

Typ II (Zytotoxischer Typ):
Mechanismus: Bildung von Immunkomplexen aus zellwandständigen Antigenen (z.B. Zytostatika) mit zirkulierenden IgG-, eventuell auch IgM-Antikörpern; Zytolyse körpereigener Zellen durch Aktivierung von Komplement oder zytotoxischen Killerzellen
Reaktionszeit: 6–12 Stunden
Symptome: Hämolytische Anämie, Thrombopenie, Agranulozytose

Typ III (Immunkomplex-Typ):
Mechanismus: Bildung gewebeständiger oder zirkulierender Immunkomplexe aus IgG- bzw. IgM-Antikörpern und Antigenen; Phagozytose der Immunkomplexe durch Granulozyten unter Freisetzung gewebsschädigender Enzyme (z.B. Kollagenase)
Reaktionszeit: 8–12 Stunden
Symptome: Urticaria, Erythema multiforme, Vaskulitis, Angioödem

Typ IV (Spättyp, zellvermittelter Typ):
Mechanismus: Freisetzung von Lymphokinen aus spezifisch sensibilisierten T-Lymphozyten bei erneutem Antigenkontakt; daraus resultiert eine Aktivierung von Makrophagen und mononukleären Zellen
Reaktionszeit: 12–72 Stunden
Symptome: allergische Kontaktdermatitis

Die größte Relevanz haben allergische Reaktionen bei der Behandlung mit Asparaginase und Taxanen.

Differentialdiagnose

Da Zytostatika zur besseren Löslichkeit und Erhöhung der Stabilität oft mit Hilfsstoffen versetzt werden, können Hypersensibilitätsreaktionen auch auf diese und nicht auf die Substanz selbst zurück zu führen sein. (z.B. Cremophor® EL bei Paclitaxel, Polysorbat 80 bei Etoposid und Docetaxel).

Substanz	Reaktionstyp	Häufigkeit[1]	Anmerkungen
Asparaginase	Typ I, III	10–35%	bis zu 10% schwerwiegende Reaktionen
Paclitaxel	Typ I	bis zu 40%	unter Corticosteroiden eher selten, schwerwiegend in < 2%
Teniposid	Typ I	5–15%	besonders nach schneller i.v.-Bolusgabe
Docetaxel	Typ I	5–10%	unter Corticosteroiden eher selten, meist während der 1. und 2. Applikation
Cisplatin	Typ I, II	5–10%	intravesikal ≥ 20%
Carboplatin	Typ I, II	5–8%	
Melphalan	Typ I	2–5%	
Daunorubicin	Typ I	1–5%	
Doxorubicin	Typ I	1–5%	
Etoposid	Typ I	1–3%	meist nach schneller i.v.-Gabe
Bleomycin	Typ I, IV	selten	
Busulfan	Typ III	selten	
Cyclophosphamid	Typ I	selten	auch nach Wochen bzw. Jahren nach Therapie
Cytarabin	Typ I, kutan Typ III	selten	
Dacarbazin	?	selten	„influenzaähnliches" Bild mit Arthralgien und Myalgien
Epirubicin	Typ I	selten	
5 FU	Typ I	selten	
Gemcitabin	Typ I	selten	
Methotrexat	Typ I, III (Pneumonitis)	selten	Typ I vor allem bei hohen Dosen, Typ III auch bei geringer Dosierung
Mitomycin C	Typ IV	selten	
Mitoxantron	Typ I	selten	
Pentostatin	Typ I	selten	
Thiotepa	Typ I, III	selten	

[1] Reihung der Substanzen nach Häufigkeit der systemischen Hypersensibilitätsreaktionen.

Recall-Phänomene

Im Zusammenhang mit Zytostatika werden zwei Recall-Reaktionen unterschieden:
- nach vorangegangener Chemotherapie
- nach vorangegangener Radiatio

Ein „Recall" bzw. Wiederaufflammen von Hauttoxizitäten **nach vorangegangener Chemotherapie** mit Paravasation ist beschrieben für:
- Docetaxel
- Doxorubicin [9,113]
- Epirubicin [114]
- Fluorouracil
- Gemcitabine
- Idarubicin
- Mitomycin C
- Paclitaxel [115–117]

Hierbei verstärken sich die Symptome an der Stelle des ursprünglich aufgetretenen Paravasates nach erneuter, korrekter Verabreichung des Zytostatikums [118].

Radiation Recall

D'Angio et al. [119] dokumentierten das „Radiation Recall Phänomen" erstmalig 1958 im Zusammenhang mit Dactinomycin. Es wurde als eine chemotherapie-induzierte entzündliche Reaktion beschrieben, die an der Stelle der ursprünglichen Bestrahlung 2 Jahre nach Abschluss der Radiotherapie auftrat. Inzwischen ist das „Radiation Recall Phänomen" für eine Reihe weiterer Zytostatika beschrieben, unter anderem für:
- Bleomycin [109,120]
- Dactinomycin [109,111,119]
- Docetaxel [109,121–123]
- Doxorubicin [109,111,124,125]
- Etoposid [111,126]
- 5-FU [109,111]
- Gemcitabine [109,128]
- Idarubicin [129]
- Methotrexate [109,111,130]
- Paclitaxel [109,111,131]
- Vinblastin [109,111,132]

Der diesem Phänomen zugrunde liegender Pathomechanismus ist noch unklar und wird kontroversiell diskutiert [133,134].

Differentialdiagnose

Es existieren allerdings Hinweise dafür, dass bei einem Einsatz dieser Risikosubstanzen bis zu 10 Tagen nach einer Bestrahlung die Wahrscheinlichkeit des Auftretens einer „Radiation Recall Reaction" reduziert wird [109].
Charakteristisch für das „Radiation Recall Phänomen" ist eine ausgeprägte Hautreaktion an der ursprünglich bestrahlten Region. Das klinische Bild imponiert als schwerer Sonnenbrand.
Folgende Symptome sind beschrieben [109,111]:

- Rötung
- Druck- und Berührungsempfindlichkeit
- Schwellung
- Entzündung
- Blasenbildung
- Hautabschilferungen
- Ausbildung von Nekrosen
- Verfärbung der Haut

Das „Radiation Recall Phänomen" kann mit einer Latenzperiode von bis zu 15 Jahren nach Abschluss der Bestrahlung auftreten [135].

Photosensitivität

Bei der zytostatikainduzierten Photosensitivität handelt es sich um eine verstärkte Hautreaktion gegenüber der Sonne. Gekennzeichnet ist das klinische Zustandsbild durch ein Erythem, Ödem und Bläschenbildung. Eine Photosensitivität wurde nach Verabreichung folgender Substanzen beschrieben:

- Bleomycin
- Dactinomycin
- Dacarbazin
- 5-FU
- Methotrexat
- Vinblastin

Besonders bei Dacarbazin sind schwere toxische Hautveränderungen beobachtet worden, so dass das Meiden von Sonnenexposition eine kausale Prophylaxe darstellt [109].

Maßnahmen

Robert Mader

Allgemeine unspezifische Maßnahmen bei periphervenösem Zugang

Die hier angeführten allgemeinen Maßnahmen werden bei Paravasaten mit **nicht gewebsschädigenden Zytostatika** eingeleitet:

1. Injektion/Infusion sofort stoppen
2. Paravasate-Set holen
3. (sterile) Handschuhe anziehen
4. Infusionsleitung bzw. Spritze durch eine 5 ml-Einmalspritze ersetzen und langsam soviel wie möglich vom Paravasat aspirieren; **Cave!** keinen Druck auf Paravasationsstelle ausüben
5. i.v. Zugang unter Aspirationsbedingungen entfernen
6. die betroffene Extremität hochlagern und ruhig stellen
7. Paravasate-Dokumentationsbogen ausfüllen (Ausdehnung des Paravasates angeben!)
8. Aufklärung und Instruktion des/der Patienten/in sowie der Angehörigen
9. regelmäßige Kontrollen (Nachsorge)

Die hier angeführten allgemeinen Maßnahmen werden bei Paravasaten mit **gewebsreizenden Zytostatika** eingeleitet:

1. Injektion/Infusion sofort stoppen
2. Paravasate-Set holen
3. (sterile) Handschuhe anziehen
4. Infusionsleitung bzw. Spritze durch eine 5 ml-Einmalspritze ersetzen und langsam soviel wie möglich vom Paravasat aspirieren; **Cave!** keinen Druck auf Paravasationsstelle ausüben
5. i.v. Zugang unter Aspirationsbedingungen entfernen
6. bei Blasen: mit 1 ml-Spritze und s.c.-Kanüle aspirieren, für jeden Aspirationsversuch neues Besteck verwenden
7. die betroffene Extremität hochlagern und ruhig stellen
8. **substanzspezifische Maßnahmen** einleiten
9. Paravasate-Dokumentationsbogen ausfüllen (Ausdehnung des Paravasates angeben!)
10. Aufklärung und Instruktion des/der Patienten/in sowie der Angehörigen
11. regelmäßige Kontrollen (Nachsorge)

Allgemeine unspezifische Maßnahmen bei periphervenösem Zugang

Die hier angeführten allgemeinen Maßnahmen werden bei Paravasaten mit **gewebsnekrotisierenden Zytostatika** eingeleitet:

1. Injektion/Infusion sofort stoppen
2. Paravasate-Set holen
3. (sterile) Handschuhe anziehen
4. Infusionsleitung bzw. Spritze durch eine 5 ml-Einmalspritze ersetzen und langsam soviel wie möglich vom Paravasat aspirieren; **Cave!** keinen Druck auf Paravasationsstelle ausüben
5. i.v. Zugang unter Aspirationsbedingungen entfernen
6. bei Blasen: mit 1 ml-Spritze und s.c.-Kanüle aspirieren, für jeden Aspirationsversuch neues Besteck verwenden
7. die betroffene Extremität hochlagern und ruhig stellen
8. **substanzspezifische Maßnahmen** einleiten
9. auf adäquate Schmerztherapie ist zu achten
10. Paravasate-Dokumentationsbogen ausfüllen (Ausdehnung des Paravasates angeben!)
11. Aufklärung und Instruktion des/der Patienten/in sowie der Angehörigen
12. regelmäßige Kontrollen (Nachsorge)
13. in jedem Fall so rasch wie möglich, längstens innerhalb von 24 Stunden einen (plastischen) Chirurgen konsultieren

Diese Maßnahmen stützen sich auf eine Vielzahl von Beobachtungen aus der Literatur:

ad 1. Injektion/Infusion sofort stoppen:
Die Injektion/Infusion ist sofort zu stoppen, wenn PatientInnen über stechenden oder brennenden Schmerz klagen [15,21,28,45] bzw. wenn akute Änderungen an der Injektionsstelle auftreten [15,139].
Der zuständige Arzt wird sofort von der Paravasation in Kenntnis gesetzt [139].
Eine differentialdiagnostische Abklärung ist erforderlich [45].
Beim Vorliegen eines Paravasates muss die Infusionsleitung bzw. die Spritze vom i.v.-Zugang diskonnektiert werden [3].

ad 3. (sterile) Handschuhe anziehen [138]

ad 4. Infusionsleitung bzw. Spritze durch eine 5 ml-Einmalspritze ersetzen und langsam soviel wie möglich vom Paravasat aspirieren [22,139]:
Die Aspiration soll nur mit geringem Unterdruck erfolgen, da sich sonst die Öffnung des Katheterendes am Gewebe anlegt. Ein Aspirationsversuch ist besonders dann erfolgversprechend, wenn der Katheter in der Subfaszie liegt, da sich die Flüssigkeit dann in einem begrenzten Raum

befindet. In solchen Fällen sollte der Katheter belassen werden, um eine nachfolgende chirurgische Exploration zu erleichtern [37]. Die Spritze samt Inhalt wird als „gefährlicher Abfall" entsorgt [138].
Keinen Druck auf die Paravasationsstelle ausüben [137]:
Bereits geringer Druck im Paravasationsbereich kann das gewebsnekrotisierende Agens großflächig verteilen [140].

ad 5. i.v. Zugang unter Aspirationsbedingungen entfernen:
Ob der i.v. Zugang belassen werden soll [22] oder nicht [2,28] wird in der Literatur kontroversiell und in Abhängigkeit von der Art der Anwendung spezifischer Maßnahmen beurteilt.
Wenn der Zugang belassen wird, ist eine Verschlusskappe auf den Katheter aufzusetzen, um die Sterilität des Systems aufrechtzuerhalten [138].

ad 6. bei Blasen: mit 1 ml-Spritze und s.c.-Kanüle aspirieren, für jeden Aspirationsversuch neues Besteck verwenden [22,27,141]:
Diese Prozedur wird allerdings auch als schmerzhaft beschrieben und führt nur selten zum weiteren Entfernen von Paravasat [3].

ad 7. betroffene Extremität hochlagern und ruhig stellen [15]:
Bei ambulanten PatientInnen kann der Arm für zwei Tage in eine Schlinge gelegt werden [3].

ad 8. substanzspezifische Maßnahmen einleiten:
Wenn der i.v. Zugang belassen wird, finden sich in der Literatur folgende Maßnahmen: es wird versucht, das Medikament durch Infusion von 5–10 ml NaCl 0,9% in den Infiltrationsbereich zu verdünnen [139]. Alternativ wird NaCl 0,9% zusätzlich mit Hyaluronidase versetzt (150 IE in 1000 ml) [5].
Falls ein Antidot bekannt ist, wird es über den vorhandenen i.v. Zugang infundiert [25,139]. Dadurch soll gewährleistet werden, dass das Antidot das betroffene Areal erreicht. Diese Technik soll für die PatientInnen weniger traumatisierend sein als vielfache subkutane Punktionen. Optimal ist eine sofortige Gabe des Antidots [25].

Als nachteilig wird angeführt, dass der Originalkatheter, durch den das Antidot infundiert wird, noch Zytostatikum enthalten könnte [37].
Nach Entfernen des i.v. Zuganges wird in der Literatur die s.c. Injektion von NaCl 0,9% an der Paravasationsstelle diskutiert (z.B. 20 ml am Handgelenk, 40 ml am Handrücken, 60–90 ml am Unterarm und der Ellenbeuge). Diese Injektionen wurden an den folgenden Tagen drei bis maximal sechsmal wiederholt [142].
Andere Autoren empfehlen kein NaCl 0,9% in das Paravasatgebiet zu injizieren. Dies könnte die Diffusion von gewebsnekrotisierender Substanz in das umgebende Gewebe verstärken [137].

Ähnliche Vor- [139] und Nachteile [28] werden bei der Anwendung spezifischer Antidota beschrieben.
Wenn keine spezifischen Maßnahmen erforderlich sind, wird die betroffene Region nur mit sterilen Kompressen abgedeckt [32].

ad 9. auf adäquate Schmerztherapie ist zu achten:
Diese betrifft nicht nur etwaige mit der Paravasation direkt assoziierte Schmerzen, sondern umfasst auch eine lokalanalgetische Begleitmedikation bei der s.c. Applikation des Antidots Hyaluronidase, die als schmerzhaft empfunden wird [29].

ad 10. Paravasate-Dokumentationsbogen ausfüllen (Ausdehnung des Paravasates angeben!):
Die Paravasation und die getroffenen Maßnahmen sind entsprechend zu dokumentieren (Dokumentationsbogen, Fotografie) [26,28]. Stellen, unter denen ein Paravasat vermutet wird, können mit einem Stift markiert werden [28].

ad 13. bei gewebsnekrotisierenden Substanzen in jedem Fall so rasch wie möglich, längstens innerhalb von 24 Stunden einen (plastischen) Chirurgen konsultieren:
Die frühzeitige Konsultation eines Chirurgen ergibt sich aus der Option durch Flushout-Technik bzw. Liposuktion, das Paravasat im Gewebe zu verdünnen [143–145]. Die Wirksamkeit dieses invasiven Eingriffes ist mit 24 Stunden begrenzt (siehe Kapitel „Chirurgische Intervention").

Allgemeine unspezifische Maßnahmen bei zentralvenösem Zugang

Beim Auftreten eines Paravasates bei einem zentralvenösen Zugang ist die Lage des Katheters mittels Röntgen oder eines Venogrammes zu überprüfen.
Neben den allgemeinen unspezifischen Maßnahmen wie bei einem periphervenösen Zugang [31], werden in der Literatur folgende Interventionen beschrieben:

- Aspirationsversuch [80]
- Dilution (in der Literatur kontroversiell beschrieben)
- Einsatz von Antidota (geringe Evidenz ihrer Wirksamkeit bei intrathorakalem Einsatz)
- Drainage bei Pleuraerguss [80]
- Chirurgischer Eingriff [80]

Spezifische Maßnahmen / Antidota

Eine Reihe von substanzspezifischen Maßnahmen zur Verringerung der Toxizität von Paravasaten werden in der Literatur aufgezählt. Als wichtigste davon lassen sich anführen:

- Anwendung von **trockener Kälte**
- Anwendung von **trockener Wärme**
- lokale Applikation von **Dimethylsulfoxid** (DMSO)
- Applikation von **Hyaluronidase**
- Applikation von **Dexrazoxan**
- Applikation von **Natriumbicarbonat** (Natriumhydrogencarbonat)
- Applikation von **Natriumthiosulfat** ($Na_2S_2O_3 \cdot 5\ H_2O$)
- Applikation von **Dexamethason** bzw. Auftragen von **Hydrocortisoncreme**

Obwohl die erwähnten Maßnahmen durch Fallberichte und klinische Studien dokumentiert sind, differiert die Anzahl der Beobachtungen und damit die klinische Wertigkeit der Aussagen beträchtlich. Die topische Applikation von Dimethylsulfoxid wurde z.B. bei 144 PatientInnen mit Paravasation von Zytostatika getestet. Daher ist die Wirksamkeit von Dimethylsulfoxid deutlich besser belegt [146] als dies bei der einzigen klinischen Fallbeschreibung des Antidots Natriumthiosulfat zur Inaktivierung von Chlormethin (Mustargen) der Fall ist [147].

Von den weiteren in der Literatur angeführten Antidota sind viele nur sporadisch erwähnt. Zumeist wurden sie in Kombination mit bekanntermaßen allein wirksamen Antidota oder ausschließlich im Tiermodell getestet, sodass ihre klinische Wirksamkeit als Einzelsubstanz nicht sicher nachgewiesen ist. Dazu zählen z.B. Heparin [21,96,148], Ascorbinsäure (Vitamin C) [149], N-Acetylcystein [150] und α-Tocopherol (Vitamin E) [151,152].

Das Morpholinderivat DHM3 hat trotz umfangreicher Tierversuche in einem ausgezeichneten Modell – dem Schwein – den Weg in die Klinik nicht gefunden [153,154].

Die beschriebene Wirksamkeit von Chondroitinsulfatase [155] lässt sich aus ihrer funktionellen Ähnlichkeit zur Hyaluronidase erklären, durch welche sie in der Praxis ersetzt werden kann. Interessanterweise ist die Verwendung von Hyaluronidase auch bei Paravasaten im Hund eine bewährte Maßnahme [156]. Die Enkapsulierung von Hyaluronidase im Sinne eines liposomalen Depots ist zwar beschrieben, aber nicht präklinisch getestet. Es gibt daher keine Daten über Freisetzung und enzymatische Aktivität dieser Formulierung [157]. Der Einsatz von Phlogenzym®, einer Mischung der proteolytischen Enzyme Trypsin, Bromelain und Rutin, wurde an 14 PatientInnen nach Paravasation von Vincaalkaloiden und/oder Anthrazyklinen erprobt. Trotz der guten Verträglichkeit ist die

Effizienz der Behandlung mit Phlogenzym® noch nicht gesichert, da 2 von 14 PatientInnen anschließend einer chirurgischen Intervention bedurften [158].

Andere Substanzen wie Tetrachlordecaoxid wurden klinisch nach Paravasation von Doxorubicin und Cisplatin getestet, kamen aber trotz positiver Erstbeschreibung über das Versuchsstadium nicht hinaus [159]. Supportive Maßnahmen wie die Anwendung von hyperbarem Sauerstoff [160] oder die Anwendung keratolytischer Salbe mit Salicylsäure [161] blieben in der Literatur anekdotisch.

Als mögliche neue therapeutische Ansätze wurden Wachstumsfaktoren wie bFGF (basic fibroblast growth factor) oder KGF (keratinocyte growth factor) diskutiert [58]. Dabei ist zu bedenken, dass Paravasation als akutes Geschehen rasches Handeln erfordert. Wachstumsfaktoren entfalten ihre Wirkung aber nicht innerhalb von Minuten und Stunden und kommen daher – sollte ihre Prüfung ausreichende Wirksamkeit bescheinigen – eher als supportive Maßnahme in Frage.

Durch eingehende Untersuchungen des Wirkmechanismus der Anthrazykline ist das Antidot Dexrazoxan in den Mittelpunkt systematischer Untersuchungen gerückt. Da Anthrazykline die Aktivität des Zielenzyms Topoisomerase II in einer sensitiven Phase unterdrücken, kommt es in der Folge zu Strangbrüchen in der DNA, die zum Zelltod führen. Dies geschieht durch Ausbildung eines Komplexes aus Anthrazyklin-Enzym-DNA, der das Enzym vergiftet („cleavable complex"). Als Antagonist zu diesem Mechanismus wurde die Substanzklasse der Bisdioxopiperazine für den Einsatz nach Paravasation von Anthrazyklinen weiterentwickelt. Dieser Antagonismus besteht wahrscheinlich in einer kompetitiven Verdrängung von Anthrazyklinen und der katalytischen Inhibierung von Topoisomerase II in einer Phase des Zyklus, in dem keine Strangbrüche auftreten [162].

Dexrazoxan ist in der Therapie des metastasierten Mammakarzinoms als Kardioprotektor gegen die mit Doxorubicin assoziierte Kardiomyopathie zugelassen. Weiterführende Untersuchungen haben eine Schutzwirkung nach Paravasation von Anthrazyklinen im Mausmodell eindrucksvoll gezeigt [163]. Dabei wurde die Wirkung als Antidot für eine Verabreichung innerhalb von drei Stunden nach Paravasation beobachtet, die im Falle von Daunorubicin dosisabhängig war, nicht aber bei Doxorubicin. Die wiederholte Verabreichung war der Einzelgabe überlegen. Die Hypothese, dass Dexrazoxan gegen oxidativen Stress schützt (subkutane Verabreichung von H_2O_2) konnte weder *in vitro* [164] noch im Mausmodell belegt werden [165].

Trockene Kälte

Diskutierter Wirkungsmechanismus:
- Vasokonstriktion
- örtliche Begrenzung des Paravasates; gleichzeitig verminderter Abtransport aus der betroffenen Region, was sich unter Umständen nachteilig auswirken kann [140]
- Verringerung der zellulären Aufnahme von Doxorubicin in vitro [166]
- Verringerung der zytotoxischen Wirkung von Doxorubicin in der Maus [167], von Cisplatin, Bleomycin und Carmustin in vitro [168]

Besondere Hinweise:
- begrenzte Wirksamkeit als alleinige Maßnahme [28,169]
- synergistische Wirkung in Kombination mit DMSO [146]

Anwendungsbeispiele:
sehr unterschiedliche Angaben in der Literatur, daher noch keine standardisierte Vorgangsweise, z.B.:
- 4 × täglich für 15 Minuten Eispackungen, mindestens 3 Tage [28]
- 24 Stunden Dauerkühlung [19]
- 12 Stunden Kühlung, alle 3 Stunden für 20–30 Minuten unterbrechen [139]

Vorteile:
- einfache Handhabung
- nicht invasive Maßnahme
- kaum Nebenwirkungen

Nachteil:
Verstärkung der Toxizität von Vincaalkaloiden in der Maus! [103]

Cave!
- feuchte Kälte kann zu Mazerationen führen (keine Anwendung von Alkoholumschlägen)
- bei Behandlung keinen Druck auf die Paravasationsstelle ausüben

Art der Anwendung:

> Konsensus:
> 1. initial mindestens 1 Stunde kühlen (z.B. mit Cold-Hot Pack)
> 2. weiterführend mehrmals täglich über jeweils 15 Minuten kühlen

Spezifische Maßnahmen / Antidota

Anwendung bei folgenden Substanzen:

Kälte alleine: Daunorubicin liposomal
                                   Doxorubicin liposomal

Kälte in Kombination mit DMSO: Amsacrin
                                   Cisplatin
                                   Dactinomycin
                                   Daunorubicin
                                   Doxorubicin
                                   Epirubicin
                                   Idarubicin
                                   Mitomycin C
                                   Mitoxantron

Trockene Wärme

Diskutierter Wirkungsmechanismus:
- Vasodilatation
- Erhöhung der lokalen Blutzirkulation; damit verbessern sich Verteilung und Absorption aus dem betroffenen Gewebe bei gleichzeitiger Erniedrigung der lokalen Zytostatikakonzentration [140]

Besondere Hinweise:
Synergismus mit Hyaluronidase für Vincaalkaloide diskutiert [32], aber weder klinisch noch tierexperimentell ausreichend belegt [103]

Anwendungsbeispiele:
- Warme Umschläge für 15 Minuten alle 6 Stunden über 48 Stunden [23]
- 1–2 Stunden trockene Wärme [20]

Vorteile:
- einfache Handhabung
- nicht invasive Maßnahme
- keine Nebenwirkungen

Nachteil:
Erhöhung der Restaktivität mancher Zytostatika durch Wärme: dies wurde in vitro für Doxorubicin, Cisplatin, Bleomycin und Carmustin [168] und in der Maus für Doxorubicin dokumentiert [167]; somit besteht die Gefahr einer verstärkten Gewebsschädigung für einige Zytostatika.

Cave!
- feuchte Wärme kann zu Mazerationen führen und die Bildung von Nekrosen begünstigen [20,170]
- bei Behandlung keinen Druck auf Paravasationsstelle ausüben

Art der Anwendung:

> Konsensus:
>
> subjektiv als angenehm empfundene trockene Wärmeanwendung (z.B. Cold-Hot Pack, Wärmflasche) 4 × täglich über 20 Minuten

Anwendung bei folgenden Substanzen:
Wärme in Kombination mit Hyaluronidase: Vinblastin
                                          Vincristin
                                          Vindesin
                                          Vinorelbin

Dimethylsulfoxid (DMSO)

Diskutierter Wirkungsmechanismus:
- Vasodilatation [171]
- rasche Gewebsdurchdringung und hohes Lösungsvermögen für Pharmaka [172]
- Erhöhung der Hautpermeabilität durch hochkonzentriertes Dimethylsulfoxid; dadurch wird eine schnellere systemische Verteilung des Paravasates begünstigt [172]
- antiinflammatorische Wirkung [173]
- Radikalfänger (z.B. bei radikalbildenden Substanzen wie Anthrazyklinen von Nutzen) [174]
- Reduktion der Zytotoxizität von Cisplatin in vitro [175] sowie Verringerung der Nephrotoxizität in der Ratte [176]

Besondere Hinweise:
- in Kombination mit intermittierender Kühlung ein äußerst wirksames Antidot für gewebsnekrotisierende Substanzen wie Anthrazykline [146]
- konzentriertes DMSO (99%) scheint der verdünnten Lösung hinsichtlich Wirksamkeit überlegen zu sein [177]
- DMSO besitzt zusätzlich eine lokalanästhetische Wirkung [178]

Anwendungsbeispiele:
- topisch als Lösung (99%): sofortiger Beginn, 4 Tropfen pro 10 cm^2 lokal auftragen, alle 8 Stunden über 1 Woche bzw. bis zum vollständigen Abklingen der Beschwerden fortsetzen [146]

Spezifische Maßnahmen / Antidota

- topisch als Lösung (99%): alle 6 Stunden über 14 Tage lokal auftragen [179]

Handelsform: z.B. Dimethylsulfoxid reinst DAB; Bezugsquelle: z.B. Merck, Darmstadt (Kat. Nr. 1116734)

Vorteile:
- einfache Handhabung
- nicht invasive Maßnahme
- Wirksamkeit als Antidot gut dokumentiert
- kaum Nebenwirkungen [171]

Nachteile:
- charakteristischer knoblauchhaltiger Mundgeruch [146]
- leichtes Brennen und Erythem an der Behandlungsstelle [171], selten Urtikaria [172], Schmerz [180] oder Blasenbildung [146,179]
- Austrocknung und Schuppung der Haut [178]

Art der Anwendung:

> **Konsensus:**
>
> 1. 99%ige DMSO-Lösung alle 8 Stunden steril (z.B. mit sterilem Kugeltupfer) ohne Druck auftragen
> 2. an der Luft trocknen lassen – **Cave!** nicht abdecken
> 3. Anwendung über mindestens 7 Tage

Anwendung bei folgenden Substanzen:
DMSO in Kombination mit Kälte: Amsacrin
　　　　　　　　　　　　　　　　Cisplatin
　　　　　　　　　　　　　　　　Dactinomycin
　　　　　　　　　　　　　　　　Daunorubicin
　　　　　　　　　　　　　　　　Doxorubicin
　　　　　　　　　　　　　　　　Epirubicin
　　　　　　　　　　　　　　　　Idarubicin
　　　　　　　　　　　　　　　　Mitomycin C
　　　　　　　　　　　　　　　　Mitoxantron

Hyaluronidase

Diskutierter Wirkungsmechanismus:
- enzymatischer Abbau von Hyaluronsäure, Chondroitinsäure und Mucoitinsulfat bewirkt eine Strukturauflockerung von Binde- und Stützgewebe und führt somit zur verstärkten Absorption des Paravasates aus dem betroffenen Gewebe [33,181]

- Synergismus mit Wärme postuliert [32], aber weder klinisch noch tierexperimentell ausreichend belegt [20,103]

Besondere Hinweise:
- im Tierversuch ergaben sich widersprüchliche Aussagen über den Nutzen von Hyaluronidase bei Paravasation von Doxorubicin [182–184]
- bei Paravasation von Vinorelbin wird auch die Kombination von 1500 IE Hyaluronidase mit DMSO topisch empfohlen [178]
- da die s.c.-Applikation von Hyaluronidase in der Regel mit starken Schmerzen verbunden ist, wird eine lokalanalgetische Begleitmaßnahme empfohlen [29]

Anwendungsbeispiele:
- 300 IE s.c. sternförmig von peripher nach zentral im Paravasatgebiet applizieren [33]
- 250 IE in 6 ml NaCl 0,9% entweder durch den noch liegenden intravenösen Zugang oder aufgeteilt auf 6 s.c.-Injektionen um die betroffene Stelle herum verabreichen [181]
- 1500 IE in 2 ml Aqua ad inj. um die Paravasatstelle herum s.c. verabreichen [185]

Handelsform: z.B. Hylase „Dessau"-Trockensubstanz (150 IE, 300 IE, 1500 IE); Bezugsquelle: z.B. Croma Pharma, Wien

Vorteil:
- kaum Nebenwirkungen [186]

Nachteil:
- invasive Maßnahme

Art der Anwendung:

> **Konsensus:**
>
> betroffene Stelle in Abhängigkeit von der Größe des Paravasates mit bis zu 1500 IE Hyaluronidase s.c. umspritzen; **Cave!** lokale Analgesie wird empfohlen

Anwendung bei folgenden Substanzen:

Hyaluronidase alleine:	Paclitaxel
Hyaluronidase in Kombination mit Wärme:	Vinblastin
	Vincristin
	Vindesin
	Vinorelbin

Spezifische Maßnahmen / Antidota

Dexrazoxan (Cardioxane®)

Diskutierter Wirkungsmechanismus:
- Antagonist von Anthrazyklinen als katalytischer Inhibitor der Topoisomerase II [164,187]
- Reduktion der Bildung freier Radikale aus Eisen-Anthrazyklinkomplexen als Chelator von Eisenionen

Besondere Hinweise:
- der bisherige Einsatz verlief vielversprechend, war jedoch auf Einzelfälle beschränkt, sodass die klinische Evidenz noch sehr gering ist – der Wirkmechanismus ist noch nicht endgültig aufgeklärt, wobei insbesondere die Funktion als Radikalfänger noch *in vivo* zu belegen ist.
- es scheint wichtig zu sein, mit der Anwendung innerhalb von drei Stunden nach Paravasation zu beginnen [165]
- in einem Fall wurde nach Paravasation von Epirubicin die Kombination DMSO / Dexrazoxane verwendet [188]

Anwendungsbeispiele:
- i.v.-Infusion von 1000 mg Dexrazoxan/m^2 innerhalb von 48 Stunden nach Paravasation, gefolgt von weiteren 500 mg Dexrazoxan/m^2 am 3. Tag [189,190]
- i.v.-Infusion von 1500 mg Dexrazoxan über 15 Minuten innerhalb einer Stunde nach Paravasation, Wiederholung nach 5 Stunden, gefolgt von 750 mg Dexrazoxan am nächsten Tag [191]

Handelsform: z.B. Cardioxane® (Trockenstechampulle mit 500 mg Dexrazoxan); Bezugsquelle: z.B. Chiron, Amsterdam, Niederlande.

Vorteil:
- geringe Nebenwirkungen

Nachteile:
- invasive Maßnahme
- manchmal brennender Schmerz bei der Verabreichung
- Verstärkung von chemotherapieinduzierter Leukopenie und Thrombozytopenie

Art der Anwendung:

> Konsensus:
>
> die Wirksamkeit der Anwendung von Dexrazoxan ist klinisch noch nicht ausreichend belegt, sodass zurzeit eine standardisierte Vorgangs-

> weise noch nicht definiert werden kann; zumeist wurde eine Anwendung an drei aufeinander folgenden Tagen in Form einer i.v.-Infusion gewählt (Dosierung: 1000 mg Dexrazoxan/m² + 1000 mg Dexrazoxan/m² + 500 mg Dexrazoxan/m²)

Die Anwendung kann bei folgenden Substanzen erwogen werden:
    Daunorubicin
    Doxorubicin
    Epirubicin
    Idarubicin

Natriumbicarbonat (Natriumhydrogencarbonat)

Diskutierter Wirkungsmechanismus:
- Erhöhung des lokalen pH-Wertes verringert die Bindung von Daunorubicin an DNA [192]
- tierexperimentell wirksames Antidot gegen Doxorubicin bei Ratten [193], nicht aber bei Schweinen [194]
- chemischer Abbau von Carmustin im alkalischen Milieu; *in vitro* nachgewiesen [195,196], *in vivo* aber noch nicht bestätigt

Anwendungsbeispiele:
- Natriumbicarbonat (8,4%) im Verhältnis 1:1 mit NaCl 0,9% mischen, davon 2–6 ml i.v. und s.c. periläsional verabreichen [197]
- 1–3 ml Natriumbicarbonat (2,1%) für zwei Minuten infiltrieren und dann wieder aspirieren [185]

Handelsform: z.B. Natriumbicarbonat „Fresenius" 8,4%-Konzentrat zur Infusionsbereitung; Bezugsquelle: z.B. Fresenius Kabi Austria, Graz

Nachteile:
- invasive Maßnahme
- Natriumbicarbonat kann im Gewebe Nekrosen verursachen und ist daher mit äußerster Sorgfalt zu dosieren [140]
- schwere Gewebsschädigungen sind nach s.c. Gabe von Natriumbicarbonat (8,4%) dokumentiert [198,199]
- durch die Erhöhung des pH-Wertes werden die zelluläre Aufnahme von Anthrazyklinen [200] und deren Zytotoxizität gesteigert [201]

Cave!
In der Literatur wird der Einsatz von Natriumbicarbonat wegen des Nekrosepotentials des Antidots äußerst kontroversiell diskutiert.

> **Konsensus**
>
> wegen der **Nekrosegefahr** durch Natriumbicarbonat selbst wird eine Anwendung nicht empfohlen!

Natriumthiosulfat ($Na_2S_2O_3 \cdot 5H_2O$)

Diskutierter Wirkungsmechanismus:
- chemische Inaktivierung von Cisplatin und Chlormethin (Mustargen) durch nukleophile Reaktionen
- Radikalfänger: Schutz vor Sauerstoffradikalen, die durch Zytostatika induziert werden [202]
- Natriumthiosulfat inaktivierte im Tierversuch Cisplatin, wurde aber bei Paravasaten dieser Substanz klinisch niemals getestet [203]

Besondere Hinweise:
- präklinische Studien an der Maus waren bei Läsionen mit Dactinomycin, Vincristin und Cisplatin erfolglos [204], nicht aber bei Chlormethin [205]
- der Einsatz nach Paravasation von Anthrazyklinen bzw. Vincaalkaloiden war klinisch erfolgreich [202]; positive Fallbeschreibung bei einem Zwischenfall mit Chlormethin (Mustargen) [147]

Anwendungsbeispiele:
- einige ml Natriumthiosulfat 2% s.c. kombiniert mit leichter Massage [202]
- 4 ml Natriumthiosulfat 10% über vorhandenen i.v.-Zugang [141]

Handelsform: z.B. Natriumthiosulfat 10% Injektionslösung (Ampullen zu 10 ml oder Infusionsflaschen zu 100 ml); Bezugsquelle: z.B. Koehler Pharma, Wien.

Vorteil:
- kaum Nebenwirkungen [206]

Nachteil:
- invasive Maßnahme

> **Konsensus:**
>
> da die lokale Wirksamkeit von Natriumthiosulfat s.c. und i.v. klinisch nicht ausreichend belegt ist und durch die nicht invasive Anwendung von DMSO zumindest der gleiche Erfolg erzielbar ist, wird eine Anwendung nicht empfohlen

Corticosteroide

Diskutierter Wirkungsmechanismus:
- antiinflammatorische Wirkung

Anwendungsbeispiele:
- je 100 mg Hydrocortison s.c. und i.v., zusätzlich Hydrocortison topisch [185]
- 70–80 mg Triamcinolon acetonid intraläsional, zweimal innerhalb einer Woche [102]

Handelsform: z.B. Hydroderm „Aesca" 1%-Creme; Bezugsquelle: z.B. Aesca, Traiskirchen
z.B. Soluvolon A – 80 mg Ampulle; Bezugsquelle: z.B. Dermapharm GesmbH Wien

Vorteil:
- topische Applikation möglich

Nachteile:
- im Tiermodell erhöhte Hydrocortison die Toxizität von Vincaalkaloiden [103]; Corticosteroide beeinflussten die Wirkung von Doxorubicin nur gering [97,98]
- die Anwendung von Corticosteroiden ist aus pharmakologischer Sicht nicht indiziert, da es sich bei Paravasaten nur in Ausnahmefällen um Entzündungen handelt [20,47,95,146,207]
- Corticosteroide besitzen selbst Hauttoxizität [58]

> **Konsensus:**
>
> die Anwendung von Corticosteroiden ist aus pharmakologischer Sicht nicht indiziert, da eine Paravasation nur in Ausnahmefällen von entzündlichen Prozessen begleitet ist; in der Regel findet die Einwanderung inflammatorischer Zellen erst sekundär statt

Paravasate-Set

Um im klinischen Notfall „Paravasation" rasch agieren zu können, sollte ein entsprechendes Set an einem allen bekannten Ort zur Verfügung stehen.
Das Paravasate-Set beinhaltet unter anderem die im folgenden beschriebenen 4 Listen:

1. **Wirkstoffliste:** Die Zytostatika sind alphabetisch nach ihren Wirkstoffnamen geordnet; dies bietet die Möglichkeit, rasch Information über das Gefahrenpotential des Zytostatikums sowie über die zu setzenden Maßnahmen zu erhalten.
Empfehlenswert ist es, eine krankenhausspezifische Liste zu erstellen, in der eine alphabetische Reihung nach den Handelsnamen erfolgt (Beispiel siehe Anhang).
2. **Liste der allgemeinen Maßnahmen**, in der je nach Schädigungstyp (nicht gewebsschädigend/gewebsreizend/gewebsnekrotisierend) 3 Kategorien von allgemeinen Maßnahmen (I, II, III) beschrieben werden.
3. **Liste der substanzspezifischen Maßnahmen** mit einer Anleitung zur Applikation von Hyaluronidase, DMSO, Kälte und Wärme und den auf jeden Fall zu vermeidenden Maßnahmen.
4. Die einzelnen Bestandteile des Paravasate-Sets sind in der Liste „**Inhalt des Paravasate-Sets**" angeführt.

Im Anhang des Buches befinden sich im A4-Format zur Vervielfältigung:
1. ein Informationsblatt für Ambulanz/Station
2. die vorgestellten Listen 1–4
3. ein Beispiel für eine hauseigene Wirkstoffliste
4. ein Vorschlag zur Beschriftung der Paravasate-Box

Des weiteren können diese Unterlagen von der beigelegten CD-ROM oder im Internet unter der Adresse „**www. paravasate.at**" abgerufen werden.
Das Paravasate-Set ist in regelmäßigen Zeitabständen auf Vollständigkeit und Verfalldaten hin zu überprüfen und nach jedem Einsatz zu ergänzen (einen neuen Dokumentationsbogen nicht vergessen!). Im klinischen Alltag hat sich z.B. eine Plastikbox der Firma Curver (Größe ca. 20 × 15 cm) bewährt (Abb. 1).
Eine weitere Möglichkeit ist die Verwendung eines Notfallskoffers der Firma Rauscher (Größe ca. 30 × 20 cm) aus Kunststoff. Diese etwas teurere Variante bietet den Vorteil einer zusätzlichen Wandmontage und durch die Möglichkeit beide Seiten des Koffers zu bestücken den Inhalt sicher und übersichtlich zu verpacken (Abb. 2). Im ersten Augenblick mag es zwar trivial klingen, aber es gibt in der Literatur deutliche Hinweise auf die Effektivität organisatorischer Maßnahmen. So zeigte das Vorhandensein eines Paravasatesets inklusive Maßnahmenkatalog auf onkologischen Stationen eine Reduktion von Morbidität und der Frequenz plastisch chirurgischer Eingriffe [136].

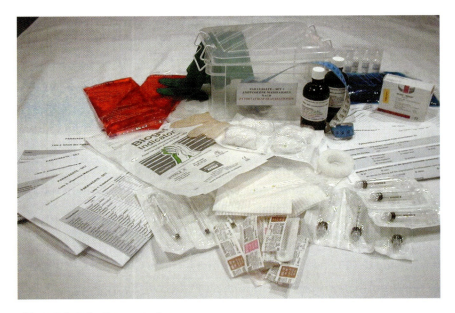

Abb. 1. Inhalt des Paravasate-Sets

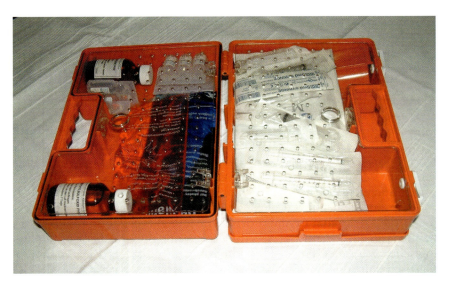

Abb. 2. Paravasate-Set im Notfallkoffer

PARAVASATE-SET
Liste 1: Wirkstoffe

Wirkstoffname	Handelsname z.B.	Schädigungstyp	allgemeine Maßnahme (siehe Liste 2)	Substanzspezifische Maßnahme (siehe Liste 3)
Amsacrin	Amsidyl®	gewebsnekrotisierend	III	+ DMSO topisch/Kälte
Asparaginase	Asparaginase medac	nicht gewebsschädigend	I	keine
Bendamustin	Ribomustin®	gewebsreizend	II	keine
Bleomycin	Bleomycin „Baxter"	nicht gewebsschädigend	I	keine
Bortezomib	Velcade®	gewebsreizend	II	keine
Busulfan	Busilvex®	gewebsreizend	II	keine
Carboplatin	Carboplatin „Ebewe"	nicht gewebsschädigend	I	keine
Carmustin	Carmubris®	gewebsreizend	II	keine
Cisplatin	Cisplatin „Ebewe"	gewebsnekrotisierend >0,4 mg/ml gewebsreizend	III	+ DMSO topisch/Kälte + DMSO topisch/Kälte
Cladribine	Leustatin®	nicht gewebsschädigend	I	keine
Cyclophosphamid	Endoxan „Baxter"	nicht gewebsschädigend	I	keine
Cytarabin	Alexan®	nicht gewebsschädigend	I	keine
Dacarbazin	Dacarbazine medac	gewebsreizend	II	Cave! keine Sonnenlicht!
Dactinomycin	Cosmegen®	gewebsnekrotisierend	III	+ DMSO topisch/Kälte
Daunorubicin	Daunoblastin®	gewebsnekrotisierend	III	+ DMSO topisch/Kälte
Daunorubicin liposomal	Daunoxome®	gewebsreizend	II	+ trockene Kälte
Docetaxel	Taxotere®	gewebsreizend	II	keine
Doxorubicin	Doxorubicin „Ebewe"	gewebsnekrotisierend	III	+ DMSO topisch/Kälte
Doxorubicin liposomal	Caelyx®	gewebsreizend	II	+ trockene Kälte
Epirubicin	Epirubicin „Ebewe"	gewebsnekrotisierend	III	+ DMSO topisch/Kälte
Estramustin	Estracyt®	nicht gewebsschädigend	I	keine
Etoposid	Etoposid „Ebewe"	gewebsreizend	II	keine

Etoposidphosphat	Etopofos®	nicht gewebsschädigend	I	keine
Fludarabin	Fludara®	nicht gewebsschädigend	I	keine
5-Fluorouracil	Fluorouracil „Ebewe"	nicht gewebsschädigend unverdünnt gewebsreizend	I / II	keine
Fotemustin	Muphoran®	gewebsreizend	II	keine
Gemcitabine	Gemzar®	gewebsreizend	II	keine
Idarubicin	Zavedos®	gewebsnekrotisierend	III	+ DMSO topisch/Kälte
Ifosfamid	Holoxan®	nicht gewebsschädigend	I	keine
Irinotecan	Campto®	nicht gewebsschädigend	I	keine
Melphalan	Alkeran®	gewebsreizend	II	keine
Methotrexat	Methotrexat „Ebewe"	nicht gewebsschädigend	I	keine
Mitomycin C	Mitomycin C „Kyowa"	gewebsnekrotisierend	III	+ DMSO topisch/Kälte
Mitoxantron	Mitoxantron „Ebewe"	gewebsnekrotisierend	III	+ DMSO topisch/Kälte
Nimustin	ACNU®	nicht gewebsschädigend	I	keine
Oxaliplatin	Eloxatin®	gewebsnekrotisierend	III	Cave! keine kalten Umschläge!
Paclitaxel	Ebetaxel®	gewebsnekrotisierend	III	+ Hyaluronidase s.c.
Pegaspargase	Oncaspar®	nicht gewebsschädigend	I	keine
Pemetrexed	Alimta®	nicht gewebsschädigend	I	keine
Pentostatin	Nipent®	nicht gewebsschädigend	I	keine
Raltitrexed	Tomudex®	nicht gewebsschädigend	I	keine
Streptozocin	Zanosar®	gewebsreizend	II	keine
Teniposid	Vumon®	gewebsreizend	II	keine
Thiotepa	Thio-Tepa „Torrex"	nicht gewebsschädigend	I	keine
Topotecan	Hycamtin®	nicht gewebsschädigend	I	keine
Treosulfan	Ovastat®	gewebsreizend	II	keine
Trimetrexate	Neutrexin®	gewebsreizend	II	keine
Vinblastin	Velbe®	gewebsnekrotisierend	III	+ Hyaluronidase s.c./Wärme
Vincristin	Oncovin®	gewebsnekrotisierend	III	+ Hyaluronidase s.c./Wärme
Vindesin	Eldisin®	gewebsnekrotisierend	III	+ Hyaluronidase s.c./Wärme
Vinorelbin	Navelbine®	gewebsnekrotisierend	III	+ Hyaluronidase s.c./Wärme

PARAVASATE-SET

Liste 2: allgemeine Maßnahmen

bei Paravasaten mit nicht gewebsschädigenden Zytostatika (I)

1. Injektion/Infusion sofort stoppen
2. Paravasate-Set holen
3. (sterile) Handschuhe anziehen
4. Infusionsleitung bzw. Spritze durch eine 5 ml-Einmalspritze ersetzen und langsam soviel wie möglich vom Paravasat aspirieren; **Cave!** keinen Druck auf Paravasationsstelle ausüben
5. i.v. Zugang unter Aspirationsbedingungen entfernen
6. die betroffene Extremität hochlagern und ruhig stellen
7. Paravasate-Dokumentationsbogen ausfüllen (Ausdehnung des Paravasates angeben!)
8. Aufklärung und Instruktion des/der Patienten/in sowie der Angehörigen
9. regelmäßige Kontrollen (Nachsorge)

bei Paravasaten mit gewebsreizenden Zytostatika (II)

1. Injektion/Infusion sofort stoppen
2. Paravasate-Set holen
3. (sterile) Handschuhe anziehen
4. Infusionsleitung bzw. Spritze durch eine 5 ml-Einmalspritze ersetzen und langsam soviel wie möglich vom Paravasat aspirieren; **Cave!** keinen Druck auf Paravasationsstelle ausüben
5. i.v. Zugang unter Aspirationsbedingungen entfernen
6. bei Blasen: mit 1 ml-Spritze und s.c.-Kanüle aspirieren, für jeden Aspirationsversuch neues Besteck verwenden
7. die betroffene Extremität hochlagern und ruhig stellen
8. **substanzspezifische Maßnahmen** einleiten
9. Paravasate-Dokumentationsbogen ausfüllen (Ausdehnung des Paravasates angeben!)
10. Aufklärung und Instruktion des/der Patienten/in sowie der Angehörigen
11. regelmäßige Kontrollen (Nachsorge)

bei Paravasaten mit gewebsnekrotisierenden Zytostatika (III)

1. Injektion/Infusion sofort stoppen
2. Paravasate-Set holen
3. (sterile) Handschuhe anziehen
4. Infusionsleitung bzw. Spritze durch eine 5 ml-Einmalspritze ersetzen und langsam soviel wie möglich vom Paravasat aspirieren; **Cave!** keinen Druck auf Paravasationsstelle ausüben
5. i.v. Zugang unter Aspirationsbedingungen entfernen
6. bei Blasen: mit 1 ml-Spritze und s.c.-Kanüle aspirieren, für jeden Aspirationsversuch neues Besteck verwenden
7. die betroffene Extremität hochlagern und ruhig stellen
8. **substanzspezifische Maßnahmen** einleiten
9. auf adäquate Schmerztherapie ist zu achten
10. Paravasate-Dokumentationsbogen ausfüllen (Ausdehnung des Paravasates angeben!)
11. Aufklärung und Instruktion des/der Patienten/in sowie der Angehörigen
12. regelmäßige Kontrollen (Nachsorge)
13. in jedem Fall so rasch wie möglich, längstens innerhalb von 24 Stunden einen (plastischen) Chirurgen konsultieren

PARAVASATE-SET
Liste 3: substanzspezifische Maßnahmen

+ Hyaluronidase s.c./trockene Wärme
Hyaluronidase: betroffene Stelle in Abhängigkeit von der Größe des Paravasates mit bis zu 1500 IE Hyaluronidase s.c. umspritzen, lokale Analgesie!   **unmittelbar anschließend trockene Wärme:**   subjektiv als angenehm empfundene trockene Wärmeanwendung (z.B. Cold-Hot Pack, Wärmflasche) 4 × täglich über 20 Minuten

+ DMSO topisch/trockene Kälte
DMSO: 1. 99%ige DMSO-Lösung alle 8 Stunden steril (z.B. mit sterilem Kugeltupfer) ohne Druck auftragen   2. an der Luft trocknen lassen – **Cave!** nicht abdecken!   3. Anwendung über mindestens 7 Tage   **unmittelbar anschließend trockene Kälte:**   1. initial mindestens 1 Stunde kühlen (z.B mit Cold-Hot Pack)   2. weiterführend mehrmals täglich über jeweils 15 Minuten kühlen

bei Paravasaten aller Zytostatika

Cave! 1. keine Spülungen des i.v. Zuganges
       2. keine feuchten Umschläge
       3. keine Alkoholumschläge
       4. keine Okklusionsverbände

PARAVASATE-SET
Liste 4: Inhalt des Paravasate-Sets

Artikel		Anzahl	Lagerungs-bedingungen
Einmalspritzen	1 ml 2 ml 5 ml	3 St. 3 St. 3 St.	Raumtemp.
Einmalkanülen	18 G (rosa) 26 G (braun)	5 St. 5 St.	Raumtemp.
Kälte-/Wärmepackung (z.B. Cold/Hot Pack 3M® 10 × 26 cm) hauseigenes Produkt		2 St. für Wärme-umschläge 2 St. für Kälte-umschläge	Raumtemp. kalt: 2–8°C
Kugeltupfer, steril, pflaumengroß (z.B. Gazin® Gr. 3) hauseigenes Produkt		2 Sets zu 4 St.	Raumtemp.
Mullkompressen, 16F, steril, ca. 12,5 × 10 cm (z.B. Rauscher) oder 10 × 10 cm (z.B. Bständig) hauseigenes Produkt		1 Set zu 5 St.	Raumtemp.
Fixierpflaster (z.B. Leukopor®, Leukosilk®) hauseigenes Produkt		1 Rolle	Raumtemp.
Handschuhe, steril, mittel + groß Zytostatikahandschuhe, steril, mittel + groß hauseigenes Produkt		je 1 Paar je 1 Paar	Raumtemp.
Hyaluronidase (z.B. Hylase® „Dessau" 150 IE) + NaCl 0,9% Amp. (z.B. Lösungsmittel für Hylase „Dessau" oder isotone NaCl 0,9% Mini-Plasco® 10 ml) hauseigenes Produkt		je 10 Ampullen	kalt: 2–8°C
Dimethylsulfoxid (DMSO) reinst, DAB (z.B. 99% Merck 16743)		2 × 100 ml	Raumtemp.

1 Maßband
Liste 1: Wirkstoffe
Liste 2: allgemeine Maßnahmen
Liste 3: substanzspezifische Maßnahmen
Liste 4: Inhalt des Paravasate-Sets
1 Paravasate-Dokumentationsbogen

PARAVASATE – SET

Informationsblatt für den Schwesternstützpunkt
Lagerort und Inhalt des Zytostatika-Paravasate-Sets

Lagerort der Paravasate-Sets (bitte entsprechend definieren, z.B. Notfallwagen):
....

1 × 10 St. Hylase® „Dessau" 150 IE (= *Hyaluronidase*) und 2 St. Kälte-/Wärmepackungen im Kühlschrank ....

Artikel		Anzahl	Lagerungs-bedingungen
Einmalspritzen	1 ml	3 St.	
	2 ml	3 St.	Raumtemp.
	5 ml	3 St.	
Einmalkanülen	18 G (rosa)	5 St.	
	26 G (braun)	5 St.	Raumtemp.
Kälte-/Wärmepackung (z.B. Cold/Hot Pack 3M® 10 × 26 cm) hauseigenes Produkt		2 St. für Wärme-umschläge 2 St. für Kälte-umschläge	Raumtemp. kalt: 2–8°C
Kugeltupfer, steril, pflaumengroß (z.B. Gazin® Gr. 3) hauseigenes Produkt		2 Sets zu 4 St.	Raumtemp.
Mullkompressen, 16F, steril, ca. 12,5 × 10 cm (z.B. Rauscher) oder 10 × 10 cm (z.B. Bständig) hauseigenes Produkt		1 Set zu 5 St.	Raumtemp.
Fixierpflaster (z.B. Leukopor®, Leukosilk®) hauseigenes Produkt		1 Rolle	Raumtemp.
Handschuhe, steril, mittel + groß Zytostatikahandschuhe, steril, mittel + groß hauseigenes Produkt		je 1 Paar je 1 Paar	Raumtemp.
Hyaluronidase (z.B. Hylase® „Dessau" 150 IE) + NaCl 0,9% Amp. (z.B. Lösungsmittel für Hylase „Dessau" oder isotone NaCl 0,9% Mini-Plasco® 10 ml) hauseigenes Produkt		je 10 Ampullen	kalt: 2–8°C
Dimethylsulfoxid (DMSO) reinst, DAB (z.B. 99% Merck 16743)		2 × 100 ml	Raumtemp.

1 Maßband
Liste 1: Wirkstoffe
Liste 2: allgemeine Maßnahmen
Liste 3: substanzspezifische Maßnahmen
Liste 4: Inhalt des Paravasate-Sets
1 Paravasate-Dokumentationsbogen

PARAVASATE – SET

Beispiel für eine hauseigene Zytostatikaliste, die nach Handelsnamen alphabetisch geordnet ist:

Zytostatika-Präparate, die derzeit in Verwendung sind	Wirkstoffname	Schädigungstyp	allgemeine Maßnahme (siehe Liste 2)	substanzspezifische Maßnahme

Etikett für Beschriftung einer Paravasate-Notfallbox:

PARAVASATE-SET +
EMPFOHLENE MASSNAHME NACH
ZYTOSTATIKAPARAVASATION

Chirurgische Intervention

Bei einem Großteil der PatientInnen ist die konservative Behandlung ausreichend [142, 208]. Bei einigen PatientInnen versagen die konservativen Maßnahmen und es wird eine chirurgische Intervention erforderlich. So haben Langstein und Mitarbeiter in einer sechsjährigen Verlaufsstudie 44 Paravasationen von gewebsnekrotisierenden Substanzen nachbeobachtet. Von diesen Patienten mussten 62% dem plastischen Chirurgen vorgestellt werden bzw. sich letztendlich 24% einer chirurgischen Therapie zur vollständigen Abheilung unterziehen [39].

Konsultation eines plastischen Chirurgen

In der Literatur wird die Konsultation eines plastischen Chirurgen in folgenden Fällen erwähnt:

- wenn ein Paravasat mit einem Zytostatikum vermutet wird [37]
- wenn die Heilung unter konservativen Maßnahmen ausbleibt [25,34, 209]

Bei folgenden Symptomen/Indikationen wird in der Literatur zusätzlich zur Konsultation eines plastischen Chirurgen eine sofortige chirurgische Intervention empfohlen:

- bei (drohendem) Kompartment-Syndrom (verursacht durch Paravasation der Infusionslösung oder Gewebsödem) [37]
- bei persistierenden, lokalen Schmerzen [28,208,210]
- bei ausgedehnter bzw. schwerwiegender Paravasation, wenn z.B. eine Schädigung neurovaskulärer Strukturen, Sehnen, etc. zu erwarten ist [98,209]
- bei Ulzeration [210] bzw. Verschorfung [211]
- bei gewebsnekrotisierendem Potential der Substanz in Abhängigkeit von Substanzmenge bzw. Lokalisation des Paravasates [37]

Sinnvoll, wenn auch in der Literatur noch nicht erwähnt, ist die Konsultation eines plastischen Chirurgen auch in allen Fällen, in denen mögliche bleibende funktionelle Schäden suspiziert werden. Unserer Erfahrung nach besteht eine absolute Indikation zur **sofortigen** chirurgischen Intervention bei den klassischen Symptomen eines Kompartment-Syndroms an den Extremitäten.

Zum Zeitpunkt der Beiziehung des plastischen Chirurgen werden sehr unterschiedliche Angaben gemacht:

- innerhalb von 4 bis 24 Stunden [143,145]
- bei schwerwiegenden Paravasaten so früh wie möglich [209], jedenfalls innerhalb von 72 Stunden [28]
- zwei bis drei Wochen nach der initialen Schädigung [25]
- zwischen einem Tag und drei Monaten nach Paravasation, durchschnittlich innerhalb von zwei bis drei Wochen [5]

Das rechtzeitige Beiziehen eines plastischen Chirurgen nach Paravasation ist für die PatientInnen mit folgenden Vorteilen verbunden [28,37]:

- Entscheidung über eine akute Intervention im Sinne der „Flushout-Technik" bzw. der Liposuktion innerhalb von 4 längstens aber 24 Stunden [143,145]

Wie der Zeitpunkt der Konsultation des plastischen Chirurgen, wird auch der beste Zeitpunkt einer chirurgischen Intervention in der Literatur unterschiedlich definiert:
- 2 bis 3 Wochen nach der initialen Schädigung [25]
- einige Wochen nach der Paravasation [211]

Unserer Meinung nach ergibt sich der ideale Zeitpunkt der Operation aus dem klaren Vorliegen der Demarkation einer Nekrose vom umliegenden gesunden Gewebe. Sinnvoll, wenn auch in der Literatur nicht direkt erwähnt, ist ein frühzeitiges Débridement von feuchten Nekrosen (Gefahr der Superinfektion). Bei trockenen Nekrosen kann – in Abhängigkeit vom Allgemeinzustand der PatientInnen und der Prognose – auch ein eher konservatives Prozedere in Betracht gezogen werden.

Aufgrund des regelmäßig beobachteten Wiederaufflammens von Gewebsschädigungen im Bereich der vorgeschädigten Läsion nach erneuter Gabe des Zytostatikums wird in der Literatur empfohlen, während der Wundheilung die Chemotherapie auszusetzen [212]. Nach vollständiger Abheilung der Operationswunde soll dann die Chemotherapie unverzüglich fortgeführt werden. Mit Vorsicht sind tierexperimentelle Studien mit Doxorubicin zu interpretieren [213–215], denen zufolge eine Operation innerhalb von 7 Tagen vor der nächsten Chemotherapie oder bis zu 5 Tage nach Verabreichung einer antineoplastischen Substanz vermieden werden sollte [28].

Methoden der chirurgischen Intervention

„Flushout-Technik" und Liposuktion

Im Gegensatz zur plastisch-chirurgischen Versorgung der Läsion, die in der Regel Wochen nach Paravasation erfolgt, gibt es zwei Techniken aus der Literatur, die eine rasche Intervention erfordern. Es sind dies die „Flushout-Technik" (auch als „Washout-Technik" oder subkutane Spülung bezeichnet) und die Liposuktion.

Die **Flushout-Technik** wurde erstmals im Jahr 1993 von Gault anhand einer Fallzahl von 96 PatientInnen mit Paravasation beschrieben, von denen 44 unter zytotoxischer Chemotherapie standen [143]. Dabei wird das betroffene Areal mit 1500 IE Hyaluronidase konditioniert, um in einem darauf folgenden zweiten Schritt das subkutane Gewebe mit 500 ml physiologischer Kochsalzlösung zu spülen. In der Modifikation nach Khan und Mitarbeitern wird mit der Hyaluronidase auch ein Lokalanästhetikum verabreicht, um die Belastung des Patienten so gering wie möglich zu halten [136]. Durch vier Inzisionen um das Paravasat transportiert die Flüssigkeit Zytostatikum nach außen, vom Autor als „subcutaneous shower" bezeichnet. Um die Verletzung von Nerven und Sehnen zu vermeiden, wird für das Flushout eine stumpfe Nadel verwendet, die seitliche Bohrungen besitzt (Verresnadel). Besonderer Wert wird bei diesem invasiven Eingriff auf antibiotische Abschirmung und Sterilität der Wunde gelegt. Die Behandlung wurde vom Autor als sehr erfolgreich beschrieben, da 39 von 44 Patienten keine Gewebsschäden davontrugen. Als spätester Zeitpunkt für diesen Eingriff werden 24 Stunden nach erfolgter Paravasation angesehen.

Bei einigen dieser PatientInnen wurde auch die **Liposuktionstechnik** unter lokaler oder totaler Anästhesie angewendet. Die Rationale dieses Eingriffes ist das Absaugen des Paravasates zusammen mit dem subkutanen Fettgewebe, in das sich lipophile Zytostatika rasch verteilen. Zur Entscheidungsfindung, welche der oben erwähnten Techniken zur Anwendung kommt, verweisen wir auf den von Gault 1993 veröffentlichten Behandlungsalgorithmus. Dieser sieht vor, dass bei Paravasaten, welche mit einer dicken subkutanen Fettschicht umgeben sind, zuerst immer die Liposuktionstechnik zur Anwendung kommen sollte. Bei nur geringer subkutaner Fettschicht (Handrücken, Ellenbeuge, ...) sollte die „Washout-Technik" Anwendung finden.

Diese Techniken wurden von plastischen Chirurgen aufgegriffen und sowohl nach Paravasation von Kontrastmittel [216] als auch von Zytostatika getestet. So liegen Berichte über die erfolgreiche Behandlung von 3 PatientInnen durch subkutane Spülung in Kombination mit Hyaluronidase nach Paravasation von Vinorelbin vor [144,145]. Diese Ergebnisse wurden für Doxorubicin in einer tierexperimentellen Studie bestätigt. Obwohl die Intervention innerhalb von zwei Stunden nach dem Setzen der intradermalen Läsion mit Doxorubicin begonnen wurde, konnten Nekrosen nicht gänzlich verhindert werden [217].

Die Auswertung der oben angeführten Berichte zeigt Behandlungserfolge nach Paravasation von Vinorelbin durch diese invasive Behandlung, die im Fall der Liposuktion wegen der weiteren Traumatisierung des Gewebes und ihrer Auswirkungen auf die Gefäße kontroversiell diskutiert wird [210]. Leider ist aus der Originalarbeit von Gault die Anzahl der innerhalb von 24 Stunden mittels subkutaner Spülung/Liposuktion behandelter PatientInnen unter antineoplastischer Chemotherapie nicht ersichtlich. Eine endgültige Beurteilung der Wertigkeit dieser Technik kann daher zurzeit nicht getroffen werden. Aufgrund der belastenden invasiven Maßnahme sollte diese aber nur bei hochtoxischen Substanzen wie Vincaalkaloiden oder Anthrazyklinen weiter untersucht werden, keinesfalls aber bei anderen gewebsschädigenden Substanzen wie Paclitaxel oder Cisplatin.

Die Mehrzahl der Chirurgen empfiehlt ein zumindest zweizeitiges Vorgehen (**Débridement und spätere plastische Deckung**) [5,15,25,34,37, 208]. Anhand von neueren Veröffentlichungen kann jedoch nach Exzision weit im gesunden Gewebe eine sofortige Defektdeckung erfolgreich angestrebt werden [212]. Eine direkte Transplantation auf den Ulkus wurde erwartungsgemäß als nicht erfolgreich beschrieben [34].

Débridement

Häufig wird die Größe der Läsion unterschätzt, was eine wiederholte chirurgische Revision notwendig machen kann [37]. Deshalb sollte eine Exzision im gesunden Gewebe erfolgen [8,14,24,34,37,211,212]. Dabei ist zu bedenken, dass nach vorangegangener konservativer Behandlung das betroffene Gebiet kleiner sein kann, als ursprünglich angenommen [208].

Zur Lokalisation von Anthrazyklinen im Gewebe kann deren Eigenfluoreszenz genutzt werden. Die Intensität dieser Eigenfluoreszenz reicht aber bei kleinen Substanzmengen nicht aus [9,218]. Eine zusätzliche Injektion von Fluorescein zur Feststellung der Ausdehnung des Paravasates kann aber durch potentiell synergistische Wirkung mit Doxorubicin die lokale Toxizität verstärken [208,218].

Auf das Débridement folgt entweder die sofortige Spalthauttransplantation oder die Phase der konservativen Therapie durch temporäres Abdecken der Wunde. Unserer Erfahrung nach ist hierfür das Versiegeln der Wunde mittels V.A.C.®-Systemen (= vacuum-assisted closure) die Therapie der Wahl. In der Literatur erwähnt werden zur temporären Bedeckung der Wunde weiters feuchte Kompressen (z.B. mit Ringer-Lösung getränkt), Paraffin-Gaze [37] oder neuere lokaltherapeutische Maßnahmen zur Wundheilung, wie z.B. die Verwendung von Hydrokolloid- und Alginatverbänden.

In der Literatur wird auch die Anwendung von Fibrinkleber in Kombination mit ε-Aminocapronsäure erwähnt (Débridement, wiederholtes Beschichten des Defektes und Unterspritzen des umgebenden Gewebes mit Fibrinkleber). Ob die Ergebnisse durch Kombination von Débridement, plastischer Deckung und Fibrinkleber weiter verbessert werden können, ist auch nach heutigem Wissensstand noch immer nicht geklärt [21].

Sekundäre plastische Deckung des Defektes

In der Reihenfolge steigender Komplexität bieten sich folgende Interventionen an:

- bei kleinen Defekten kann eine sekundäre Deckung gänzlich unterbleiben, z.B. bei Granulation und Abheilen unter konservativer Therapie oder (verzögertem) primärem Wundverschluss
- (Spalt-) Haut-Transplantat [5,15,25], eventuell in Mesh-Graft-Technik [8,34,210]; wenn Knochen, Sehnen oder größere Nerven oder Gefäße exponiert sind, reichen Hauttransplantate nicht aus [8,34,210]

Chirurgische Intervention

- lokale gestielte Lappenplastik (auch fasziokutan, myokutan, Muskellappen und Spalthaut) [5,8,16,25,37,45]
- gestielte Fernlappen (Leistenlappen, Abdominallappen) [5]
- noch komplexere Techniken der Deckung sind angesichts der Grundkrankheit sorgfältig auf ihren Nutzen für die PatientInnen abzuwägen [5]. Freie (mikrochirurgische) Lappenplastiken sollten daher nur unter folgenden Bedingungen in Erwägung gezogen werden:

1. bei bezüglich Größe und/oder Funktion nicht mittels einfacherer Methoden rekonstruierbaren Defekten
2. bei guter Prognose der Grundkrankheit
3. bei kurativer Chemotherapie

Fallbeispiel einer plastisch-chirurgischen Intervention

Anlässlich der ersten klinischen Vorstellung der 18-jährigen Patientin in der plastisch-chirurgischen Ambulanz zeigte sich ein Hautdefekt mit darunter liegenden Fettgewebsnekrosen am linken Handrücken. Ursache war eine Paravasation eines Anthrazyklins im Rahmen der Behandlung einer chronisch myeloischen Leukämie [219]. Nach einem initialen Débridement zeigte sich ein Weichteildefekt (ca. 5 cm im Durchmesser) mit Freiliegen der Strecksehnen zu den Langfingern (Abb. 3A). Nachdem die Insuffizienz des tiefen Hohlhandbogens angiografisch zur Darstellung gebracht wurde und somit eine lokale Radialis-Lappenplastik ausschloss, wurde der Defekt mit einer freien mikrovaskulären Serratus anterior-Lappenplastik und einem Spalthauttransplantat gedeckt (Abb. 3B–D, Abb. 4A–D).

Eventuell notwendige Tertiär- und Folgeeingriffe

- bei Nicht-Anheilen des Hauttransplantates (ev. auch neuerliches Débridement) [28]
- bei Auftreten von Kontrakturen oder anderen funktionellen Defiziten [16]

Vor größeren rekonstruktiven Operationen soll die Lebenserwartung des/der Patienten/in berücksichtigt werden [37]. Bei PatientInnen mit fortgeschrittener Erkrankung kann eine frühe Spitalsentlassung eine weniger stabile Deckung aufwiegen [16,210].

> **Konsensus:**
>
> - bei Paravasaten mit gewebsnekrotisierenden Zytostatika ist in jedem Fall so rasch wie möglich, längstens innerhalb von 24 Stunden ein (plastischer) Chirurg zu konsultieren
> - eine Intervention mittels „Flushout-Technik" oder Liposuktion ist nur bei hochtoxischen Substanzen wie Vincaalkaloiden oder Anthrazyklinen in Erwägung zu ziehen und bedarf weiterer klinischer Evidenz
> - im Falle der Notwendigkeit eines chirurgischen Eingriffes ist ein zumindest zweizeitiges Vorgehen anzustreben (Débridement und spätere plastische Deckung)

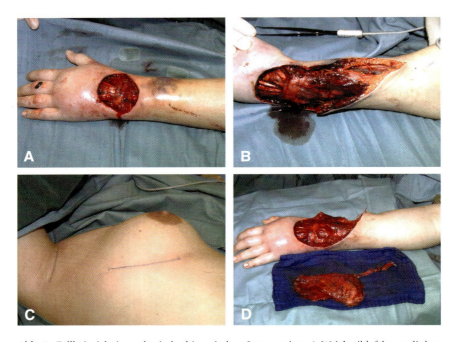

Abb. 3. Fallbeispiel einer plastisch-chirurgischen Intervention. **A** Weichteildefekt am linken Handrücken nach Débridement der Paravasatnekrose mit Freiliegen der Strecksehnen des 4. Strecksehnenfaches. **B** Zustand nach zweitem Débridement wegen Nachschädigung der Weichteile und Präparation der Anschlussgefäße (A. radialis (angeschlungen) und Begleitvenen) für die Lappenplastik. **C** Darstellung der Inzisionen an der Hebestelle der Serratus anterior-Muskellappenplastik unter besonderer Berücksichtigung des cachierten Narbenverlaufes in der Achsel und inframammär bei der 18-jährigen Patientin. **D** Muskellappen mit langem mikrovaskulärem Stiel neben dem Defekt. Der lange Gefäßstiel ermöglicht eine Anastomosierung in sicherer Entfernung von der Problemzone

Chirurgische Intervention

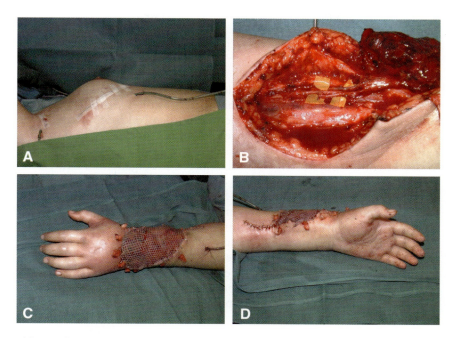

Abb. 4. Fallbeispiel einer plastisch-chirurgischen Intervention (Fortsetzung). **A** Hebestelle am rechten Thorax. **B** Mikrogefäßanastomosen der Lappengefäße Seit-zu-End an die A. radialis und End-zu-End an eine Begleitvene. **C** Zustand nach Einnähen des Muskellappens und Deckung mit gemeshtem Spalthauttransplantat. **D** Verschluss der Erweiterung nach proximal zur Anastomosierung der Lappengefäße in sicherer Distanz von der Problemzone

Nachsorge

Robert Mader

Empfehlenswert ist eine individuelle Adaptierung der Nachsorgeintervalle an das klinische Erscheinungsbild (siehe Kapitel „Pathogenese und klinischer Verlauf") unter Berücksichtigung des Nekrosepotentials des Zytostatikums (siehe Kapitel „Gewebsschädigendes Potential einzelner Zytostatika").
In der Literatur finden sich stark divergierende Angaben zu den Nachsorgeintervallen:
Nach der Akutbehandlung muss die Stelle, an der das Paravasat aufgetreten ist, in den folgenden 24 Stunden alle 4 Stunden kontrolliert werden [26]. Je nach Literatur sind Kontrollintervalle von einem Tag [137] bis zu einer Woche [3] angeführt. Bei ambulanten PatientInnen wird eine Überwachung nach Bedarf als ausreichend angesehen [137]. Es ist zu beachten, dass ausgedehnte, subkutane Nekroseherde bei fehlender Hautrötung vorliegen können [21]. Daher wird nach Paravasation gewebsnekrotisierender Substanzen eine engmaschige Beobachtung der PatientInnen empfohlen, die sich in Abhängigkeit vom applizierten Zytostatikum und vom klinischen Verlauf über mehrere Monate erstrecken kann [3].
Die PatientInnen sind dahingehend zu instruieren, dass sie beim Auftreten von unerwarteten Problemen ohne Verzögerung das Behandlungsteam verständigen [3].
Ist der/die Patient/in zehn Tage nach Paravasation asymptomatisch, ist normalerweise keine weitere Behandlung notwendig. Für PatientInnen, die weiterhin lokale Schmerzen haben und nicht auf konservative Maßnahmen ansprechen, ist eine chirurgische Behandlung in Erwägung zu ziehen.
Die Beobachtung des klinischen Verlaufes erfolgt an Hand der Bewertung folgender Symptome und notwendiger Maßnahmen:

1. Progression von Erythemen
2. Intensität von Schmerzen und anderer Beschwerden
3. Präsenz von Ulzera bzw. Nekrosen
4. Notwendigkeit einer chirurgischen Behandlung
5. Funktionsverlust

Die Nachsorge wird bis zur vollständigen Rückbildung der Symptome durchgeführt [139].
Zur Vermeidung von Kontrakturen empfiehlt sich eine physiotherapeutische Unterstützung [28] vor allem bei großflächigen Paravasaten bzw. bei der Gefahr einer Funktionseinschränkung.

Dokumentation

Robert Mader

Aufgetretene Paravasate, deren Entwicklung und Behandlungsergebnisse sowie Maßnahmen sind sorgfältig zu dokumentieren (empfehlenswert: Fotos).
Als essentielle Punkte der Dokumentation sind in der Literatur erwähnt:

- Datum der Verabreichung [3]
- Verabreichungszeit [3]
- Verabreichungsstelle [3,137]
- Verabreichungstechnik [138]
- Kanülen- bzw. Kathetergröße und Type [138]
- Venenpunktionen innerhalb der letzten 24 Stunden [137]
- verwendetes Medikament [137]
- Konzentration des Medikaments in der Infusionslösung [3]
- ungefähr verabreichte Menge [137]
- Medikamentensequenz [138]
- Volumen des Paravasates [3]
- Aussehen der betroffenen Stelle nach der Paravasation [3]
- Ort des Erythems bzw. der Verhärtung [139]
- Größe (Durchmesser) [139]
- Schmerz, Unbehagen, Blutrückfluss ja/nein [139]
- Beschwerden und Angaben der PatientInnen [138]
- Art der Informationen und Anweisungen, die den PatientInnen gegeben wurden [3]
- Behandlungsmaßnahmen [139]
- Name des Arztes, der das Medikament appliziert hat [3]
- Personen, die beigezogen wurden [138]
- Unterschrift des Arztes [138]

Um den derzeitigen Wissensstand bezüglich der Prävention und Therapie von Zytostatika-Paravasaten zu verbessern, versuchen wir im deutschsprachigen Raum ein Netzwerk aufzubauen. Daher ersuchen wir sie, die beiliegenden Dokumentationsbögen ausgefüllt zur anonymisierten Erfassung und Auswertung an folgende Adresse zu übermitteln:

> Univ.-Prof. Dr. Robert Mader, Universitätsklinik für Innere Medizin I
> Klinische Abteilung für Onkologie, Währinger Gürtel 18–20
> 1090 Wien, Österreich

Tel.: +43/1/40400-5466, Fax: +43/1/40400-6081
e-mail: robert.mader@meduniwien.ac.at

Pat.-Init.: |____|____|
       Vorname Nachname

Geb.-Datum: |__:__|__:__|__:__|
           Tag Monat Jahr

Zytostatika-Paravasat-Dokumentation (I)

verwendete Kanüle: ○ Butterfly®   ○ Venflon®   ○ Sonstige ....
                    Durchmesser .... G
Fixierung der Kanüle: mit ....

Punktionsstelle: ○ linker Arm   ○ rechter Arm   ○ Port-a-cath System

              ○ Unterarm   ○ Ellenbeuge   ○ ZVK
              ○ Handgelenk   ○ Handrücken
              ○ andere: ....

war eine mehrmalige Punktion an der gleichen Extremität notwendig?
    ○ ja   ○ nein

wo wurde (in Bezug auf die ursprüngliche Punktionsstelle) noch punktiert?
    ○ proximal   ○ distal   ○ medial/lateral

hat PatientIn ein(e):
→ obere Einflussstauung: ○ ja   ○ nein
→ Lymphödem (gleicher Arm):   ○ ja   ○ nein
→ Hämatom (gleicher Arm):   ○ ja   ○ nein

Reihenfolge der applizierten Zytostatika:

Menge	Substanz- oder Handelsname	Volumen	
1. mg		in ml	○ paravasal
2. mg		in ml	○ paravasal
3. mg		in ml	○ paravasal
4. mg		in ml	○ paravasal
5. mg		in ml	○ paravasal

✐   **geschätztes Paravasatvolumen:** .... ml
✐   **Applikationsart:**   ○ i.v.   ○ i.a.
                      ○ Bolus   ○ Infusion   ○ Infusionspumpe

Pat.-Init.: |____|____| Geb.-Datum: |__:__|__:__|__:__|
Vorname Nachname   Tag   Monat   Jahr

Zytostatika-Paravasat-Dokumentation (II)

Paravasat erkannt: Datum |__:__|__:__|__:__| Uhrzeit: ....
          Tag   Monat   Jahr

- während der Applikation
- unmittelbar nach der Applikation
- ...... Stunden nach der Applikation
- ...... Tage nach der Applikation

Maßnahme:
- Aspiration des Zytostatikums möglich: o ja o nein
- empfohlene allgemeine und substanzspezifische Maßnahmen durchgeführt: o ja o nein
- zusätzliche Maßnahmen: ....
  ....
  ....

Risikofaktoren, die die Wundheilung negativ beeinflussen könnten (z.B. Diabetes mellitus):
....
....

Aufklärung/Instruktion des Patienten: |__:__|__:__|__:__|
                Tag Monat Jahr

(plastischer) Chirurg kontaktiert: o ja |__:__|__:__|__:__| o nein
                Tag Monat Jahr

nächster Kontrolltermin: |__:__|__:__|__:__| Uhrzeit: ....
                Tag Monat Jahr   Station: ....

dokumentiert von: ....
          Name in Blockschrift
für Rückfragen: Bitte Telefonnummer und/oder e-mail-Adresse angeben:
Tel.-Nr.: ....
e-mail: ....

Pat.-Init.: |____|____| Vorname Nachname

Geb.-Datum: |___:___|___:___|___:___| Tag Monat Jahr

Zytostatika-Paravasat-Dokumentation (III)

	✓ = zutreffend	↑ Verschlechterung		= keine Veränderung		↓ Besserung	
	Status post paravasationem	1. Kontrolle	2. Kontrolle	3. Kontrolle	4. Kontrolle	5. Kontrolle	6. Kontrolle
Datum							
Paraphe des Arztes							
Symptome nach Paravasat:							
Schmerzen (Brennen, Stechen)							
Ödem							
Erythem							
Blasenbildung							
Verfärbung							
Induration							
Funktionseinschränkung							
Ulzeration							
Nekrose							
Demarkierung (Abgrenzung)							
Verschorfung							
Infektion							
vollständige Abheilung							

Paravasatausdehnung:

Angabe der 2 längsten Durchmesser ↕ in cm					
Therapeutische Maßnahmen:					
konservative Maßnahmen					
chirurgische: Maßnahmen	Exzision				
	Transplantation				

Anmerkungen:

Die Gründung klinischer Arbeitsgruppen

Robert Mader

Die bisherige Erfahrung hat die Grenzen der konventionellen Vorgangsweise im Umgang mit Paravasaten deutlich aufgezeigt. Insbesondere das Aufsplittern der Intervention in unabhängig voneinander agierende Fachbereiche kann zu widersprüchlichen therapeutischen Maßnahmen führen, die mit uneinheitlicher Dokumentation einhergehen. Auch innerhalb von Abteilungen, die Chemotherapien verabreichen, ist der Wissensstand zum Teil sehr unterschiedlich. Eine der möglichen Lösungen, um Wissen und Management in dieser schwierigen Situation zu optimieren, bietet die Gründung einer interdisziplinären klinischen Arbeitsgruppe im Krankenhaus. Diese hat folgende Aufgaben:

1. die klinischen Mitarbeiter der Arbeitsgruppe sind die ersten Ansprechpartner im Krankenhaus und helfen bei der Einleitung der Sofortmaßnahmen;
2. sie stimmen die weiterführenden Behandlungsschritte – insbesondere mit der (plastischen) Chirurgie – ab;
3. die Mitglieder der Arbeitsgruppe diskutieren in regelmäßigen Abständen die aufgetretenen Paravasatefälle und adaptieren die Vorgangsweise bis hin zur Erstellung einer Standard Operating Procedure (SOP), die dem jeweiligen Krankenhaus angepasst ist; dazu gehört auch die Definition des Paravasate-Sets;
4. die Mitglieder der Arbeitsgruppe schulen alle Personen, die mit der Verabreichung von Zytostatika zu tun haben;
5. die Arbeitsgruppe wertet die Fälle systematisch aus, vergleicht ihre Erfahrungen mit denen aus der Literatur und macht ihre Daten durch Veröffentlichung allen zugänglich;

Eine Arbeitsgruppe dieser Art hat an den Universitätskliniken im Wiener Allgemeinen Krankenhaus ihre Tätigkeit aufgenommen und sich dem interdisziplinären Management von Paravasaten verschrieben. Durch das konsequente Einbinden dieser Arbeitsgruppe bei Paravasationen könnte in einem großen Krankenhaus innerhalb weniger Jahre eine Expertise erarbeitet werden, die im Sinne einer Qualitätssicherung rasches und sicheres Eingreifen garantiert.

Im besten Fall vertritt diese Arbeitsgruppe die Fachbereiche Onkologie, (plastische) Chirurgie, Pharmazie (z.B. zentrale Zytostatikazubereitung), Pathologie, Pflegepersonal sowie nach Bedarf weitere Fachdisziplinen wie z.B. die Physiotherapie. Eine Größe von etwa 6 Personen hat sich dafür in der Praxis bewährt.

Beim Auftreten eines Paravasates ist die rasche Einschätzung der Situation für den weiteren klinischen Verlauf ausschlaggebend (Gefährdungs-

Die Gründung klinischer Arbeitsgruppen

potential der Substanz, Menge und Ausdehnung des Paravasates, Symptomatik). Sind die Sofortmaßnahmen eingeleitet und der plastische Chirurg im Falle einer gewebsnekrotisierenden Substanz konsultiert, ist in der Regel genügend Zeit, die weitere Vorgangsweise gemeinsam zu besprechen. In dieser Situation kann die Meinung aller Fachrichtungen einen wertvollen Beitrag zur Verbesserung der Situation des Patienten leisten. Zur Abklärung wissenschaftlicher Fragestellungen im Zusammenhang mit Paravasation hat sich die pathologische Befundung von Hautproben bewährt (Infiltration inflammatorischer Zellen, Schädigung des an die Nekrose angrenzenden Gewebes, ...). Diese Befundung kann bei Paravasaten, die einer chirurgischen Intervention bedürfen, ohne weitere Belastung des Patienten aus dem Operationspräparat durchgeführt werden. Eines der Ziele dieser Arbeitsgruppe ist daher als zentrale Anlaufstelle die sofortige Einleitung der korrekten Maßnahmen als essentiellen Schritt in der Primärbehandlung zu sichern. Neben den bereits erwähnten Faktoren wie Menge und Ausdehnung des Paravasates ist die bis zum Eingreifen verstrichene Zeit die bei weitem relevanteste Komponente. Bei Paravasationen, die tagelang nicht bemerkt oder behandelt werden, ist die Wirksamkeit von Antidota naturgemäß extrem eingeschränkt. Wenn auch bei optimaler Intervention – besonders bei großen Paravasaten von Substanzen wie z.B. Anthrazyklinen – eine gravierende Schädigung nicht ausgeschlossen werden kann, so ist zumindest das Menschenmögliche zu unternehmen. Neben den Schädigungen, die der Patient zusätzlich zu seiner Krankheit erdulden muss, besteht auch die Gefahr, durch das Aussetzen der Chemotherapie die Prognose des Patienten zu verschlechtern.

Qualitätskontrolle und Qualitätssicherung

Ines Mader

Die Paravasation von Zytostatika gehört zu den eher seltenen Nebenwirkungen im Rahmen einer Chemotherapie und kann bei gewebsschädigenden Substanzen erhebliche Komplikationen zur Folge haben. Daher sind sowohl Prävention als auch korrekte Behandlung essentiell, um schwerwiegende Folgeschäden zu vermeiden. Qualitätskontrolle und qualitätssichernde Maßnahmen leisten einen wesentlichen Beitrag zur Optimierung der Vorgehensweise im Zusammenhang mit einer Paravasation.
Folgenden Maßnahmen sind Bestandteil von Qualitätskontrolle und Qualitätssicherung:

- Information und Aufklärung der PatientInnen
- Aus- und Weiterbildung von Ärzten und Pflegepersonal
- Ernennung eines Ansprechpartners
- Interdisziplinäre Kommunikation und Kooperation
- Implementierung von Leitlinien
- Dokumentation
- Wissensmanagement

Wie alle anderen Nebenwirkungen muss auch die Möglichkeit einer Paravasation bei der Entscheidung zu einer zytostatischen Therapie in die Nutzen-Risiko-Abwägung für den/die PatientIn einbezogen werden. Die PatientInnen müssen wie auch über die anderen Nebenwirkungen über diese Möglichkeit aufgeklärt werden. Die **Aufklärung** hat mündlich unter der Anwesenheit von Zeugen oder schriftlich zu erfolgen.
Regelmäßige **Schulungen** dienen neben der Sensibilisierung und Bewusstmachung der Problematik bei Ärzten und Pflegepersonal auch der Wissensvermittlung im Hinblick auf eine qualifizierte, korrekte Intervention im Notfall.
Organisatorisch unterstützend ist die Ernennung eines **Ansprechpartners** für Paravasationen innerhalb der Abteilung/Klinik/Spital, in dessen Verantwortungsbereich neben Schulungen, unter anderem die standardisierte Dokumentation pro PatientIn sowie die Bereitstellung und Wartung des Paravasate-Sets fällt. Der Ansprechpartner ist als „person of competence" beim Auftreten eines Paravasates zu kontaktieren, um mit ihm das weitere Vorgehen abzustimmen. Zusätzlich sind im Bedarfsfall z.B. Plastische Chirurgen zu konsultieren.
Zur Verringerung der Handlungsvarianz ist die Erstellung, Implementierung und regelmäßige Aktualisierung von **Leitlinien** zu empfehlen. Leitlinien sind wissenschaftlich begründete und praxisorientierte Handlungsempfehlungen, von denen nur in begründeten Ausnahmesituationen abgewichen werden sollte. Damit wird ein standardisiertes Vorgehen

im Notfall sichergestellt. Ein weiterer Vorteil ist die immer wichtiger werdende Absicherung in Haftungsfragen und anderen rechtlichen Belangen.

Eine standardisierte, auf PatientInnen bezogene **Dokumentation** (siehe Kapitel „Dokumentation") ist für die Nachvollziehbarkeit und Beurteilung der getroffenen Maßnahmen unerlässlich. Sie sollte Informationen zu folgenden Punkten enthalten:

- Beschreibung des Herganges
- Symptome
- Maßnahmen
- Verlauf
- Nachsorge

Wissensmanagement

Prospektive klinische Studien sind zum Thema Paravasation von Zytostatika kaum vorhanden. Unser derzeitiges Wissen begründet sich daher zumeist auf retrospektive Auswertungen, Einzelfallberichte und tierexperimentelle Untersuchungen. Daraus erklärt sich auch die Bandbreite an empfohlenen Maßnahmen, die zum Teil sogar widersprüchlich sind. Neben der kritischen Auseinandersetzung mit dem Thema Paravasation muss aber dringend klinische Evidenz geschaffen werden. Dies können nur prospektive Untersuchungen sein, die an einem größeren PatientInnenkollektiv konsequent standardisierte Behandlungsrichtlinien zur Anwendung bringen, um die aktuelle Stagnation des Wissens zu überwinden.

Offene Fragen und Ausblick

Robert Mader

Aufgrund der besonderen Rahmenbedingungen unter denen Paravasationen auftreten, konnten mehrere relevante Fragen bisher nur unzureichend oder gar nicht beantwortet werden. Wenn auch für die nahe Zukunft keine Lösung der anstehenden Probleme zu erwarten ist, soll dieses Kapitel Bewusstsein für eines schaffen: es gibt noch viel zu tun!
Beim Thema Paravasation muss das Hauptaugenmerk auf präventive Maßnahmen gerichtet sein. Nun enthält dieses Buch zwar eine Zusammenstellung der wichtigsten Fragen, die vor dem Verabreichen der Therapie überprüft werden sollen, die Individualität der Patientensituation ist damit dennoch nicht immer zur Gänze einzuschätzen. Wenn Prävention standardisierbar gemacht werden soll, z.B. im Sinne einer Checkliste, muss der Wissensstand aber noch deutlich verbessert werden. Fragen zur Venensituation, Hyposensibilität bzw. Hypersensibilität oder zur Compliance des aufgeklärten Patienten bedürfen dann einer sicheren prospektiven Einschätzung, die zurzeit nicht gewährleistet werden kann. Zusätzlich müssen die Risikofaktoren als Basis für präventive Maßnahmen bzw. als Beitrag zur Früherkennung für die einzelnen PatientInnen gewichtet werden, was mit dem arbeitsintensiven und mitunter hektischen Tagesablauf an einer Klinik kontrastiert.
Es galt lange Zeit als sicher, bei schwierigen Venenverhältnissen oder komplexen Therapieschemata mit gewebsnekrotisierenden Substanzen auf **zentralvenöse Katheter** zurückzugreifen. Diese Sicherheit hat sich mit den jüngsten Daten relativiert: auch bei zentralvenöser Applikation treten immer wieder Paravasationen auf, die sich auf die erstaunlich hohe Zahl von 7,5% aller Verabreichungen summieren können [6]. Hinzu kommt, dass sich bei dieser Art der Verabreichung die Symptomatik stark verzögert einstellen kann, sodass Paravasationen überhaupt erst bemerkt werden, wenn bereits ausgedehnte Nekrosen vorliegen. Daraus ergibt sich die Notwendigkeit, die Frage der Lagekontrolle von zentralvenösen Kathetern nochmals eingehend zu diskutieren. Die radiologische Lagekontrolle nach dem Setzen des zentralvenösen Katheters bzw. in dringenden Verdachtsmomenten sind als alleinige Maßnahmen nicht ausreichend.
Der **Schädigungstyp** von Zytostatika ist ein Dauerbrenner in der Diskussion, der bei jeder neu zugelassenen Substanz wieder aufflammt. Abgesehen davon, dass es Jahre dauert bis genügend klinische Information vorhanden ist, um eine Substanz hinsichtlich ihres gewebstoxischen Potentials einigermaßen sicher klassifizieren zu können, gibt es auch nach Jahrzehnten der therapeutischen Anwendung Zytostatika, die wir noch immer nicht endgültig einordnen können. Als Beispiele seien Busulfan

und Estramustin genannt. Wenn schon eine relativ grobe Klassifizierung in drei Schädigungstypen mit Unsicherheiten behaftet ist, sind weitere Unterteilungen naturgemäß noch schwieriger durchzuführen. Dennoch sind weitere Subklassifizierungen anzustreben, weil das gewebsnekrotisierende Potential von Paclitaxel nicht mit dem von Anthrazyklinen vergleichbar ist. Die Mechanismen, die der Gewebsschädigung durch Paravasate zugrunde liegen, bedürfen daher einer eigenständigen Betrachtungsweise und können nicht direkt aus dem Wirkungs-/Nebenwirkungsprofil einer Substanz abgeleitet werden.

Beim Auftreten einer Paravasation mit gewebsnekrotisierenden Substanzen fehlt die Sicherheit in der Vorhersage über klinischen Verlauf und Ausmaß der zu erwartenden Schädigung. Mit dieser Problematik sehen sich **plastische Chirurgen** häufig konfrontiert, wenn sie bei Konsultation Prognosen abgeben sollen, die unter Umständen einige Wochen in die Zukunft reichen. So können nach Paravasation von Anthrazyklinen Nekrosen verzögert – und für alle unvorhersehbar – auftreten. Dies sollte keinesfalls dazu führen, die Konsultation eines (plastischen) Chirurgen nicht für sinnvoll zu erachten, soll aber die zwangsläufig herrschende Unsicherheit unterstreichen. Ein vielfach geäußerter Wunsch seitens der plastischen Chirurgen betrifft die Frage der Resektionsränder im Verlauf einer plastischen Deckung, weil es immer wieder zu Abstoßungen von Transplantaten kommt, die dem betroffenen Patienten eine extreme psychische wie auch physische Belastung auferlegen. Auch hier fehlt uns die sichere Vorhersage über den Zustand des gesunden Gewebes, das eine erfolgreiche chirurgische Intervention gewährleistet. Als erste Abhilfe kann die Erstellung eines intraoperativen Gefrierschnittes und die enge Kooperation mit der Pathologie empfohlen werden.

Der Notfall Paravasation wird von vielen empirischen Parametern dominiert. Es ist daher trotz einer Fülle von pharmazeutischem Wissen nicht möglich Gewebstoxizität basierend auf physikalisch-chemischen Eigenschaften zu extrapolieren. Im besten Fall können – wie bei den Anthrazyklinen oder Vincaalkaloiden – Ähnlichkeiten abgeleitet werden, die dann ihrerseits wieder einer empirischen Bestätigung bedürfen. Ein Ausweg bestünde in Untersuchungen zur akuten Gewebstoxizität inklusive gewebsnekrotisierendem Potential, die bei der Zulassung der Substanz als Information bereits wichtige Hinweise liefern könnte. Ein Blick in die Richtlinien der European Agency for the Evaluation of Medicinal Products (EMEA) zeigt, dass es schon längere Zeit Überlegungen in diese Richtung gibt („Note for guidance on the pre-clinical evaluation of anti-cancer medicinal products" aus dem Jahr 1998). Darin ist im Kapitel „Evaluierung der Toxizität" eine **Testung der lokalen Toleranz** mit dem Vermerk der potentiellen hohen Gewebstoxizität von Zytostatika vorgesehen. Es wäre aus klinischer Sicht äußerst hilfreich, diese Anforderungen explizit für Paravasation zu definieren und auch dahingehend untersuchen zu lassen. Diese Information sollte in die Fachinformation aufgenommen werden, um bei neu zugelassenen Substanzen die Gewebstoxizität schon vor deren Einsatz abschätzen zu können. Diese Information ist eine Bringschuld seitens der Hersteller, weil Zuwarten in diesem Fall keine Lösung sein kann.

Im klinischen Alltag bereitet die Abgrenzung von Hypersensibilitätsreaktionen bzw. Phlebitiden und Paravasationen mitunter Probleme, die unter Zeitdruck nicht immer eindeutig zu lösen sind. Diese **Differentialdiagnose** bereitet erfahrenen Klinikern deutlich weniger Probleme, was wiederum auf die Wichtigkeit von Schulungen der unerfahrenen KollegInnen bzw. auf die Notwendigkeit der Spezialisierung zum Thema Paravasation innerhalb von Kliniken und Krankenanstalten hinweist (siehe Kapitel „Die Gründung klinischer Arbeitsgruppen").

Obwohl für eine Reihe von Substanzen die **substanzspezifischen Maßnahmen** nach Paravasation gut dokumentiert sind, bleiben einige zentrale Punkte nach wie vor offen. Ein Paravasat wird nicht immer gleich bemerkt und manchmal erst Tage danach symptomatisch. Wie aus der Literatur bekannt, kann dieser Zeitraum im Mittel mehr als 5 Tage betragen [158]. Wie viel Zeit darf also verstreichen, um die Wirksamkeit von **Antidota** nicht zu kompromittieren? Ausgelegt und getestet sind Antidota für die Zeit unmittelbar nach Paravasation. Insofern liefern auch die Untersuchungen am Tiermodell keine neuen Erkenntnisse, sind die Antidota doch fast durchgehend innerhalb einer Stunde nach dem Setzen der subkutanen Läsion verabreicht worden. Dexrazoxan wurde in dieser Fragestellung untersucht. Das Ergebnis: im Tierversuch war dessen Wirksamkeit gegen Anthrazykline mindestens 3 Stunden nach Paravasation erhalten, war aber bei Daunorubicin nach 6 Stunden schon deutlich reduziert [165]. Noch geringere zeitliche Spielräume scheinen für das Antidot Hyaluronidase gültig zu sein [183]. Sollte der Patient also erst am Tag nach der Therapie wieder vorstellig werden, ist im Fall von Dexrazoxan und wahrscheinlich anderer Antidota die unterstützende Wirkung nicht mehr als gesichert anzusehen. Aus diesem Grund ist auch die Patientenaufklärung neben der regelmäßigen Überwachung der Infusion ein derart zentraler Punkt: die **Früherkennung** gibt uns ein Instrumentarium, dessen Wirksamkeit zeitlich begrenzt ist.

Ein weiterer Aspekt, der in der Diskussion wenig Berücksichtigung gefunden hat, ist die **Kombination von Antidota**. Die wenigsten getesteten Antidota werden klinisch angewendet, weil viele von ihnen als alleinige Maßnahme keinen ausreichenden Benefit für den Patienten erbringen konnten. Dies muss aber nicht heißen, dass einige dieser Substanzen nicht als unterstützende Maßnahme beim Einsatz von anderen effektiven Antidota Verwendung finden können – natürlich im Rahmen von klinischen Studien. So zeigen eigene Untersuchungen, dass im Bereich nekrotisierten Gewebes häufig sämtliche Gefäße thrombosiert sind. Der daraus resultierende verringerte Abtransport von Zytostatikum kann die beginnende Schädigung weiter verstärken. In diesem Zusammenhang könnte die begleitende Verabreichung von niedermolekularem Heparin in Kombination mit anderen Antidota eine rationale Option sein. Die Wirkung von Heparin alleine war im Tiermodell z.B. bei doxorubicininduzierten Nekrosen nur sehr begrenzt, unabhängig davon welches Heparin eingesetzt wurde [148].

Die **pathologischen Veränderungen** während des Verlaufs einer Paravasation im betroffenen Gewebe sind noch zuwenig charakterisiert. Daraus erklärt sich auch die anhaltende Diskussion um die Anwendung von Corticosteroiden. Obwohl vielen Autoren klar ist, dass entzündliche Prozesse nicht im Vordergrund des Geschehens stehen, finden sich in der Literatur häufig Hinweise auf die Verwendung von Corticosteroiden. Dies abzuklären, sollte in Zusammenarbeit mit der Pathologie zumindest an OP-Präparaten möglich sein, um in dieser relativ einfachen Frage endlich Sicherheit zu erlangen. Es soll in diesem Zusammenhang auch auf den Umstand hingewiesen werden, dass an Tiermodellen gewonnene Erkenntnisse nur sehr bedingt auf den Menschen übertragbar sind, besonders wenn es sich um Studien an Nagern handelt. Für pathologische Untersuchungen zur kutanen Toxizität empfiehlt sich das Schwein, dessen Haut dem Menschen ähnlich anatomisch aufgebaut ist.

Als echtes Sorgenkind ist die Problematik der **Dokumentation** [6] zu bezeichnen, die sich in fehlenden Mindestvorgaben für wissenschaftliche Publikationen nahtlos fortsetzt. Ohne einheitliche Dokumentation mit definierten Mindeststandards werden wir aus den Publikationen – zumeist Fallstudien – nur sehr wenig lernen. Dies führt in einzelnen Veröffentlichungen dazu, dass nicht einmal die Konzentration der Infusionslösung bekannt war bzw. das Volumen des Paravasates abgeschätzt werden konnte. Weiters fehlen häufig die Zuordnung von PatientInnen zur Therapie und damit auch zum Verlauf der Paravasation sowie die Verabreichung und Dosierung von Antidota. Dies fordert natürlich auch die Gutachter von Fachjournalen, die mitverantwortlich sind, dass etliche Manuskripte vom Begutachtungsverfahren nicht merklich profitiert haben. Die Auswertung der Fallstudien hinsichtlich Qualität und Verwertbarkeit zeigt deutlich das Versäumnis Mindestvorgaben für die Dokumentation zu erstellen und auch international durchzusetzen. Es kann gar nicht genug betont werden, wie wichtig das für die Paravasation ist, die sich traditionell durch Fallstudien Wissen schafft und wo klinische Studien die Ausnahme darstellen.

Die neuen **therapeutischen Entwicklungen** werden die pharmakologische Landschaft innerhalb der nächsten 15 Jahre total verändern. Dies sei am Beispiel des Mammakarzinoms illustriert. Neben der Weiterentwicklung antihormoneller Substanzen, die zumeist peroral verabreicht werden, werden molekülspezifische Therapeutika – targeted therapies – die klassischen Zytostatika nach und nach verdrängen. Diese werden gegen Wachstumsrezeptoren wie Her-2/neu gerichtet sein, auf das Proteasom wirken, begleitend COX-2 inhibieren, gezielt in die Zellzyklusregulation eingreifen und die Neoangiogenese unterbinden. Es werden Differenzierungsfaktoren wie Retinoide und – wenn auch nicht sofort – Gentherapeutika zum Einsatz kommen, die alle eines gemeinsam haben: sie besitzen kaum gewebsnekrotisierendes, wahrscheinlich zumeist nicht einmal gewebsreizendes Potential. Der heute schon absehbare Trend in Richtung peroraler Formulierungen wird sich weiter verstärken, wie z.B. bei Vinorelbin oder Temozolomid. Potentiell lokal toxische Taxane wie das Paclitaxel werden in polymergebundener Form mit verringerter lokaler Toxizität zum Einsatz gelangen, ähnlich der liposomalen Formulierungen von Daunorubicin, Doxorubicin und Vincristin, deren lokale Toxizität deutlich unter der ihrer freien Muttersubstanzen liegt. In der Onkologie werden **monoklonale humanisierte Antikörper** in stark steigendem Ausmaß eingesetzt. Dazu gehören heute schon:

- Rituximab (MabThera®), das gegen das Antigen CD20 gerichtet ist, in der Behandlung des B-Zelllymphoms;
- Trastuzumab (Herceptin®), das gegen den *HER-2/neu*-Rezeptor (auch *erbB-2*) gerichtet ist, in der Behandlung des Mammakarzinoms;
- Bevacizumab (Avastin®), das gegen den Angiogenesefaktor VEGF (Vascular Endothelial Growth Factor) gerichtet ist, in der Behandlung des Kolonkarzinoms;
- Cetuximab (Erbitux®), das gegen EGFR (Endothelial Growth Factor Receptor) gerichtet ist, in der Behandlung des Kolonkarzinoms;
- Alemtuzumab (MabCampath®), das gegen das Antigen CD52 gerichtet ist, in der Behandlung der chronisch lymphatischen Leukämie.

Gemeinsam ist allen Antikörpern die Bindung an ein definiertes Epitop, wodurch sich ihre therapeutische Wirkung entfaltet. Trotzdem sind sie nicht frei von Nebenwirkungen, weil dieses Epitop auch auf gesunden Zellen exprimiert werden kann, was vermutlich zur Kardiotoxizität von Trastuzumab führt. Im Vordergrund stehen nach den bisherigen klinischen Erfahrungen Hypersensibilitätsreaktionen vom Typ I [111], die zwar in der Regel kontrollierbar verlaufen, aber in seltenen Fällen durchaus Nebenwirkungen vom WHO-Grad 3 und sogar 4 annehmen können. Aufgrund dieses Wirkmechanismus ist ein gewebsnekrotisierendes Verhalten sehr unwahrscheinlich. Zumeist kann davon ausgegangen werden, dass diese monoklonalen Antikörper nach Paravasation höchstens ein geringgradiges gewebsreizendes Potential besitzen. In der Tat sind die wenigen berichteten Fälle ohne nennenswerte Nebenwirkungen verlaufen, was sich auch mit unseren eigenen Erfahrungen deckt. Trotzdem sei darauf hingewiesen, dass sich diese optimistische Einschätzung natürlich erst durch die klinische Erfahrung in entsprechender Fallzahl bestätigen muss.

Bedingt durch diese neuen molekülspezifischen Therapeutika wird vielleicht in 15 Jahren Paravasation ein historischer Abriss in der Geschichte der Hämato-Onkologie sein. Wir sollten aber dabei nicht vergessen, dass Zytostatika in weniger hochentwickelten Ländern mit Sicherheit noch sehr viel länger ein aktuelles Thema sein werden. Selbst für diesen Zeitraum lohnt es sich im Hinblick auf Paravasation zum obersten Grundsatz jeder Behandlung seinen Beitrag zu leisten: primum nihil nocere!

Literatur

[1] Laughlin RA, Landeen JM, Habal MB: The management of inadvertent subcutaneous adriamycin infiltration. Am J Surg 137: 408–412, 1979.

[2] Barlock AL, Howser DM, Hubbard SM: Nursing management of adriamycin extravasation. Am J Nurs 79: 94–96, 1979.

[3] Cox K, Stuart-Harris R, Abdini G, et al: The management of cytotoxic-drug extravasation: guide-lines drawn up by a working party for the Clinical Oncological Society of Australia. Med J Aust 148: 185–189, 1988.

[4] Brown AS, Hoelzer DJ, Piercy SA: Skin necrosis from extravasation of intravenous fluids in children. Plast Reconstr Surg 64: 145–150, 1979.

[5] Heckler FR: Current thoughts on extravasation injuries. Clin Plast Surg 16: 557–563, 1989.

[6] Krämer I: Zehn Jahre Dokumentation von Zytostatika-Paravasat-Ereignissen: Auswertung von 175 Paravasate-Dokumentationen. Krankenhauspharmazie 23: 269–274, 2002.

[7] Wang JJ, Cortes E, Sinks LF, et al: Therapeutic effect and toxicity of adriamycin in patients with neoplastic disease. Cancer 28: 837–843, 1971.

[8] Rudolph R, Stein RS, Pattillo RA: Skin ulcers due to adriamycin. Cancer 38: 1087–1094, 1976.

[9] Bowers DG, Lynch JB: Adriamycin extravasation. Plast Reconstr Surg 61: 86–92, 1978.

[10] Barth J: Paravasate und deren Behandlung. In: Barth J (Hrsg) Zytostatika-Herstellung in der Apotheke. Deutscher Apotheker Verlag, Kap VI-3: 1–9, 2000.

[11] Stanley A: Managing complications of chemotherapy administration. In: Allwood M, Stanley A, Wright P (eds) The Cytotoxics Handbook. Radcliffe Medical Press, 4th edition: 119–193, 2002.

[12] Upton J, Mulliken JB, Murray JE: Major intravenous extravasation injuries. Am J Surg 137: 497–506, 1979.

[13] Sonneveld P, Wassenaar HA, Nooter K: Long persistence of doxorubicin in human skin after extravasation. Cancer Treat Rep 68: 895–896, 1984.

[14] Dorr RT, Dordal MS, Koenig LM, et al: High levels of doxorubicin in the tissues of a patient experiencing extravasation during a 4-day infusion. Cancer 64: 2462–2464, 1989.

[15] Yosowitz P, Ekland DA, Shaw RC, et al: Peripheral intravenous infiltration necrosis. Ann Surg 182: 553–556, 1975.

[16] Lynch DJ, Key JC, White RR: Management and prevention of infiltration and extravasation injury. Surg Clin North Am 59: 939–949, 1979.

[17] Daniel RK, Williams HB: The free transfer of skin flaps by microvascular anastomoses. An experimental study and a reappraisal. Plast Reconstr Surg 52: 16–31, 1973.

[18] Berdel WE, Schmoll HJ, Büchele T, et al: Prävention und Therapie von Paravasaten/Extravasaten. In: Schmoll HJ, Höffken K, Possinger K (Hrsg) Kompendium Internistische Onkologie. Standards in Diagnostik und Therapie. Springer, Teil 1, 3. Auflage: 1689–1701, 1999.

[19] Harwood KV: Treatment of anthracycline extravasation-recommendations for practice. J Clin Oncol 5: 1705, 1987.
[20] Schneider G: Paravasate von Zytostatika. Diagnostik und Therapie. Aina S. Schneider Verlag, 6. Auflage: 1–17, 1999.
[21] Köstering H, Nagel GA: Prophylaxe und Therapie von Zytostatika-Hautnekrosen. Onkologie 6: 317–320, 1980.
[22] Ignoffo RJ, Friedman MA: Therapy of local toxicities caused by extravasation of cancer chemotherapeutic drugs. Cancer Treat Rev 7: 17–27, 1980.
[23] Mullin S, Beckwith MC, Tyler LS: Prevention and management of antineoplastic extravasation injury. Hosp Pharm 35: 57–76, 2000.
[24] Linder RM, Upton J, Osteen R: Management of extensive doxorubicin hydrochloride extravasation injuries. J Hand Surg 8: 32–38, 1983.
[25] Montrose PA: Extravasation management. Semin Oncol Nurs 3: 128–132, 1987.
[26] Faehnrich J: Extravasation. NITA 7: 49–52, 1984.
[27] Wetmore N: Extravasation. The dreaded complication. NITA 8: 47–49, 1985.
[28] Larson DL: Treatment of tissue extravasation by antitumor agents. Cancer 49: 1796–1799, 1982.
[29] Jordan K, Grothe W, Schmoll HJ: Paravasation von Zytostatika: Prävention und Therapie. Dtsch Med Wochenschr 130: 33–37, 2005.
[30] Beason R: Antineoplastic vesicant extravasation. J Intraven Nurs 13: 111–114, 1990.
[31] San Angel F: Current controversies in chemotherapy administration. J Intraven Nurs 18: 16–23, 1995.
[32] Krämer I: Zytostatika-Paravasate-Set. Krankenhauspharmazie 13: 154–160, 1992.
[33] Krämer I, Stützle M: Zytostatika-Paravasation – Wie ist vorzugehen? Krankenhauspharmazie 23: 261–268, 2002.
[34] Reilly JJ, Neifeld JP, Rosenberg SA: Clinical course and management of accidental adriamycin extravasation. Cancer 40: 2053–2056, 1977.
[35] MacCara ME: Extravasation: a hazard of intravenous therapy. Drug Intell Clin Pharm 17: 713–717, 1983.
[36] Anderson JM, Walters RS, Hortobagyi GN: Mediastinitis related to probable central vinblastine extravasation in a woman undergoing adjuvant chemotherapy for early breast cancer. Am J Cin Oncol 19: 566–568, 1996.
[37] Preuss P, Partoft S: Cytostatic extravasations. Ann Plast Surg 19: 323–327, 1987.
[38] Ener RA, Meglathery SB, Styler M: Extravasation of systemic hematooncological therapies. Ann Oncol 15: 858–862, 2004.
[39] Langstein HN, Duman H, Seelig D, et al: Retrospective study of the management of chemotherapeutic extravasation injury. Ann Plast Surg 49: 369–374, 2002.
[40] Hofer S, Schnabel K, Vogelbach P, et al: Das „pinch-off"-Syndrom: eine Komplikation bei implantierbaren Kathetersystemen in die Vena subclavia. Schweiz Med Wochenschr 127: 1247–1250, 1997.

[41] Aitken DR, Minton JP: The "pinch off sign" a warning of impending problems with permanent subclavian catheters. Am J Surg: 633–636, 1984.
[42] Hinke DH, Zandt-Stastny DA, Goodman LR, et al: Pinch off syndrome: a complication of implantable subclavian venous access devices. Radiology 177: 353–356, 1990.
[43] Krutchen AE, Bjarnason H, Stackhouse DJ, et al: The mechanism of positional dysfunction of subclavian venous catheters. Radiology 200: 159–163, 1996.
[44] Nostdahl T, Waagsbo NA: Costoclavicular pinching: a complication of long-term central venous catheters. a report of three cases. Acta Anaesthesiol Scand 42: 872–875, 1998.
[45] Spiegel RJ: The acute toxicities of chemotherapy. Cancer Treat Rep 8: 197–207, 1981.
[46] Chait LA, Dinner MI: Ulceration caused by cytotoxic drugs. S Afr Med J 49: 1935–1936, 1975.
[47] Rudolph R, Larson DL: Etiology and treatment of chemotherapeutic agent extravasation injuries: a review. J Clin Oncol 5: 1116–1126, 1987.
[48] Schummer W, Schummer C, Müller A, et al: Extravasation – eine seltene Komplikation zentralvenöser Katheter? Fallbericht einer drohenden Arrosion der A. carotis. Anästhesist 8: 711–717, 2003.
[49] Dragon LH, Braine HG: Necrosis of the hand after daunorubicin infusion distal to an arteriovenous fistula. Ann Intern Med 91: 58–59, 1979.
[50] Levey RH, Sallen S, Weinstein H, et al: Surgical techniques for vascular access for chemotherapy in infants and children. J Pediatr Surg 13: 724–729, 1978.
[51] Tully JL, Friedland GH, Baldini LM, et al: Complications of intravenous therapy with steel needles and teflon® catheters. Am J Med 70: 702–706, 1981.
[52] Powell LL: Oncology Nursing Society cancer chemotherapy guidelines recommendations for practice. Pittsburgh: Oncology Nursing Press, 1996.
[53] Kassner E: Evaluation and treatment of chemotherapy extravasation injuries. J Pediatr Oncol Nurs 17: 135–148, 2000.
[54] Meranze SG, Burke DR, Feurer ID, et al: Spontaneous retraction of indwelling catheters: previously unreported complications. J Parenter Enteral Nutr 12: 310–312, 1988.
[55] Kurul S, Saip P, Aydin T: Totally implantable venous-access ports: local problems and extravasation injury. Lancet Oncol 3: 684–692, 2002.
[56] Davies AG, Russell WC, Thompson JP: Extravasation and tissue necrosis secondary to central line infusions. Anaesthesia 58: 820–821, 2003.
[57] Klotz HP, Schopke W, Kohler A, et al: Catheter fracture: a rare complication of totally implantable subclavian venous access devices. J Surg Oncol 62: 222–225, 1996.
[58] Kraft A, Weinig S, Edinger M, et al: Anthrazyklin-Extravasate. Der Onkologe 6: 674–686, 2000.
[59] Lauvin R, Miglianico L, Hellegouarc HR: Skin cancer occurring 10 years after the extravasation of doxorubicin. N Engl J Med 332: 754, 1995.

[60] Kellner O, Dempke W, Schmoll HJ, et al: Zentralvenöse Katheter in der Hämatologie und Onkologie. In: Schmoll HJ, Höffken K, Possinger K (Hrsg) Kompendium Internistische Onkologie. Standards in Diagnostik und Therapie. Springer, Teil 1, 3. Auflage: 1739–1753, 1999.

[61] Kock HJ, Pietsch M, Krause U, et al: Implantable vascular access systems: experience in 1,500 patients with totally implanted central venous port systems. World J Surg 22: 12–16, 1998.

[62] Schulmeister L, Camp-Sorrell D: Chemotherapy extravasation from implanted ports. Oncol Nurs Forum 27: 531–538, 2000.

[63] Freytes CO, Reid P, Smith KL: Long-term experience with a totally implanted catheter system in cancer patients. J Surg Oncol 45: 99–102, 1990.

[64] Stein M, Wagner RH: Komplikationen zentralvenöser Portsysteme: Erfahrungsbericht über 2359 Implantationen. Dtsch Med Wochenschr 130: 1129–1132, 2005.

[65] Rauthe G, Altmann C: Venous port systems in the field of gynaecological oncology. Eur J Gynaecol Oncol 19: 173–78, 1998.

[66] Lemmers NW, Gels ME, Sleijfer DT, et al: Complications of venous access ports in 132 patients with disseminated testicular cancer treated with polychemotherapy. J Clin Oncol 14: 2916–2922, 1996.

[67] Lokich JL, Bothe A, Benotti P, et al: Complications and management of implanted venous access catheters. J Clin Oncol 3: 710–717, 1985.

[68] Biffi R, Pozzi S, Agazzi A, et al: Use of totally implantable central venous access ports for high-dose chemotherapy and peripheral blood stem cell transplantation: results of a monocentre series of 376 patients. Ann Oncol 15: 296–300, 2004.

[69] Strum SB, McDermed JE, Korn AR, et al: Improved methods for venous access: the port-a-cath, a totally implanted catheter system. J Clin Oncol 4: 596–603, 1986.

[70] Mueller BU, Skelton J, Callender DDP, et al: A prospective randomized trial comparing the infectious and noninfectious complications of an externalized catheter versus a subcutaneously implanted device in cancer patients. J Clin Oncol 10: 1943–1948, 1992.

[71] Shetty PC, Mody MK, Kastan DJ, et al: Outcome of 350 implanted chest ports placed by interventional radiologists. J Vasc Intervent Radiol 8: 991–995, 1997.

[72] Poorter RL, Lauw FN, Bemelmann WA, et al: Complications of an implantable venous access device (Port-a-Cath) during intermittent continuous infusion of chemotherapy. Eur J Cancer 32A: 2262–2266, 1996.

[73] BrothersTE, Moll LK, Miederhuber JE, et al: Experience with subcutaneous infusion ports in three hundred patients. Surg Gynecol Obstet 166: 295–301, 1988.

[74] Bothe A, Piccione W, Ambrosino JJ, et al: Implantable central venous access system. Am J Surg 147: 565–569, 1984.

[75] Reed WP, Newman KA, Applefeld MM, et al: Drug extravasation as a complication of venous access ports. Ann Intern Med 102: 788–789, 1985.

[76] Rodier JM, Malbec L, Lauraine EP, et al: Mediastinal infusion of epirubicin and 5-fluorouracil. A complication of totally implantable central

[77] venous systems. Report of a case. J Cancer Res Clin Oncol 122: 566–567, 1996.
[77] Cathcart-Rake WF, Mowery WE: Intrapericardial infusion of 5-fluorouracil. An unusual complication of a Hickman catheter. Cancer 67: 735–737, 1991.
[78] Manheimer F, Aranda CP, Smith RL: Necrotizing pneumonitis caused by 5-fluorouracil infusion. A complication of a Hickman catheter. Cancer 70: 554–556, 1992.
[79] Duhrsen U, Heinrichs V, Beecken WD, et al: Local and systemic sequelae of mediastinal daunorubicin extravasation in a patient with acute myelomonocytic leukemia. Ann Oncol 8: 1167–1168, 1997.
[80] Bozkurt AK, Uzel B, Akman C, et al: Intrathoracic extravasation of antineoplastic agents. Case report and systematic review. Am J Clin Oncol 26: 121–123, 2003.
[81] Watterson J, Heisel M, Cich JA, et al: Intrathoracic extravasation of sclerosing agents associated with central venous catheters. Am J Pediatr Hematol Oncol 10: 240–251, 1988.
[82] Barutca S, Kadikoylu G, Bolaman Z, et al: Extravasation of paclitaxel into breast tissue from central catheter port. Support Cancer Care 10: 563–565, 2002.
[83] El Saghir NS, Otrock ZK: Docetaxel extravasation into the normal breast during breast cancer treatment. Anti-Cancer Drugs 15: 401–404, 2004.
[84] Webster PJ, D'Souza D: Extravasation of epirubicin/vincristine and ifosfamide/mesna from a central venous catheter. J Oncol Pharm Practice 1: 41–44, 1995.
[85] Kretzschmar A, Pink D, Thuss-Patience P, et al: Extravasations of oxaliplatin. J Clin Oncol 21: 4068–4069, 2003.
[86] Eckert R, Maier KP: Necrotizing panniculitis after extravasation of oxaliplatin. Ann Oncol 13 (Suppl 5): 29, 2002.
[87] Wong C, Joshi N, Nachimuthu S, et al: Cough in a patient with an infusion port. Chest 120: 1031–1033, 2001.
[88] Germain BS, Houlihan N, D'Amato S: Dimethyl sulfoxide therapy in the treatment of vesicant extravasation. J Intrav Nurs 17: 261–266, 1994.
[89] Clark KR, Higgs MJ: Breast abscess following central venous catheterization. Intensive Care Med 17: 123–124, 1991.
[90] Pacelli CM, Eitzman DT: Tracheal ostruction secondary to extravasation of intravenous fluids from central catheter port. Am J Med 92: 701–702, 1992.
[91] Bach F, Videbaek C, Holst-Christensen J, et al: Cytostatic extravasation. A serious complication of long-term venous access devices. Cancer 68: 538–539, 1991.
[92] Johnson JC: Complications of vascular access devices. Emerg Med Clin N Am 12: 691–705, 1994.
[93] Pronzato P, Queirolo P, Vidili MG, et al: Continuous venous infusion of vinblastine in metastatic breast cancer. Chemother 37: 146–149, 1991.
[94] Rudolph R, Suzuki M, Luce JK: Experimental skin necrosis produced by adriamycin. Cancer Treat Rep 63: 529–537, 1979.

[95] Luedke DW, Kennedy PS, Rietschel RL: Histopathogenesis of skin and subcutaneous injury induced by adriamycin. Plast Reconstr Surg 63: 463–465, 1979.
[96] Petro JA, Graham WP, Miller SH, et al: Experimental and clinical studies of ulcers induced with adriamycin. Surg Forum 30: 535–537, 1979.
[97] Dorr RT, Alberts DS, Chen HS: The limited role of corticosteroids in ameliorating experimental doxorubicin skin toxicity in the mouse. Cancer Chemother Pharmacol 5: 17–20, 1980.
[98] Coleman JJ, Walker AP, Didolkar MS: Treatment of adriamycin-induced skin ulcers: a prospective controlled study. J Surg Oncol 22: 129–135, 1983.
[99] Loth TS, Eversmann WW: Treatment methods for extravasationd of chemotherapeutic agents: a comparative study. J Hand Surg 11A: 388–396, 1986.
[100] Yoo MS, Ahn SK, Cho EH et al: Experimental study of gross and histopathological changes after extravasation of adriamycin and efficacy of intralesional injection of steroid. Kor J Dermatol 34: 732–738, 1996.
[101] Bhawan J, Petry J, Rybak ME: Histologic changes induced in skin by extravasation of doxorubicin (adriamycin). J Cutan Pathol 16: 158–163, 1989.
[102] Whang SW, Lee SH, Elias PM, et al: Intralesional steroids reduce inflammation from extravasated chemotherapeutic agents. Br J Dermatol 145: 680–682, 2001.
[103] Dorr RT, Alberts DS: Vinca alkaloid skin toxicity: antidote and drug disposition studies in the mouse. J Natl Cancer Inst 74: 113–120, 1985.
[104] Moreno de Vega MJ, Dauden E, Abajo P, et al: Skin necrosis from ectravasation of vinorelbine. J Eur Acad Dermatol Venereol 16: 488–490, 2002.
[105] Haskell CM, Canellos GP, Leventhal BG, et al: L-asparaginase: therapeutic and toxic effects in patients with neoplastic disease. N Engl J Med 281: 1028–1034, 1969.
[106] Weiss RB, Bruno S: Hypersensitivity reactions to cancer chemotherapeutic agents. Ann Int Med 94: 66–72, 1981.
[107] Cornwell GG, Pajak TF, McIntyre OR: Hypersensitivity reactions to i.v. melphalan during treatment of multiple myeloma: cancer and leukemia group B experience. Cancer Treat Rep 63: 399–403, 1979.
[108] Grem JL, King SA, Costanza ME, et al: Hypersensitivity reactions to trimetrexate. Invest New Drugs 8: 211–214, 1990.
[109] Bokemeyer C: Dermatotoxizität antineoplastischer Substanzen. In: Schmoll HJ, Höffken K, Possinger K (Hrsg) Kompendium Internistische Onkologie. Standards in Diagnostik und Therapie. Springer, Teil 1, 3. Auflage: 1411–1420, 1999.
[110] Vogelzang NJ: "Adriamycin flare": a skin reaction resembling extravasation. Cancer Treat Rep 63: 2067–2069, 1979.
[111] Alley E, Green R, Schuchter L: Cutaneous toxicities of cancer therapy. Curr Opin Oncol 14: 212–216, 2002.
[112] Bokemeyer C: Allergische Reaktionen. In: Schmoll HJ, Höffken K, Possinger K (Hrsg) Kompendium Internistische Onkologie. Standards in Diagnostik und Therapie. Springer, Teil 1, 3. Auflage: 1421–1426, 1999.

[113] Cohen SC, DiBella NJ, Michalak JC: Recall injury from adriamycin. Ann Intern Med 83: 232, 1975.
[114] Wilson J, Carder P, Gooi J, et al: Recall phenomenon following epirubicin. Clin Oncol (R Coll Radiol) 11: 424–425, 1999.
[115] Meehan JL, Sporn JR: Case report of taxol administration via central vein producing a recall reaction at a site of prior taxol extravasation. J Natl Cancer Inst 86: 1250–1251, 1994.
[116] Shapiro J, Richardson GE: Paclitaxel-induced "recall" soft tissue injury occuring at the site of previous extravasation with subsequent intravenous treatment in a different limb. J Clin Oncol 12: 2237–2238, 1994.
[117] Hidalgo M, Benito J, Colomer R, et al: Recall reaction of a severe local peripheral neuropathy after paclitaxel extravasation. J Natl Cancer Inst 88: 1320, 1996.
[118] Koppel RA, Boh EE: Cutaneous reactions to chemotherapeutic agents. Am J Med Sci 321: 327–335, 2001.
[119] D'Angio GJ, Farber S, Maddock CL: Potentiation of x-ray effects by Actinomycin D. Radiology 73: 175–177, 1959.
[120] Stelzer KJ, Griffin TW, Koh WJ: Radiation recall skin toxicity with bleomycin in a patient with Kaposi sarcoma related to acquired immune deficiency syndrome. Cancer 71: 1322–1325, 1993.
[121] Zulian GB, Aapro MS: Docetaxel and radiation recall severe mucositis. Ann Oncol 5: 964, 1994.
[122] Yeo W, Leung SF, Johnson PJ: Radiation recall dermatitis with docetaxel: establishment of a requisite radiation threshold. Eur J Cancer 33: 699–700, 1997.
[123] Morkas M, Fleming D, Hahl M: Diagnosis in oncology. case 2. radiation recall associated with docetaxel. J Clin Oncol 20: 867–869, 2002.
[124] Hill AB, Tattersall SF: Recall of radiation pneumonitis after intrapleural administration of doxorubicin. Med J Aust 1: 39–40, 1983.
[125] Donaldson SS, Glick JM, Wilbur JR: Adriamycin activating a recall phenomenon after radiation therapy. Ann Intern Med 81: 407–408, 1974.
[126] Fontana JA: Radiation recall associated with VP-16-213 therapy. Cancer Treat Rep 63: 224–225, 1979.
[127] Perez EA, Campbell DL, Ryu JK: Radiation recall dermatitis induced by edatrexate in a patient with breast cancer. Cancer Invest 13: 604–607, 1995.
[128] Castellano D, Hitt R, Cortes-Funes H, et al: Radiation recall reaction induced by gemcitabine. J Clin Oncol 18: 695–696, 2000.
[129] Gabel C, Eifel PJ, Tornos C, et al: Radiation recall reaction to idarubicin resulting in vaginal necrosis. Gynecol Oncol 57: 266–269, 1995.
[130] Dabaja MAK, Morgensztern D, Markoe AM, et al: Radiation recall dermatitis induced by methotrexate in a patient with Hodgkin's disease. Am J Clin Oncol 23: 531–533, 2000.
[131] McCarty MJ, Peake MF, Lillis P, et al: Paclitaxel induced radiation recall dermatitis. Med Pediatr Oncol 27: 185–186, 1996.
[132] Nemechek PM, Corder MC: Radiation recall associated with vinblastine in a patient treated for Kaposi sarcoma related to acquired immune deficiency syndrome. Cancer 70: 1605–1606, 1992.

[133] Kitani H, Kosaka T, Fujihara T, et al: The "recall effect" in radiotherapy: is subeffective, reparable damage involved? Int J Radiat Oncol Biol Phys 18: 689–695, 1990.
[134] Camidge R, Price, A: Characterizing the phenomenon of radiation recall dermatitis. Radiother Oncol 59: 237–246, 2001.
[135] Burdon J, Bell R, Sullivan J, et al: Adriamycin induced recall phenomenon 15 years after radiotherapy. JAMA 239: 931, 1978.
[136] Khan MS, Holmes JD: Reducing the morbidity from extravasation injuries. Ann Plast Surg 48: 628–632, 2002.
[137] Hankin FM, Louis DS: Extravasation of chemotherapeutic agents. Am Fam Physician 31: 147–150, 1985.
[138] Hessen JA: Protocol for treatment of vesicant antineoplastic extravasation. Hosp Pharm 24: 705–709, 1989.
[139] Hirsh JD, Conlon PF: Implementing guidelines for managing extravasation of antineoplastics. Am J Hosp Pharm 40: 1516–1519, 1983.
[140] Dorr RT: Antidotes to vesicant chemotherapy extravasations. Blood Rev 4: 41–60, 1990.
[141] Harwood KV, Aisner J: Treatment of chemotherapy extravasation: current status. Cancer Treat Rep 68: 939–945, 1984.
[142] Scuderi N, Onesti MG: Antitumor agents: extravasation, management, and surgical treatment. Ann Plast Surg 32: 39–44, 1994.
[143] Gault DT: Extravasation injuries. Br J Plast Surg 46: 91–96, 1993.
[144] Cicchetti S, Jemec B, Gault DT: Two case reports of vinorelbine extravasation: mangement and review of the literature. Tumori 86: 289–292, 2000.
[145] Giunta R, Akpaloo J, Kovacs L, et al: Technik der subkutanen Spülung bei hochtoxischen Paravasaten – ein Kurzbeitrag. Handchir Mikrochir Plast Chir 34: 399–402, 2002.
[146] Bertelli G, Gozza A, Forno GB, et al: Topical dimethylsulfoxide for the prevention of soft tissue injury after extravasation of vesicant cytotoxic drugs: a prospective clinical study. J Clin Oncol 13: 2851–2855, 1995.
[147] Owen OE, Dellatorre DL, van Scott EJ, et al: Accidental intramuscular injection of mechlorethamine. Cancer 45: 2225–2226, 1980.
[148] Askar I, Erbas MK, Gurlek A: Effects of heparin fractions on the prevention of skin necrosis resulting from adriamycin extravasation: an experimental study. Ann Plast Surg 49: 297–301, 2002.
[149] Hajarizadeh H, Lebredo L, Barrie R, et al: Protective effect of doxorubicin in vitamin C or dimethylsulfoxide against skin ulceration in the pig. Ann Surg Oncol 1: 411–414, 1994.
[150] Schwartsmann G, Sander EB, Vinholes J, et al: N-acetylcysteine protects skin lesion induced by local extravasation of doxorubicin in a rat model. Am J Pediatr Hematol Oncol 14: 280–281, 1992.
[151] Nobbs P, Barr RD: Soft-tissue injury caused by antineoplastic drugs is inhibited by topical dimethyl sulphoxide and alpha tocopherol. Br J Cancer 48: 873–876, 1983.
[152] Ludwig CU, Stoll HR, Obrist R, et al: Prevention of cytotoxic drug induced skin ulcers with dimethyl sulfoxide (DMSO) and α-tocopherole. Eur J Cancer Clin Oncol 23: 327–329, 1987.

[153] Averbuch SD, Gaudiano G, Koch TH, et al: Doxorubicin-induced skin necrosis in the swine model: protection with a novel radical dimer. J Clin Oncol 4: 88–94, 1986.
[154] Averbuch SD, Boldt M, Gaudiano G, et al: Experimental chemotherapy-induced skin necrosis in swine. J Clin Invest 81: 142–148, 1988.
[155] Comas D, Mateu J: Treatment of extravasation of both doxorubicin and vincristine administration in a y-site infusion. Ann Pharmacother 30: 244–246, 1996.
[156] Spugnini EP: Use of hyaluronidase for the treatment of extravasation of chemotherapeutic agents in six dogs. JAVMA 221: 1437–1440, 2002.
[157] Modena T, Conti B, Genta I, et al: Hyaluronidase-injectable microparticles intended for the treatment of extravasation. J Microencapsulation 15: 85–92, 1998.
[158] Parikh PM, Pai VP, Ranjan S, et al: Phlogenzym® is safe and effective in reducing morbidity of vesicant chemotherapy extravasation – a prospective study. Int J Immunotherapy 17: 163–170, 2001.
[159] Kolarić K, Zupanc D, Stahl KW, et al: Verhinderung von Extravasatnekrosen als Komplikation nach intravenöser Zytostatikatherapie. Onkologie 11: 238–240, 1988.
[160] Abbes M, Picard JL, Bourgeon Y, et al: A propos de quarante et une complications locales de chimiothérapie. Ann Chir Plast Esthét 31: 149–156, 1986.
[161] Tsavaris NB, Karagiaouris P, Tzannou I, et al: Conservative approach to the treatment of chemotherapy-induced extravasation. J Dermatol Surg Oncol 16: 519–522, 1990.
[162] Andoh T, Ishida R: Catalytic inhibitors of DNA topoisomerase II. Biochim Biophys Acta 1400: 155–171, 1998.
[163] Langer SW, Sehested M, Jensen PB: Dexrazoxane is a potent and specific inhibitor of anthracycline induced subcutaneous lesions in mice. Ann Oncol 12: 405–410, 2001.
[164] Sehested M, Jensen PB, Sorensen BS, et al: Antagonistoc effect of the cardioprotector (+)-1,2-bis(3,5-dioxopiperazinyl-1-yl)propane (ICRF-187) in DNA breaks and cytotoxicity induced by the topoisomerase II directed drugs daunorubicin and etoposide (VP-16). Biochem Pharmacol 46: 389–393, 1993.
[165] Langer SW, Sehested M, Jensen PB: Treatment of anthracycline extravasation with dexrazoxane. Clin Cancer Res 6: 3680–3686, 2000.
[166] Lane P, Vichi P, Bain DL, et al: Temperature dependence studies of adriamycin uptake and cytotoxicity. Cancer Res 47: 4038–4042, 1987.
[167] Dorr RT, Alberts DS, Stone A: Cold protection and heat enhancement of doxorubicin skin toxicity in the mouse. Cancer Treat Rep 69: 431–437, 1985.
[168] Herman TS: Temperature dependence of adriamycin, cis-diamminedichlo-roplatinum, bleomycin, and 1,3-bis(2-chloroethyl)-1-nitrosourea cytotoxicity in vitro. Cancer Res 43: 517–520, 1983.
[169] Harwood KV, Gonin R: Short term vs. long term local cooling after doxorubicin (DOX) extravasation: an eastern cooperative oncology group (ECOG) study. Proc ASCO 13: 447, 1994.

[170] Goodman M, Stewart I, Lydon J, et al: Use caution when managing paclitaxel and taxotere infiltrations. Oncol Nurs Forum 23: 541–542, 1996.

[171] David NA: The pharmacology of dimethyl sulfoxide 6544. Ann Rev Pharmacol 12: 353–374, 1972.

[172] Kligman AM: Topical pharmacology and toxicology of dimethyl sulfoxide – part I. JAMA 193: 796–804, 1965.

[173] Görög P, Kovács IB: Effect of dimethyl sulfoxide (DMSO) on various experimental cutaneous reactions. Pharmacology 2: 313–319, 1969.

[174] Desai MH, Teres D: Prevention of doxorubicin-induced skin ulcers in the rat and pig with dimethyl sulfoxide (DMSO). Cancer Treat Rep 66: 1371–1374, 1982.

[175] Massart C, Le Tellier C, Gibassier J, et al: Modulation by dimethyl sulphoxide of the toxicity induced by cis-diamminedichloroplatinum in cultured thyrocytes. Toxicol in vitro 7: 87–94, 1993.

[176] Jones MM, Basinger MA, Field L, et al: Coadministration of dimethyl sulfoxide reduces cisplatin nephrotoxicity. Anticancer Res 11: 1939–1942, 1991.

[177] de Lemos ML: Role of dimethylsulfoxide for management of chemotherapy extravasation. J Oncol Pharm Practice 10: 197–200, 2004.

[178] Barth J, Bildat E: Empfehlungen zur Behandlung von Paravasaten mit Vinorelbin. Krankenhauspharmazie 21: 622–624, 2000.

[179] Olver IN, Aisner J, Hament A, et al: A prospective study of topical dimethyl sulfoxide for treating anthracycline extravasation. J Clin Oncol 6: 1732–1735, 1988.

[180] Creus N, Mateu J, Masso J, et al: Toxicity to topical dimethylsulfoxide (DMSO) when used as an extravasation agent. Pharm World Sci 24: 175–176, 2002.

[181] Bertelli G, Dini D, Forno GB, et al: Hyaluronidase as an antidote to extravasation of vinca alkaloids: clinical results. J Cancer Res Clin Oncol 120: 505–506, 1994.

[182] Cohen MH: Amelioration of adriamycin skin necrosis: an experimental study. Cancer Treat Rep 63: 1003–1004, 1979.

[183] Laurie SW, Wilson KL, Kernahan DA, et al: Intravenous extravasation injuries: the effectiveness of hyaluronidase in their treatment. Ann Plast Surg 13: 191–194, 1984.

[184] Disa JJ, Chang RR, Mucci SJ, et al: Prevention of adriamycin-induced fullthickness skin loss using hyaluronidase infiltration. Plast Reconstr Surg 101: 370–374, 1998.

[185] Stanley A: Managing complications of chemotherapy. In: Allwood M, Stanley A, Wright P (eds) The Cytotoxics Handbook. Radcliffe Medical Press, 3rd edition: 105–124, 1997.

[186] Schwartzman J, Henderson AT, King WE: Hyaluronidase in fluid administration. J Pediatr 33: 267–273, 1948.

[187] Sehested M, Jensen PB: Mapping of DNA topoisomerase II poisons (etoposide, clerocidin) and catalytic inhibitors (aclarubicin, ICRF-187) to four distinct steps on the toposisomerase II catalytic cycle. Biochem Pharmacol 51: 879–886, 1996.

[188] Bos AM, van der Graaf WT, Willemse PH: A new conservative approach to extravasation of anthracyclines with dimethylsulfoxide and dexrazoxane. Acta Oncol 40: 541–541, 2001.
[189] Langer SW, Sehested M, Jensen PB: Dexrazoxane in anthracycline extravasation. J Clin Oncol 18: 3063, 2000.
[190] Jensen JN, Lock-Andersen J, Langer SW, et al: Dexrazoxane – a promising antidote in the treatment of accidental extravasation of anthracyclines. Scand J Plast Reconstr Hand Surg 37: 174–175, 2003.
[191] El Saghir N, Otrock Z, Mufarrij A, et al: Dexrazoxane for anthracycline extravasation and GM-CSF for skin ulceration and wound healing. Lancet Oncol 5: 320–321, 2004.
[192] Wilson DW, Grier D, Reimer R, et al: Structure-activity relationship of daunorubicin and its peptide derivatives. J Med Chem 19: 381–384, 1976.
[193] Bartkowski-Dodds L, Daniels JR: Use of sodium bicarbonate as a means of ameliorating doxorubicin-induced dermal necrosis in rats. Cancer Chemother Pharmacol 4: 179–181, 1980.
[194] Barr RD, Sertic J: Soft-tissue necrosis induced by extravasated cancer chemotherapeutic agents: a study of active intervention. Br J Cancer 44: 267–269, 1981.
[195] Laskar PA, Ayres JW: Degradation of carmustine in aqueous media. J Pharm Sci 66: 1073–1076, 1977.
[196] Colvin M, Hartner J, Summerfield M: Stability of carmustine in the presence of sodium bicarbonate. Am J Hosp Pharm 37: 677–678, 1980.
[197] Schneider SM, Distelhorst CW: Chemotherapy-induced emergencies. Semin Oncol 16: 572–578, 1989.
[198] Jackson IT, Robinson DW: Severe tissue damage following accidental subcutaneous infusion of bicarbonate solution. Scot Med J 21: 200–201, 1976.
[199] Gaze NR: Tissue necrosis caused by commonly used intravenous infusions. Lancet 2: 417–419, 1978.
[200] Kappel B, Hindenburg AA, Taub RN: Treatment of anthracycline extravasation – a warning against the use of sodium bicarbonate. J Clin Oncol 5: 825–826, 1987.
[201] Groos E, Walker L, Masters JR: Intravesical chemotherapy: studies on the relationship between pH and cytotoxicity. Cancer 58: 1199–1203, 1986.
[202] Tsavaris NB, Komitsopoulou P, Karagiaouris P, et al: Prevention of tissue necrosis due to accidental extravasation of cytostatic drugs by a conservative approach. Cancer Chemother Pharmacol 30: 330–333, 1992.
[203] Howell SB, Taetle R: Effect of sodium thiosulfate on cis-dichloroammineplatinum (II) toxicity and antitumor activity in L1210 leukemia. Cancer Treat Rep 64: 611–616, 1980.
[204] Buchanan GR, Buchsbaum HJ, O'Banion K, et al: Extravasation of dactinomycin, vincristine, and cisplatin: studies in an animal model. Med Pediatr Oncol 13: 375–380, 1985.
[205] Dorr RT, Soble M, Alberts DS: Efficacy of sodium thiosulfate as a local antidote to mechlorethamine skin toxicity in the mouse. Cancer Chemother Pharmacol 22: 299–302, 1988.

[206] Baskin SI, Horowitz AM, Nealley EW: The antidotal action of sodium nitrite and sodium thiosulfate against cyanide poisoning. J Clin Pharmacol 32: 368–375, 1992.
[207] Rudolph R: Ulcers of the hand and wrist caused by doxorubicin hydrochloride. Orthop Rev 7: 93–95, 1978.
[208] Larson DL: What is the appropriate management of tissue extravasation by antitumor agents? Plast Reconstr Surg 75: 397–402, 1985.
[209] Pitkänen J, Asko-Seljavaara S, Gröhn P, et al: Adriamycin extravasation: surgical treatment and possible prevention of skin and soft-tissue injuries. J Surg Oncol 23: 259–262, 1983.
[210] Shenaq SM, Abbase EH, Friedman JD: Soft-tissue reconstruction following extravasation of chemotherapeutic agents. Surg Oncol Clin N Am 5: 825–845, 1996.
[211] Seyfer AE, Solimando DA: Toxic lesions of the hand associated with chemotherapy. J Hand Surg 8: 39–42, 1983.
[212] D'Andrea F, Onesti MG, Nicoletti GF, et al: Surgical treatment of ulcers caused by the extravasation of cytotoxic drugs. Scand J Plast Reconstr Surg Hand Surg 38: 288–292, 2004.
[213] Devereux DF, Thibault LE, Boretos J, et al: The quantitative and qualitative impairment of wound healing by adriamycin. Cancer 43: 932–938, 1979.
[214] Devereux DF, Kent H, Brennan MF: Time dependent effects of adriamycin and x-ray therapy on wound healing in the rat. Cancer 45: 2805–2810, 1980.
[215] Devereux DF, Triche TJ, Webber BL, et al: A study of adriamycin-reduced wound breaking strength in rats. Cancer 45: 2811–2815, 1980.
[216] Vandeweyer E, Heymans O, Deraemaecker R: Extravasation injuries and emergency suction as treatment. Plast Reconstr Surg 105: 109–110, 2000.
[217] Yilmaz M, Demirdover C, Mola Fahri: Treatment options in extravasation injury: an experimental study in rats. Plast Reconstr Surg 109: 2418–2423, 2002.
[218] Cohen FJ, Manganaro J, Bezozo RC: Identification of involved tissue during surgical treatment of doxorubicin-induced extravasation necrosis. J Hand Surg 8: 43–45, 1983.
[219] Nogler-Semenitz E, Mader I, Fürst-Weger P, et al: Paravasation von Zytostatika. Wien Klin Wochenschr 116: 289–295, 2004.

Substanzspezifischer Teil

Erläuterungen zum substanzspezifischen Teil
Ines Mader

1. Allgemeine Erläuterungen

Im folgenden Teil wurden die Substanzen nach Substanznamen (nicht Handelsnamen!) alphabetisch gereiht, um im Ernstfall schnell auf die praxisrelevante Information zugreifen zu können.
Den Substanzmonografien liegt eine Zweiteilung zugrunde:
1. Handlungsanleitung für den Notfall
2. Synopsis der relevanten Literatur

Berücksichtigt wurden alle Zytostatika, für die in Europa eine Zulassung vorliegt. Die 2. Auflage wurde um folgende Substanzen ergänzt:
- Pemetrexed
- Bortezomib

2. Erläuterungen zu den Substanzmonografien

Bei den Substanzen wurde die bewährte Gliederung der 1. Auflage beibehalten.

KONSENSUS

enthält die von den Autoren erarbeiteten Inhalte:
- Einstufung des Schädigungstyps
- allgemeine im Notfall einzuleitende Maßnahmen
- substanzspezifische Maßnahmen (falls vorhanden)

sowie
- Warnhinweise

In der Literatur erwähnter Schädigungstyp:
- wie in der Primär- und Sekundärliteratur beschrieben ohne Berücksichtigung tierexperimenteller Studien

In der Literatur erwähnte Symptomatik und Verlauf:
Zur Beschreibung der Symptome und des klinischen Verlaufes wurden bis auf wenige Ausnahmen ausschließlich Informationen aus der Primärliteratur und den Fachinformationen herangezogen.

Im Gegensatz zur 1. Auflage erfolgte eine Gliederung nach
- Initialsymptomen (innerhalb von 24 Stunden nach Paravasation)
- verzögert auftretenden Symptomen (Tage, Wochen bzw. Monate nach dem Ereignis erstmalig auftretend bzw. Verstärkung der Initialsymptome)
- Residualbefunden (bleibende Schäden) und
- Kasuistiken mit besonderem Verlauf

In der Literatur erwähnte Maßnahmen:
Zur Auflistung und Bewertung der beschriebenen Maßnahmen wurde sowohl Primär- als auch Sekundärliteratur herangezogen.
Die Bewertung des Behandlungserfolges bezieht sich ausschließlich auf konservative Maßnahmen.

– mit Behandlungserfolg:
Der Behandlungserfolg wurde in Relation zum gewebsschädigenden Potential der Substanz eingestuft (z.B. Verhinderung von Nekrosen bei gewebsnekrotisierenden Substanzen).

– ohne Behandlungserfolg:
bei gewebsnekrotisierenden Substanzen:
- Ausbildung von Nekrosen bzw. Ulzera
- Wiederaufflammen der Symptome nach Ersttherapie und asymptomatischem Intervall bzw. Verstärkung der Initialsymptome
- Residualbefunde wie Sensibilitätsstörungen, Bewegungseinschränkungen der betroffenen Extremität
- chirurgische Intervention bei Versagen konservativer Maßnahmen

bei gewebsreizenden Substanzen:
- Blasenbildung
- Eruptionen
- persistierende Schmerzen
- Wiederaufflammen der Symptome nach Ersttherapie und asymptomatischem Intervall bzw. Verstärkung der Initialsymptome

– ohne Angabe des Behandlungserfolges:
Eine Beurteilung des Behandlungserfolges geht aus der Literatur nicht hervor.

Besondere Hinweise:
Bei den besonderen Hinweisen erfolgte eine zusammenfassende Betrachtung der Literaturrecherche und eine Diskussion wirksamer Behandlungsmaßnahmen durch die Autoren.

Außerdem wurden substanzspezifische Nebenwirkungen angeführt, die zur klinischen Differentialdiagnose nützlich sein können.

Conclusio:

Es erfolgte eine zusammenfassende Bewertung hinsichtlich Schädigungstyp und substanzspezifische Maßnahmen durch die Autoren.

Literatur:

Die Methodik der Literaturrecherche und Erläuterungen zur Primär- und Sekundärliteratur sowie zu den zusätzlich gelesenen Publikationen wurden in der Einleitung des Buches bereits beschrieben.

Amsacrin (z.B. Amsidyl®)

KONSENSUS

Schädigungstyp: gewebsnekrotisierend

Therapieempfehlung:

Allgemeine Maßnahmen:
1. Injektion/Infusion sofort stoppen
2. Paravasate-Set holen
3. (sterile) Handschuhe anziehen
4. Infusionsleitung bzw. Spritze durch eine 5 ml-Einmalspritze ersetzen und langsam soviel wie möglich vom Paravasat aspirieren; **Cave!** keinen Druck auf Paravasationsstelle ausüben
5. i.v. Zugang unter Aspirationsbedingungen entfernen
6. bei Blasen: mit 1 ml-Spritze und s.c.-Kanüle aspirieren, für jeden Aspirationsversuch neues Besteck verwenden
7. die betroffene Extremität hochlagern und ruhig stellen
8. **substanzspezifische Maßnahmen** einleiten
9. auf adäquate Schmerztherapie ist zu achten
10. Paravasate-Dokumentationsbogen ausfüllen (Ausdehnung des Paravasates angeben!)
11. Aufklärung und Instruktion des/der Patienten/in sowie der Angehörigen
12. regelmäßige Kontrollen (Nachsorge)
13. in jedem Fall so rasch wie möglich, längstens innerhalb von 24 Stunden einen (plastischen) Chirurgen konsultieren

Substanzspezifische Maßnahmen:

DMSO:
1. 99%ige DMSO-Lösung alle 8 Stunden steril (z.B. mit sterilem Kugeltupfer) ohne Druck auftragen
2. an der Luft trocknen lassen – **Cave!** nicht abdecken
3. Anwendung über mindestens 7 Tage

unmittelbar anschließend trockene Kälte:
1. initial mindestens 1 Stunde kühlen (z.B. mit Cold-Hot Pack)
2. weiterführend mehrmals täglich über jeweils 15 Minuten kühlen

Cave! nach Paravasation:
1. keine Spülungen des i.v. Zuganges
2. keine feuchten Umschläge
3. keine Alkoholumschläge
4. keine Okklusionsverbände

In der Literatur erwähnter Schädigungstyp:	hohe Nekrosewahrscheinlichkeit [4,5] gewebsnekrotisierend [1,3,8–11,14]
In der Literatur erwähnte Symptomatik und Verlauf:	**Initialsymptome:** keine Angabe **verzögert auftretende Symptome:** Nekrose und Ulzeration (1 PatientIn) [1] **Residualbefunde:** keine Angaben
In der Literatur erwähnte Maßnahmen:	**mit Behandlungserfolg:** – tierexperimentell: lokale DMSO-Anwendung [2,4] **ohne Behandlungserfolg:** – tierexperimentell: Zunahme der Ulzerationen durch Applikation von lokaler Wärme, Heparin lokal sowie N-Acetylcystein [2,4] – tierexperimentell: keine Verbesserung des lokalen Zustandsbildes durch Anwendung von Hyaluronidase, Hydrocortison, Kälte und Natriumbicarbonat [2,4] **ohne Angabe des Behandlungserfolges:** – Eiskühlung 1–3 Tage, DMSO (70–100%) alle 3–4 Stunden über 3–14 Tage lokal auftragen, rechtzeitige Konsultation eines plastischen Chirurgen [5] – kalte Kompressen sofort für 30–60 Minuten, danach bis 24 Stunden in 15-minütigem Wechsel (mit/ohne Kompresse), 1,5 ml DMSO (50–99%) alle 6 Stunden über 14 Tage auftragen [6]

Amsacrin

- am ersten Tag DMSO alle 2 Stunden, Hydrocortison (1%) topisch, kalte Kompressen für 30 Minuten, anschließend über 14 Tage alternierend DMSO bzw. Hydrocortison im Abstand von 3 Stunden verabreichen [8]

- DMSO (99%) mindestens alle 6 Stunden über 3–14 Tage, kalte Kompressen sofort für 20 Minuten, danach 4 × täglich für 20 Minuten über 3–4 Tage [9]

- Eispackungen [16]

- trockene Kälte initial für 1 Stunde, anschließend mehrmals täglich über 15 Minuten; DMSO (99%) alle 8 Stunden über 8 Tage; zwischen Kälte und DMSO therapiefreies Intervall einhalten [18]

- keine spezifische Maßnahme erwähnt [10,11, 13,14]

Besondere Hinweise: Phlebitis bis zu 17% [1,4,6,7,15], Schmerzen und Rötungen [4] stehen nicht im Zusammenhang mit einer Paravasation und können durch Verlängerung der Infusionsdauer auf mehrere Stunden und Verdünnung in mindestens 500 ml Glucose 5% reduziert werden [4,12]

DMSO: Berichte über die positive Wirkung zur Verhinderung von Nekrosen liegen nur im Tierexperiment vor [2,4,6,15,17]

Conclusio: Amsacrin wird in der Literatur ausschließlich als gewebsnekrotisierend eingestuft; obwohl diese Substanz sehr selten verabreicht wird, ist dennoch ein klinischer Fall einer Nekrose nach Paravasation dokumentiert; die Einstufung erfolgt daher als gewebsnekrotisierend

aufgrund der positiven Erfahrungen mit DMSO und Kälte nach Paravasationen bei anderen DNA-interkalierenden Substanzen werden als substanzspezifische, nicht invasive Maßnahmen DMSO und Kälte empfohlen

Primärliteratur

[1] Legha SS, Gutterman JU, Hall SW, et al: Phase I clinical investigation of 4′-(9-acridinylamino)methanesulfon-m-anisidide (NSC 249992), a new acridine derivative. Cancer Res 38: 3712–3716, 1978.
[2] Soble MJ, Dorr RT, Plezia P, et al: Dose-dependent skin ulcers in mice treated with DNA binding antitumor antibiotics. Cancer Chemother Pharmacol 20: 33–36, 1987.

Sekundärliteratur

[3] Dorr RT: Extravasation of vesicant antineoplastics: clinical and experimental findings. Ariz Med 38: 271–275, 1981.
[4] Dorr RT: Antidotes to vesicant chemotherapy extravasations. Blood Rev 4: 41–60, 1990.
[5] Schneider G: Paravasate von Zytostatika. Diagnostik und Therapie. Aina S. Schneider Verlag, 6. Auflage: 1–17, 1999.
[6] Dorr RT: Pharmacologic management of vesicant chemotherapy extravasations. In: Dorr RT, Von Hoff DD (eds) Cancer Chemotherapy Handbook. Appleton & Lange, 2nd edition: 109–118, 1994.
[7] Louie AC, Issell BF: Amsacrine (AMSA) – a clinical review. J Clin Oncol 3: 562–592, 1985.
[8] Stanley A: Managing complications of chemotherapy administration. In: Allwood M, Stanley A, Wright P (eds) The Cytotoxics Handbook. Radcliffe Medical Press, 4th edition: 119–193, 2002.
[9] Krämer I, Stützle M: Zytostatika-Paravasation – Wie ist vorzugehen? Krankenhauspharmazie 23: 261–268, 2002.
[10] Bertelli G: Prevention and management of extravasation of cytotoxic drugs. Drug Safety 12: 245–255, 1995.
[11] Gain M, Melzer S, Meyer-Jürshof A, et al: Allgemeiner Teil: Behandlung von Paravasaten. In: Gain M, et al (Hrsg) ADKA-Zytostatika-Handbuch, Pharmazeutisch-wissenschaftliche Monographien. Verlag Heiner Biller, Band 1, 2. Auflage: A42–44, 1997.
[12] Dorr RT, Von Hoff DD: Drug monographs: amsacrine. In: Dorr RT, Von Hoff DD (eds) Cancer Chemotherapy Handbook. Appleton & Lange, 2nd edition: 182–189, 1994.
[13] Mullin S, Beckwith MC, Tyler LS: Prevention and management of antineoplastic extravasation injury. Hosp Pharm 35: 57–76, 2000.
[14] Schneider SM, Distelhorst CW: Chemotherapy-induced emergencies. Semin Oncol 16: 572–578, 1989.
[15] Fachinformation Amsidyl® (Schweiz), Pfizer, April 2003.
[16] Allwood M: Chemotherapeutic agents: amsacrine. In: Allwood M, Stanley A, Wright P (eds) The Cytotoxics Handbook. Radcliffe Medical Press, 4th edition: 268–270, 2002.
[17] Gain M, Melzer S, Meyer-Jürshof A, et al: Amsacrin: Behandlung von Paravasaten. In: Gain M, et al (Hrsg) ADKA-Zytostatika-Handbuch,

Pharmazeutisch-wissenschaftliche Monographien. Verlag Heiner Biller, Band 5: 20, 2001.
[18] Jordan K, Grothe W, Schmoll HJ: Paravasation von Zytostatika: Prävention und Therapie. Dtsch Med Wochenschr 130: 33–37, 2005.

Zusätzlich wurden folgende Publikationen zum Literaturstudium herangezogen:

- Ener RA, Meglathery SB, Styler M: Extravasation of systemic hematooncological therapies. Ann Oncol 15: 858–862, 2004.
- Fenchel K, Karthaus M: Zytostatika-Paravasate – gibt es neue Empfehlungen zum therapeutischen Vorgehen? Wien Med Wochenschr 151: 44–46, 2001.
- Henry MC, Port CD, Levine BS: Preclinical toxicologic evaluation of 4´-(9-acridinylamino)methanesulfon-m-anisidide (AMSA) in mice, dogs, and monkeys. Cancer Treat Rep 64: 855–860, 1980.
- Krämer I: Onkologische Pharmazie. In: Jaehde U, Radziwill R, Mühlebach S, et al (Hrsg) Lehrbuch der Klinischen Pharmazie. Wissenschaftliche Verlagsgesellschaft mbH, 2. Auflage: 307–336, 2003.
- Rauh J, Pluntke S, Müller C: Paravenöse Zytostatikainjektion: Prophylaxe und Sofortmaßnahmen im Notfall. MMW Fortschr Med 146: 682–686, 2004.

bearbeitet von Ines Mader

L-Asparaginase (z.B. Asparaginase medac)

KONSENSUS

Schädigungstyp: nicht gewebsschädigend

Therapieempfehlung:

Allgemeine Maßnahmen:
1. Injektion/Infusion sofort stoppen
2. Paravasate-Set holen
3. (sterile) Handschuhe anziehen
4. Infusionsleitung bzw. Spritze durch eine 5 ml-Einmalspritze ersetzen und langsam soviel wie möglich vom Paravasat aspirieren; **Cave!** keinen Druck auf Paravasationsstelle ausüben
5. i.v. Zugang unter Aspirationsbedingungen entfernen
6. die betroffene Extremität hochlagern und ruhig stellen
7. Paravasate-Dokumentationsbogen ausfüllen (Ausdehnung des Paravasates angeben!)
8. Aufklärung und Instruktion des/der Patienten/in sowie der Angehörigen
9. regelmäßige Kontrollen (Nachsorge)

Substanzspezifische Maßnahmen: keine

Cave! nach Paravasation:
1. keine Spülungen des i.v. Zuganges
2. keine feuchten Umschläge
3. keine Alkoholumschläge
4. keine Okklusionsverbände

L-Asparaginase

In der Literatur erwähnter Schädigungstyp:	nicht gewebsschädigend [5,7–10,12,15,19] keine Nekrosewahrscheinlichkeit [4,6]
In der Literatur erwähnte Symptomatik und Verlauf:	keine Angaben
In der Literatur erwähnte Maßnahmen:	**mit Behandlungserfolg:** – keine Fälle dokumentiert **ohne Behandlungserfolg:** – keine Fälle dokumentiert **ohne Angabe des Behandlungserfolges:** – 1500 IE Hyaluronidase s.c., Anwendung von Wärme und Druck [5] – fakultativ lokale Infiltration von Corticosteroiden, warme Kompressen für 1 Stunde [8] – bei lokaler Symptomatik Hydrocortison (1%) oder Heparin topisch [10] – Kühlung 4 × täglich für 20 Minuten über 3–4 Tage [15] – keine spezifische Maßnahme erwähnt [4,6,7,9,12,19]
Besondere Hinweise:	Ergebnis der Literaturrecherche: keine klinischen Untersuchungen in Bezug auf Paravasation veröffentlicht tierexperimentell: keine Lokalreaktionen nach s.c. und i.d. Applikation von Asparaginase [3] sehr hohes immunogenes Potential; Inzidenz der Hypersensibilitätsreaktionen von 6–70% in der Literatur beschrieben [1,2,5–7,11,13,16–18]
Conclusio:	da Asparaginase auch i.m. [5,13,14,16] appliziert wird, ist eine gewebsschädigende Wirkung un-

wahrscheinlich; die Einstufung erfolgt daher als nicht gewebsschädigend

es sind keine substanzspezifischen Maßnahmen erforderlich

Primärliteratur

[1]   Oettgen HF, Stephenson PA, Schwartz MK, et al: Toxicity of E. coli L-asparaginase in man. Cancer 25: 253–278, 1970.
[2]   Haskell CM, Canellos GP, Leventhal BG, et al: L-asparaginase: therapeutic and toxic effects in patients with neoplastic disease. N Engl J Med 281: 1028–1034, 1969.
[3]   Barr RD, Benton SG, Belbeck LW: Soft-tissue necrosis induced by extravasated cancer chemotherapeutic agents. J Natl Cancer Inst 66: 1129–1136, 1981.

Sekundärliteratur

[4]   Dorr RT: Antidotes to vesicant chemotherapy extravasations. Blood Rev 4: 41–60, 1990.
[5]   Stanley A: Managing complications of chemotherapy administration. In: Allwood M, Stanley A, Wright P (eds) The Cytotoxics Handbook. Radcliffe Medical Press, 4th edition: 119–193, 2002.
[6]   Schneider G: Paravasate von Zytostatika. Diagnostik und Therapie. Aina S. Schneider Verlag, 6. Auflage: 1–17, 1999.
[7]   Schneider SM, Distelhorst CW: Chemotherapy-induced emergencies. Semin Oncol 16: 572–578, 1989.
[8]   Ignoffo RJ, Friedman MA: Therapy of local toxicities caused by extravasation of cancer chemotherapeutic drugs. Cancer Treat Rev 7: 17–27, 1980.
[9]   Dorr RT: Pharmacologic management of vesicant chemotherapy extravasations. In: Dorr RT, Von Hoff DD (eds) Cancer Chemotherapy Handbook. Appleton & Lange, 2nd edition: 109–118, 1994.
[10] Cox K, Stuart-Harris R, Abdini G, et al: The management of cytotoxic-drug extravasation: guide-lines drawn up by a working party for the Clinical Oncological Society of Australia. Med J Aust 148: 185–189, 1988.
[11] Fuxius S, Unger C: Pegaspargase. Arzneimitteltherapie 16: 170–173, 1998.
[12] Gain M, Melzer S, Meyer-Jürshof A, et al: Allgemeiner Teil: Behandlung von Paravasaten. In: Gain M, et al (Hrsg) ADKA-Zytostatika-Handbuch, Pharmazeutisch-wissenschaftliche Monographien. Verlag Heiner Biller, Band 1, 2. Auflage: A42–44, 1997.
[13] Dorr RT, Von Hoff DD: Drug monographs: asparaginase. In: Dorr RT, Von Hoff DD (eds) Cancer Chemotherapy Handbook. Appleton & Lange, 2nd edition: 201–209, 1994.
[14] Fachinformation Asparaginase medac (Deutschland), medac, März 2004.
[15] Krämer I, Stützle M: Zytostatika-Paravasation – Wie ist vorzugehen? Krankenhauspharmazie 23: 261–268, 2002.

[16] Albanell J, Baselga J: Systemic therapy emergencies. Semin Oncol 27: 347–361, 2000.
[17] Koppel RA, Boh EE: Cutaneous reactions to chemotherapeutic agents. Am J Med Sci 321: 327–335, 2001.
[18] Alley E, Green R, Schuchter L: Cutaneous toxicities of cancer therapy. Curr Opin Oncol 14: 212–216, 2002.
[19] Jordan K, Grothe W, Schmoll HJ: Paravasation von Zytostatika: Prävention und Therapie. Dtsch Med Wochenschr 130: 33–37, 2005.

Zusätzlich wurden folgende Publikationen zum Literaturstudium herangezogen:

– Fenchel K, Karthaus M: Zytostatika-Paravasate – gibt es neue Empfehlungen zum therapeutischen Vorgehen? Wien Med Wochenschr 151: 44–46, 2001.
– Rauh J, Pluntke S, Müller C: Paravenöse Zytostatikainjektion: Prophylaxe und Sofortmaßnahmen im Notfall. MMW Fortschr Med 146: 682–686, 2004.

bearbeitet von Patrizia Fürst-Weger

Bendamustin (z.B. Ribomustin®)

KONSENSUS

Schädigungstyp: gewebsreizend

Therapieempfehlung:

Allgemeine Maßnahmen:
1. Injektion/Infusion sofort stoppen
2. Paravasate-Set holen
3. (sterile) Handschuhe anziehen
4. Infusionsleitung bzw. Spritze durch eine 5 ml-Einmalspritze ersetzen und langsam soviel wie möglich vom Paravasat aspirieren; **Cave!** keinen Druck auf Paravasationsstelle ausüben
5. i.v. Zugang unter Aspirationsbedingungen entfernen
6. bei Blasen: mit 1 ml-Spritze und s.c.-Kanüle aspirieren, für jeden Aspirationsversuch neues Besteck verwenden
7. die betroffene Extremität hochlagern und ruhig stellen
8. Paravasate-Dokumentationsbogen ausfüllen (Ausdehnung des Paravasates angeben!)
9. Aufklärung und Instruktion des/der Patienten/in sowie der Angehörigen
10. regelmäßige Kontrollen (Nachsorge)

Substanzspezifische Maßnahmen: keine

Cave! nach Paravasation:
1. keine Spülungen des i.v. Zuganges
2. keine feuchten Umschläge
3. keine Alkoholumschläge
4. keine Okklusionsverbände

In der Literatur erwähnter Schädigungstyp:	unbekanntes gewebstoxisches Potential [7] gewebsreizend [8]
In der Literatur erwähnte Symptomatik und Verlauf:	**Initialsymptome:** keine Angaben **verzögert auftretende Symptome:** Hautveränderungen ähnlich denen nach Paravasation von Doxorubicin, jedoch ohne Hautnekrosen (2 PatientInnen) [2]; laut Fachinformation sehr selten Nekrosen [5] – keine näheren Angaben **Residualbefunde:** keine Angaben
In der Literatur erwähnte Maßnahmen:	**mit Behandlungserfolg:** – keine Fälle dokumentiert **ohne Behandlungserfolg:** – keine Fälle dokumentiert **ohne Angabe des Behandlungserfolges:** – Kühlung der Paravasatstelle mit kurzfristig und regelmäßig auszutauschenden eiskalten Kompressen [3] – Kühlung 4 × täglich für 20 Minuten über 3–4 Tage [7] – keine spezifische Maßnahme erwähnt [8]
Besondere Hinweise:	Ergebnis der Literaturrecherche: keine tierexperimentellen Untersuchungen und nur zwei Fallberichte in Bezug auf Paravasation veröffentlicht lokale Reizerscheinungen und Phlebitis an der Injektionsstelle [2,4,5], vor allem nach Gabe als i.v.-Bolusinjektion (35,4%) [1], stehen nicht im Zusammenhang mit einer Paravasation; diese Symptome sind wahrscheinlich auf den sauren pH-Wert von 3–4 der rekonstituierten Lösung [6] zurückzuführen
Conclusio:	die in der Sekundärliteratur erwähnten Symptome, z.B. Nekrosen, konnten in klinischen Fallbe-

richten nicht verifiziert werden; die Einstufung als gewebsreizend erfolgt aufgrund des sauren pH-Wertes der gelösten Arzneiform

aufgrund des seltenen Einsatzes und dadurch geringer Erfahrung mit Paravasationen von Bendamustin ist eine endgültige Bewertung des Schädigungstyps nicht möglich

positive Ergebnisse substanzspezifischer Maßnahmen wurden bisher in der Literatur nicht beschrieben; bis zum Vorliegen weiterer Daten können daher substanzspezifische Maßnahmen nicht empfohlen werden

Primärliteratur

[1] Ruffert K, Jahn H, Syrbe G, et al: Cytostasan® (Bendamustin) in der Alternativtherapie maligner Non-Hodgkin-Lymphome – Cytostasan (bendamustin) as an alternative therapeutic approach to treat malignant non-Hodgkin s lymphoma. Z Klin Med 44: 671–674, 1989.
[2] Brockmann B, Geschke E, Schmidt UM, et al: Therapieergebnisse und toxische Nebenwirkungen der Kombination Cytostasan, Adriamycin und Vincristin als „Second line"-Therapie beim metastasierten Mammakarzinom. In: Geburtshilfe und Frauenheilkunde. Georg Thieme Verlag 51: 383–386, 1991.

Sekundärliteratur

[3] Gain M, Melzer S, Meyer-Jürshof A, et al: Bendamustin: Behandlung von Paravasaten. In: Gain M, et al (Hrsg) ADKA-Zytostatika-Handbuch, Pharmazeutisch-wissenschaftliche Monographien. Verlag Heiner Biller, Band 4: 24, 2000.
[4] Sauer H: Substanzprofile, Zytostatika, Hormone, Zytokine: Bendamustin. In: Schmoll HJ, Höffken K, Possinger K (Hrsg) Kompendium Internistische Onkologie. Standards in Diagnostik und Therapie. Springer, Teil 1, 3. Auflage: 736–737, 1999.
[5] Fachinformation Ribomustin® (Deutschland), ribosepharm, September 2003.
[6] Standardinformation für Krankenhausapotheker Ribomustin® (Deutschland), ribosepharm, Oktober 1998.
[7] Krämer I, Stützle M: Zytostatika-Paravasation – Wie ist vorzugehen? Krankenhauspharmazie 23: 261–268, 2002.
[8] Jordan K, Grothe W, Schmoll HJ: Paravasation von Zytostatika: Prävention und Therapie. Dtsch Med Wochenschr 130: 33–37, 2005.

Zusätzlich wurde folgende Publikation zum Literaturstudium herangezogen:

- Rauh J, Pluntke S, Müller C: Paravenöse Zytostatikainjektion: Prophylaxe und Sofortmaßnahmen im Notfall. MMW Fortschr Med 146: 682–686, 2004.

bearbeitet von Patrizia Fürst-Weger

Bleomycin (z.B. Bleomycin „Baxter", Bleomedac®)

KONSENSUS

Schädigungstyp: nicht gewebsschädigend

Therapieempfehlung:
Allgemeine Maßnahmen:
1. Injektion/Infusion sofort stoppen
2. Paravasate-Set holen
3. (sterile) Handschuhe anziehen
4. Infusionsleitung bzw. Spritze durch eine 5 ml-Einmalspritze ersetzen und langsam soviel wie möglich vom Paravasat aspirieren; **Cave!** keinen Druck auf Paravasationsstelle ausüben
5. i.v. Zugang unter Aspirationsbedingungen entfernen
6. die betroffene Extremität hochlagern und ruhig stellen
7. Paravasate-Dokumentationsbogen ausfüllen (Ausdehnung des Paravasates angeben!)
8. Aufklärung und Instruktion des/der Patienten/in sowie der Angehörigen
9. regelmäßige Kontrollen (Nachsorge)

Substanzspezifische Maßnahmen: keine

Cave! nach Paravasation:
1. keine Spülungen des i.v. Zuganges
2. keine feuchten Umschläge
3. keine Alkoholumschläge
4. keine Okklusionsverbände

Bleomycin

In der Literatur erwähnter Schädigungstyp:	nicht gewebsschädigend [2–7,11,14,16] schwach reizend (nicht vesikant) [13] gewebsreizend [9,17] niedrige Nekrosewahrscheinlichkeit [8,12] gewebsnekrotisierend [10]
In der Literatur erwähnte Symptomatik und Verlauf:	keine Angaben
In der Literatur erwähnte Maßnahmen:	**mit Behandlungserfolg:** – keine Fälle dokumentiert **ohne Behandlungserfolg:** – keine Fälle dokumentiert **ohne Angabe des Behandlungserfolges:** – keine besonderen Maßnahmen notwendig, im Zweifelsfall Perfusion mit NaCl 0,9% [2] – 100 mg Hydrocortison s.c. und i.v., Eis oder Kältepack 4 × täglich über 15–20 Minuten, Hydrocortison topisch [3,4] – 1500 IE Hyaluronidase s.c., Anwendung von Wärme und Druck [5] – fakultativ lokale Infiltration von Corticosteroiden, warme Kompressen für 1 Stunde [6] – keine spezifische Maßnahme erwähnt [7–13, 16,17] – 4 × täglich 20 Minuten kühlen über 3–4 Tage [14]
Besondere Hinweise:	Ergebnis der Literaturrecherche: keine tierexperimentellen oder klinischen Untersuchungen in Bezug auf Paravasation veröffentlicht

	Hypersensibilitätsreaktionen [11,18,19], Fieber (Inzidenz: 20–25%) [11] stehen nicht in Zusammenhang mit einer Paravasation
	radiosensibilisierend [18,19], Recall-Phänomen nach Radiatio beschrieben [18,19]
	Rötung, Schwellung, Fissuren, Hyperpigmentation der Handflächen nach i.v. Applikation von Bleomycin unabhängig vom Applikationsort (1 Fallbericht) [1] stehen nicht im Zusammenhang mit einer Paravasation
Conclusio:	obwohl Bleomycin in der Literatur auch als gewebsreizend/nekrotisierend eingestuft wird, ist kein klinischer Fall einer Gewebsschädigung nach Paravasation dokumentiert; da Bleomycin auch i.m. [2] und s.c. [15] appliziert wird, ist eine gewebsschädigende Wirkung unwahrscheinlich; es sind keine substanzspezifischen Maßnahmen erforderlich

Primärliteratur

[1] Seyfer AE, Solimando DA: Toxic lesions of the hand associated with chemotherapy. J Hand Surg 8: 39–42, 1983.

Sekundärliteratur

[2] Fachinformation Bleomedac® (Deutschland), Medac, September 2004.
[3] Gain M, Melzer S, Meyer-Jürshof A, et al: Allgemeiner Teil: Behandlung von Paravasaten. In: Gain M, et al (Hrsg) ADKA-Zytostatika-Handbuch, Pharmazeutisch-wissenschaftliche Monographien. Verlag Heiner Biller, Band 1, 2. Auflage: A42–44, 1997.
[4] Donislawski S, Gain M, Meyer-Jürshof A, et al: Bleomycin: Behandlung von Paravasaten. In: Donislawski S, et al (Hrsg) ADKA-Zytostatika-Handbuch, Pharmazeutisch-wissenschaftliche Monographien. Verlag Heiner Biller, Band 2: 23, 1994.
[5] Stanley A: Managing complications of chemotherapy administration. In: Allwood M, Stanley A, Wright P (eds) The Cytotoxics Handbook. Radcliffe Medical Press, 4th edition: 119–193, 2002.
[6] Ignoffo RJ, Friedman MA: Therapy of local toxicities caused by extravasation of cancer chemotherapeutic drugs. Cancer Treat Rev 7: 17–27, 1980.
[7] Dorr RT: Pharmacologic management of vesicant chemotherapy extravasations. In: Dorr RT, Von Hoff DD (eds) Cancer Chemotherapy Handbook. Appleton & Lange, 2nd edition: 109–118, 1994.

[8] Schneider G: Paravasate von Zytostatika. Diagnostik und Therapie. Aina S. Schneider Verlag, 6. Auflage: 1–17, 1999.
[9] Mullin S, Beckwith MC, Tyler LS: Prevention and management of antineoplastic extravasation injury. Hosp Pharm 35: 57–76, 2000.
[10] Bertelli G: Prevention and management of extravasation of cytotoxic drugs. Drug Safety 12: 245–255, 1995.
[11] Schneider SM, Distelhorst CW: Chemotherapy-induced emergencies. Semin Oncol 16: 572–578, 1989.
[12] Dorr RT: Antidotes to vesicant chemotherapy extravasations. Blood Rev 4: 41–60, 1990.
[13] Barth J: Paravasate und deren Behandlung. In: Barth J (Hrsg) Zytostatika-Herstellung in der Apotheke. Deutscher Apotheker Verlag, Kap. VI-3: 1–9, 2000.
[14] Krämer I, Stützle M: Zytostatika-Paravasation – Wie ist vorzugehen? Krankenhauspharmazie 23: 261–268, 2002.
[15] Dorr RT, Von Hoff DD: Drug monographs: bleomycin sulfate. In: Dorr RT, Von Hoff DD (eds) Cancer Chemotherapy Handbook. Appleton & Lange, 2nd edition: 227–236, 1994.
[16] Jordan K, Grothe W, Schmoll HJ: Paravasation von Zytostatika: Prävention und Therapie. Dtsch Med Wochenschr 130: 33–37, 2005.
[17] Ener RA, Meglathery SB, Styler M: Extravasation of systemic hemato-oncological therapies. Ann Oncol 15: 858–862, 2004.
[18] Koppel RA, Boh EE: Cutaneous reactions to chemotherapeutic agents. Am J Med Sci 321: 327–335, 2001.
[19] Alley E, Green R, Schuchter L: Cutaneous toxicities of cancer therapy. Curr Opin Oncol 14: 212–216, 2002.

Zusätzlich wurden folgende Publikationen zum Literaturstudium herangezogen:

– Krämer I: Zehn Jahre Dokumentation von Zytostatika-Paravasat-Ereignissen: Auswertung von 175 Paravasate-Dokumentationen. Krankenhauspharmazie 23: 269–274, 2002.
– Krämer I: Onkologische Pharmazie. In: Jaehde U, Radziwill R, Mühlebach S, et al (Hrsg) Lehrbuch der Klinischen Pharmazie. Wissenschaftliche Verlagsgesellschaft mbH, 2. Auflage: 307–336, 2003.
– Preuss P, Partoft S: Cytostatic extravasations. Ann Plast Surg 19: 323–327, 1987.
– Rauh J, Pluntke S, Müller C: Paravenöse Zytostatikainjektion: Prophylaxe und Sofortmaßnahmen im Notfall. MMW Fortschr Med 146: 682–686, 2004.

bearbeitet von Elisabeth Nogler-Semenitz

Bortezomib (z.B. Velcade®)

KONSENSUS

Schädigungstyp: gewebsreizend

Therapieempfehlung:

Allgemeine Maßnahmen:
1. Injektion/Infusion sofort stoppen
2. Paravasate-Set holen
3. (sterile) Handschuhe anziehen
4. Infusionsleitung bzw. Spritze durch eine 5 ml-Einmalspritze ersetzen und langsam soviel wie möglich vom Paravasat aspirieren; **Cave!** keinen Druck auf Paravasationsstelle ausüben
5. i.v. Zugang unter Aspirationsbedingungen entfernen
6. bei Blasen: mit 1 ml-Spritze und s.c.-Kanüle aspirieren, für jeden Aspirationsversuch neues Besteck verwenden
7. die betroffene Extremität hochlagern und ruhig stellen
8. Paravasate-Dokumentationsbogen ausfüllen (Ausdehnung des Paravasates angeben!)
9. Aufklärung und Instruktion des/der Patienten/in sowie der Angehörigen
10. regelmäßige Kontrollen (Nachsorge)

Substanzspezifische Maßnahmen: keine

Cave! nach Paravasation:
1. keine Spülungen des i.v. Zuganges
2. keine feuchten Umschläge
3. keine Alkoholumschläge
4. keine Okklusionsverbände

In der Literatur erwähnter Schädigungstyp:	gewebsreizend [3]
In der Literatur erwähnte Symptomatik und Verlauf:	**Initialsymptome:** Hautirritationen [1] – laut Fachinformation (USA) ohne nähere Angaben **verzögert auftretende Symptome:** keine Gewebsschädigungen [1] **Residualbefunde:** keine Angaben
In der Literatur erwähnte Maßnahmen:	keine Angaben
Besondere Hinweise:	Ergebnis der Literaturrecherche: keine tierexperimentellen Untersuchungen in Bezug auf Paravasation veröffentlicht in klinischen Untersuchungen zeigten sich bei 5% der Patienten lokale Hautirritationen [1] gelegentlich auftretendes Erythem an der Injektionsstelle steht nicht im Zusammenhang mit einer Paravasation [2]
Conclusio:	da in der Literatur Berichte über Hautirritationen vorliegen, erfolgt die Einstufung von Bortezomib als gewebsreizend aufgrund geringer bis fehlender Erfahrungen mit Paravasationen von Bortezomib ist eine endgültige Bewertung des Schädigungstyps nicht möglich positive Ergebnisse substanzspezifischer Maßnahmen wurden bisher in der Literatur nicht beschrieben; bis zum Vorliegen weiterer Daten können daher substanzspezifische Maßnahmen nicht empfohlen werden

Primärliteratur

–

Sekundärliteratur

[1] Prescribing Information Velcade® (USA), Millennium Pharmaceuticals Inc, März 2005.
[2] Fachinformation Velcade® (Österreich), Janssen-Cilag, April 2004.
[3] Cancer Care Ontario, Appendix 2 – Extravasation, Juni 2005.

Zusätzlich wurde folgende Publikation zum Literaturstudium herangezogen:

– Krämer I: Bortezomib: a new approach to anticancer treatment. EJHP-S 11: 3–10, 2005.

bearbeitet von Sabine Wassertheurer

Busulfan (z.B. Busilvex®)

B

KONSENSUS

Schädigungstyp: gewebsreizend

Therapieempfehlung:
Allgemeine Maßnahmen:
1. Injektion/Infusion sofort stoppen
2. Paravasate-Set holen
3. (sterile) Handschuhe anziehen
4. Infusionsleitung bzw. Spritze durch eine 5 ml-Einmalspritze ersetzen und langsam soviel wie möglich vom Paravasat aspirieren; **Cave!** keinen Druck auf Paravasationsstelle ausüben
5. i.v. Zugang unter Aspirationsbedingungen entfernen
6. bei Blasen: mit 1 ml-Spritze und s.c.-Kanüle aspirieren, für jeden Aspirationsversuch neues Besteck verwenden
7. die betroffene Extremität hochlagern und ruhig stellen
8. Paravasate-Dokumentationsbogen ausfüllen (Ausdehnung des Paravasates angeben!)
9. Aufklärung und Instruktion des/der Patienten/in sowie der Angehörigen
10. regelmäßige Kontrollen (Nachsorge)

Substanzspezifische Maßnahmen: keine

Cave! nach Paravasation:
1. keine Spülungen des i.v. Zuganges
2. keine feuchten Umschläge
3. keine Alkoholumschläge
4. keine Okklusionsverbände

In der Literatur erwähnter Schädigungstyp:	gewebsreizend [2,6]
In der Literatur erwähnte Symptomatik und Verlauf:	keine Angaben
In der Literatur erwähnte Maßnahmen:	mit Behandlungserfolg: – keine Fälle dokumentiert ohne Behandungserfolg: – keine Fälle dokumentiert ohne Angabe des Behandlungserfolges: – keine spezifische Maßnahme erwähnt [6]
Besondere Hinweise:	Ergebnis der Literaturrecherche: keine tierexperimentellen oder klinischen Untersuchungen in Bezug auf Paravasation veröffentlicht Entzündungen (25% [1]) und Schmerzen (15% [1]) an der Injektionsstelle [1,5] stehen nicht im Zusammenhang mit einer Paravasation; diese Symptome sind wahrscheinlich auf den Hilfsstoff Polyethylenglykol 400 [3] und den sauren pH-Wert von 3,4–3,9 der Infusionslösung [1] zurückzuführen Hypersensibilitätsreaktionen sind beschrieben [1,4]; Inzidenz: leicht bis mittelschwer 24%, schwer 2% [1]
Conclusio:	obwohl Busulfan in der Literatur als gewebsreizend eingestuft wird, ist kein klinischer Fall einer Gewebsreizung nach Paravasation dokumentiert; die Einstufung als gewebsreizend erfolgt aufgrund der Hilfsstoffe und des sauren pH-Wertes der Infusionslösung da Busulfan sehr selten verabreicht wird, liegen keine Erfahrungen mit Paravasationen vor; eine

endgültige Bewertung des Schädigungstyps ist somit nicht möglich

positive Ergebnisse substanzspezifischer Maßnahmen wurden bisher in der Literatur nicht beschrieben; bis zum Vorliegen weiterer Daten können daher substanzspezifische Maßnahmen nicht empfohlen werden

Primärliteratur

–

Sekundärliteratur

[1] Prescribing Information Busulfex® (USA), Orphan Medical Inc, Februar 1999.
[2] Mullin S, Beckwith MC, Tyler LS: Prevention and management of antineoplastic extravasation injury. Hosp Pharm 35: 57–76, 2000.
[3] Price JC: Polyethylene glycol. In: Wade A, et al (eds) Handbook of Pharmaceutical Excipients, 2nd edition: 355–361, 1994.
[4] Koppel RA, Boh EE: Cutaneous reactions to chemotherapeutic agents. Am J Med Sci 321: 327–335, 2001.
[5] Fachinformation Busilvex® (Deutschland), Pierre Fabre Médicament, Oktober 2003.
[6] Jordan K, Grothe W, Schmoll HJ: Paravasation von Zytostatika: Prävention und Therapie. Dtsch Med Wochenschr 130: 33–37, 2005.

bearbeitet von Patrizia Fürst-Weger

Carboplatin (z.B. Carboplatin „Ebewe", Paraplatin®)

KONSENSUS

Schädigungstyp: nicht gewebsschädigend

Therapieempfehlung:

Allgemeine Maßnahmen:
1. Injektion/Infusion sofort stoppen
2. Paravasate-Set holen
3. (sterile) Handschuhe anziehen
4. Infusionsleitung bzw. Spritze durch eine 5 ml-Einmalspritze ersetzen und langsam soviel wie möglich vom Paravasat aspirieren; **Cave!** keinen Druck auf Paravasationsstelle ausüben
5. i.v. Zugang unter Aspirationsbedingungen entfernen
6. die betroffene Extremität hochlagern und ruhig stellen
7. Paravasate-Dokumentationsbogen ausfüllen (Ausdehnung des Paravasates angeben!)
8. Aufklärung und Instruktion des/der Patienten/in sowie der Angehörigen
9. regelmäßige Kontrollen (Nachsorge)

Substanzspezifische Maßnahmen: keine

Cave! nach Paravasation:
1. keine Spülungen des i.v. Zuganges
2. keine feuchten Umschläge
3. keine Alkoholumschläge
4. keine Okklusionsverbände

Carboplatin

In der Literatur erwähnter Schädigungstyp:	keine oder nur geringfügige Schäden [5] schwach reizend (nicht vesikant) [12] gewebsreizend [6,7,9,13,14] keine Nekrosewahrscheinlichkeit [10]
In der Literatur erwähnte Symptomatik und Verlauf:	keine Angaben
In der Literatur erwähnte Maßnahmen:	**mit Behandlungserfolg:** – 4 Tropfen DMSO (99%) pro 10 cm² Hautoberfläche lokal auftragen (Behandlungsfläche: doppelte Größe des Paravasatbereichs), alle 8 Stunden über 1 Woche bzw. bis zum vollständigen Abklingen der Beschwerden; lokale Kühlung über 60 Minuten, alle 8 Stunden über 3 Tage (Cold-Hot Pack) (5 PatientInnen) [2,8] – kalte Kompressen über 24 Stunden (2 PatientInnen) [3] **ohne Behandlungserfolg:** – keine Fälle dokumentiert **ohne Angabe des Behandlungserfolges:** – bei Paravasation im Rahmen einer Kombinations-Chemotherapie mit Carboplatin und Epirubicin (ohne Angabe zur paravasal verabreichten Substanz): DMSO, Kälte, Glucocorticoid i.d. (1 PatientIn) [4] – bei Paravasation im Rahmen einer Kombinations-Chemotherapie von Carboplatin mit Etoposid bzw. Cyclophosphamid (ohne Angabe zur paravasal verabreichten Substanz): keine spezifische Maßnahme erwähnt (jeweils 1 PatientIn) [4] – kalte Kompressen für 24 Stunden [5] – je 100 mg Hydrocortison i.v. und s.c., zusätzlich Hydrocortison topisch, Eispackung; nach Abklingen der Erstreaktion warme Kompressen [6]

- Glucocorticoide topisch [7]
- Hydrocortisoncreme (1%) alle 6 Stunden über 14 Tage, Hydrocortison und Hyaluronidase s.c., warme Kompressen; Natriumthiosulfat in besonders schweren Fällen [8]
- keine spezifische Maßnahme erwähnt [4 (9 PatientInnen),12–14]

Besondere Hinweise: tierexperimentell: Blasenbildung ab Konzentrationen von ≥ 10 mg/ml; vollständige Abheilung nach 21 Tagen [1]

lokale Reaktionen wie Hautrötungen, Schmerzen und Intimareizungen an der Applikationsstelle [11] stehen nicht im Zusammenhang mit einer Paravasation

Inzidenz von Hypersensibilitätsreaktionen: weniger als 2% [11]

eine Paravasation carboplatinhaltiger Lösungen verläuft ohne Komplikationen, zumal Carboplatin nur verdünnt verabreicht wird [8]

DMSO und Kälte: Berichte über die positive Wirkung liegen vor [2]

Conclusio: obwohl Carboplatin in der Literatur auch als gewebsreizend eingestuft wird, ist kein klinischer Fall einer Gewebsreizung nach Paravasation dokumentiert; die Einstufung erfolgt daher als nicht gewebsschädigend

es sind keine substanzspezifischen Maßnahmen wie z.B. DMSO und Kälte erforderlich

Primärliteratur

[1] Marnocha RS, Hutson PR: Intradermal carboplatin and ifosfamide extravasation in the mouse. Cancer 70: 850–853, 1992.
[2] Bertelli G, Gozza A, Forno GB, et al: Topical dimethylsulfoxide for the prevention of soft tissue injury after extravasation of vesicant cytotoxic drugs: a prospective clinical study. J Clin Oncol 13: 2851–2855, 1995.
[3] Langstein HN, Duman H, Seelig D, et al: Retrospective study of the management of chemotherapeutic extravasation injury. Ann Plast Surg 49: 369–374, 2002.

[4] Krämer I: Zehn Jahre Dokumentation von Zytostatika-Paravasat-Ereignissen: Auswertung von 175 Paravasate-Dokumentationen. Krankenhauspharmazie 23: 269–274, 2002.

Sekundärliteratur

[5] Bristol Myers Squibb, persönliche Mitteilung, Oktober 1998.
[6] Stanley A: Managing complications of chemotherapy administration. In: Allwood M, Stanley A, Wright P (eds) The Cytotoxics Handbook. Radcliffe Medical Press, 4th edition: 119–193, 2002.
[7] Krämer I, Stützle M: Zytostatika-Paravasation – Wie ist vorzugehen? Krankenhauspharmazie 23: 261–268, 2002.
[8] Gain M, Melzer S, Meyer-Jürshof A, et al: Carboplatin: Behandlung von Paravasaten. In: Gain M, et al (Hrsg) ADKA-Zytostatika-Handbuch, Pharmazeutisch-wissenschaftliche Monographien. Verlag Heiner Biller, Band 3: 43, 1998.
[9] Gain M, Melzer S, Meyer-Jürshof A, et al: Allgemeiner Teil: Behandlung von Paravasaten. In: Gain M, et al (Hrsg) ADKA-Zytostatika-Handbuch, Pharmazeutisch-wissenschaftliche Monographien. Verlag Heiner Biller, Band 1, 2. Auflage: A42–44, 1997.
[10] Dorr RT, Von Hoff DD: Drug monographs: carboplatin. In: Dorr RT, Von Hoff DD (eds) Cancer Chemotherapy Handbook. Appleton & Lange, 2nd edition: 259–267, 1994.
[11] Fachinformation Carboplatin „Ebewe" (Österreich), Ebewe, November 2002.
[12] Barth J: Paravasate und deren Behandlung. In: Barth J (Hrsg) Zytostatika-Herstellung in der Apotheke. Deutscher Apotheker Verlag, Kap. VI-3: 1–9, 2000.
[13] Ener RA, Meglathery SB, Styler M: Extravasation of systemic hemato-oncological therapies. Ann Oncol 15: 858–862, 2004.
[14] Jordan K, Grothe W, Schmoll HJ: Paravasation von Zytostatika: Prävention und Therapie. Dtsch Med Wochenschr 130: 33–37, 2005.

Zusätzlich wurden folgende Publikationen zum Literaturstudium herangezogen:

– Fenchel K, Karthaus M: Zytostatika-Paravasate – gibt es neue Empfehlungen zum therapeutischen Vorgehen? Wien Med Wochenschr 151: 44–46, 2001.
– Kassner E: Evaluation and treatment of chemotherapy extravasation injuries. J Pediatr Oncol Nurs 17: 135–148, 2000.
– Rauh J, Pluntke S, Müller C: Paravenöse Zytostatikainjektion: Prophylaxe und Sofortmaßnahmen im Notfall. MMW Fortschr Med 146: 682–686, 2004.
– Schrijvers DL: Extravasation: a dreaded complication of chemotherapy. Ann Oncol 14: iii26–iii30, 2003.

bearbeitet von Patrizia Fürst-Weger

Carmustin (z.B. Carmubris®)

KONSENSUS

Schädigungstyp: gewebsreizend

Therapieempfehlung:

Allgemeine Maßnahmen:
1. Injektion/Infusion sofort stoppen
2. Paravasate-Set holen
3. (sterile) Handschuhe anziehen
4. Infusionsleitung bzw. Spritze durch eine 5 ml-Einmalspritze ersetzen und langsam soviel wie möglich vom Paravasat aspirieren; **Cave!** keinen Druck auf Paravasationsstelle ausüben
5. i.v. Zugang unter Aspirationsbedingungen entfernen
6. bei Blasen: mit 1 ml-Spritze und s.c.-Kanüle aspirieren, für jeden Aspirationsversuch neues Besteck verwenden
7. die betroffene Extremität hochlagern und ruhig stellen
8. Paravasate-Dokumentationsbogen ausfüllen (Ausdehnung des Paravasates angeben!)
9. Aufklärung und Instruktion des/der Patienten/in sowie der Angehörigen
10. regelmäßige Kontrollen (Nachsorge)

Substanzspezifische Maßnahmen: keine

Cave! nach Paravasation:
1. keine Spülungen des i.v. Zuganges
2. keine feuchten Umschläge
3. keine Alkoholumschläge
4. keine Okklusionsverbände

Carmustin

In der Literatur erwähnter Schädigungstyp:	keine Nekrosewahrscheinlichkeit [13,19] gewebsreizend [8,15–18,20,21,23–26] und/oder schwach gewebsnekrotisierend in großen Mengen und hohen Konzentrationen [11] gewebsnekrotisierend [9,22]
In der Literatur erwähnte Symptomatik und Verlauf:	keine Angaben
In der Literatur erwähnte Maßnahmen:	**mit Behandlungserfolg:** – keine Fälle dokumentiert **ohne Behandlungserfolg:** – tierexperimentell: topische Behandlung mit DMSO und α-Tocopherol [7] **ohne Angabe des Behandlungserfolges:** – Infiltration von 5 ml Natriumbicarbonat (8,4%), fakultativ lokale Infiltration von Corticosteroiden, warme Kompressen für 1 Stunde [8] – Infiltration von 1–3 ml Natriumbicarbonat (2,1% [9,23] bzw. 8,4% [20]), Aspiration nach 2 Minuten [9] – bei lokaler Symptomatik Hydrocortison (1%) oder Heparin topisch [17] – Kühlung 4 × täglich für 20 Minuten über 3–4 Tage [24] – keine spezifische Maßnahme erwähnt [11,13,15,16,18,19,25,26]
Besondere Hinweise:	Ergebnis der Literaturrecherche: keine klinischen Untersuchungen in Bezug auf Paravasation veröffentlicht tierexperimentell: Ulzerationen nach i.d. Verabreichung [7]

Brennen an der Infusionsstelle [1,2,8,14,15,19], Schmerzen [14] und Phlebitiden [8,13,14,19] stehen nicht im Zusammenhang mit einer Paravasation; diese Symptome sind ethanolbedingt [1,2,8,13,15]

als vorbeugende Maßnahme wird eine ausreichende Verdünnung [2,8,15] in 250 ml [12,13] bis 500 ml [14] Infusionslösung und eine Reduktion der Infusionsgeschwindigkeit [2,8,12] empfohlen; 1–2 Stunden Infusionsdauer sollen nicht unterschritten werden [14]

Natriumbicarbonat wird von einigen Autoren als Antidot empfohlen [8,9,20]; diese Maßnahme dürfte auf die rasche Inaktivierung von Carmustin im alkalischen Milieu zurückzuführen sein [5,6,8,10,12,13]; **Cave!** Natriumbicarbonat kann selbst Nekrosen verursachen [3,4]

Conclusio: obwohl Carmustin in der Literatur als gewebsreizend/nekrotisierend eingestuft wird, ist kein klinischer Fall einer Gewebsschädigung nach Paravasation dokumentiert; aufgrund des Ethanolgehaltes in der rekonstituierten Lösung [14] erfolgt die Einstufung als gewebsreizend

positive Ergebnisse substanzspezifischer Maßnahmen wurden bisher in der Literatur nicht beschrieben; bis zum Vorliegen weiterer Daten können daher substanzspezifische Maßnahmen nicht empfohlen werden

Primärliteratur

[1] De Vita VT, Carbone PP, Owens AH, et al: Clinical trials with 1,3-bis (2-chloroethyl)-1-nitrosourea, NSC-409962. Cancer Res 25: 1876–1881, 1965.
[2] Marsh JC, DeConti RC, Hubbard SP: Treatment of Hodgkin s disease and other cancers with 1,3–bis(2–chloroethyl)-1-nitrosourea (BCNU; NSC-409962). Cancer Chemother Rep 55: 599–606, 1971.
[3] Gaze NR: Tissue necrosis caused by commonly used intravenous infusions. Lancet 2: 417–419, 1978.
[4] Jackson IT, Robinson DW: Severe tissue damage following accidental subcutaneous infusion of bicarbonate solution. Scot Med J 21: 200–201, 1976.
[5] Colvin M, Hartner J, Summerfield M: Stability of carmustine in the presence of sodium bicarbonate. Am J Hosp Pharm 37: 677–678, 1980.

[6] Laskar PA, Ayres JW: Degradation of carmustine in aqueous media. J Pharm Sci 66: 1073–1076, 1977.
[7] Loth TS, Eversmann WW: Treatment methods for extravasations of chemotherapeutic agents: a comparative study. J Hand Surg 11A: 388–396, 1986.

Sekundärliteratur

[8] Ignoffo RJ, Friedman MA: Therapy of local toxicities caused by extravasation of cancer chemotherapeutic drugs. Cancer Treat Rev 7: 17–27, 1980.
[9] Stanley A: Managing complications of chemotherapy administration. In: Allwood M, Stanley A, Wright P (eds) The Cytotoxics Handbook. Radcliffe Medical Press, 4th edition: 119–193, 2002.
[10] Allwood M: Chemotherapeutic agents: carmustine. In: Allwood M, Stanley A, Wright P (eds) The Cytotoxics Handbook. Radcliffe Medical Press, 4th edition: 282–285, 2002.
[11] Dorr RT: Pharmacologic management of vesicant chemotherapy extravasations. In: Dorr RT, Von Hoff DD (eds) Cancer Chemotherapy Handbook. Appleton & Lange, 2nd edition: 109–118, 1994.
[12] Dorr RT, Von Hoff DD: Drug monographs: carmustine. In: Dorr RT, Von Hoff DD (eds) Cancer Chemotherapy Handbook. Appleton & Lange, 2nd edition: 267–275, 1994.
[13] Dorr RT: Antidotes to vesicant chemotherapy extravasations. Blood Rev 4: 41–60, 1990.
[14] Fachinformation Carmubris® (Deutschland), Bristol-Myers Squibb, Februar 2005.
[15] Krämer I: Zytostatika-Paravasate-Set. Krankenhauspharmazie 13: 154–160, 1992.
[16] Schneider SM, Distelhorst CW: Chemotherapy-induced emergencies. Semin Oncol 16: 572–578, 1989.
[17] Cox K, Stuart-Harris R, Abdini G, et al: The management of cytotoxic-drug extravasation: guide-lines drawn up by a working party for the Clinical Oncological Society of Australia. Med J Aust 148: 185–189, 1988.
[18] Bertelli G: Prevention and management of extravasation of cytotoxic drugs. Drug Safety 12: 245–255, 1995.
[19] Schneider G: Paravasate von Zytostatika. Diagnostik und Therapie. Aina S. Schneider Verlag, 6. Auflage: 1–17, 1999.
[20] Donislawski S, Gain M, Meyer-Jürshof A, et al: Carmustin: Behandlung von Paravasaten. In: Donislawski S, et al (Hrsg) ADKA-Zytostatika-Handbuch, Pharmazeutisch-wissenschaftliche Monographien. Verlag Heiner Biller, Band 2: 21, 1994.
[21] Holmes BC: Administration of cancer chemotherapy agents. In: Dorr RT, Von Hoff DD (eds) Cancer Chemotherapy Handbook. Appleton & Lange, 2nd edition: 57–94, 1994.
[22] Gain M, Melzer S, Meyer-Jürshof A, et al: Allgemeiner Teil: Behandlung von Paravasaten. In: Gain M, et al (Hrsg) ADKA-Zytostatika-Handbuch,

Pharmazeutisch-wissenschaftliche Monographien. Verlag Heiner Biller, Band 1, 2. Auflage: A42–44, 1997.
[23] Barth J: Paravasate und deren Behandlung. In: Barth J (Hrsg) Zytostatika-Herstellung in der Apotheke. Deutscher Apotheker Verlag, Kap. VI-3: 1–9, 2000.
[24] Krämer I, Stützle M: Zytostatika-Paravasation – Wie ist vorzugehen? Krankenhauspharmazie 23: 261–268, 2002.
[25] Ener RA, Meglathery SB, Styler M: Extravasation of systemic hematooncological therapies. Ann Oncol 15: 858–862, 2004.
[26] Jordan K, Grothe W, Schmoll HJ: Paravasation von Zytostatika: Prävention und Therapie. Dtsch Med Wochenschr 130: 33–37, 2005.

Zusätzlich wurden folgende Publikationen zum Literaturstudium herangezogen:

- Fenchel K, Karthaus M: Zytostatika-Paravasate – gibt es neue Empfehlungen zum therapeutischen Vorgehen? Wien Med Wochenschr 151: 44–46, 2001.
- Koppel RA, Boh EE: Cutaneous reactions to chemotherapeutic agents. Am J Med Sci 321: 327–335, 2001.
- Rauh J, Pluntke S, Müller C: Paravenöse Zytostatikainjektion: Prophylaxe und Sofortmaßnahmen im Notfall. MMW Fortschr Med 146: 682–686, 2004.
- Schrijvers DL: Extravasation: a dreaded complication of chemotherapy. Ann Oncol 14: iii26–iii30, 2003.

bearbeitet von Patrizia Fürst-Weger

Cisplatin (z.B. Cisplatin „Ebewe", Platinol®)

KONSENSUS

Schädigungstyp: gewebsreizend, gewebsnekrotisierend ab einer Konzentration von ≥ 0,4 mg/ml

Therapieempfehlung:

Allgemeine Maßnahmen:
1. Injektion/Infusion sofort stoppen
2. Paravasate-Set holen
3. (sterile) Handschuhe anziehen
4. Infusionsleitung bzw. Spritze durch eine 5 ml-Einmalspritze ersetzen und langsam soviel wie möglich vom Paravasat aspirieren; **Cave!** keinen Druck auf Paravasationsstelle ausüben
5. i.v. Zugang unter Aspirationsbedingungen entfernen
6. bei Blasen: mit 1 ml-Spritze und s.c.-Kanüle aspirieren, für jeden Aspirationsversuch neues Besteck verwenden
7. die betroffene Extremität hochlagern und ruhig stellen
8. **substanzspezifische Maßnahmen** einleiten
9. auf adäquate Schmerztherapie ist zu achten
10. Paravasate-Dokumentationsbogen ausfüllen (Ausdehnung des Paravasates angeben!)
11. Aufklärung und Instruktion des/der Patienten/in sowie der Angehörigen
12. regelmäßige Kontrollen (Nachsorge)
13. in jedem Fall so rasch wie möglich, längstens innerhalb von 24 Stunden einen (plastischen) Chirurgen konsultieren

Substanzspezifische Maßnahmen:

DMSO:
1. 99%ige DMSO-Lösung alle 8 Stunden steril (z.B. mit sterilem Kugeltupfer) ohne Druck auftragen
2. an der Luft trocknen lassen – **Cave!** nicht abdecken
3. Anwendung über mindestens 7 Tage

unmittelbar anschließend trockene Kälte:
1. initial mindestens 1 Stunde kühlen (z.B. mit Cold-Hot Pack)
2. weiterführend mehrmals täglich über jeweils 15 Minuten kühlen

> **Cave! nach Paravasation:**
> 1. keine Spülungen des i.v. Zuganges
> 2. keine feuchten Umschläge
> 3. keine Alkoholumschläge
> 4. keine Okklusionsverbände

In der Literatur erwähnter Schädigungstyp:	nicht gewebsschädigend [15,17,19]
	schwach reizend (nicht vesikant) [24]
	gewebsreizend [1,8,14,23] und/oder schwach gewebsnekrotisierend in großen Mengen und hohen Konzentrationen [20,26]
	„exfoliant" [13]
	niedrige Nekrosewahrscheinlichkeit [16,21]
	gewebsnekrotisierend [2–4,12,18,22,23,27]
In der Literatur erwähnte Symptomatik und Verlauf:	**Initialsymptome:** Schmerzen, Schwellung, Entzündung (1 PatientIn) [2]; Erythem (1 PatientIn) [3]
	verzögert auftretende Symptome: Schmerzen und Erythem (1 PatientIn) [4]
	Blasenbildung: 48 Stunden nach Paravasation bei einer Konzentration von 0,78 mg/ml [8] und nach einigen Tagen bei 1 mg/ml (1 PatientIn) [3]
	Zellulitis und Fibrose 2 Wochen nach Paravasation bei einer Konzentration von 0,42 mg/ml (1 PatientIn) [1]
	Nekrose innerhalb von 2 Wochen bei einer Konzentration von 0,75 mg/ml (1 PatientIn) [2], bei einer Konzentration von 1 mg/ml (1 PatientIn) [3] und bei einer Konzentration von 0,16 mg/ml (1 PatientIn) [4]
	Residualbefunde: nach 10 Wochen: Restfibrose (1 PatientIn) [1]
In der Literatur erwähnte Maßnahmen:	**mit Behandlungserfolg:** – 4 Tropfen DMSO (99%) pro 10 cm^2 Hautoberfläche lokal auftragen (Behandlungsfläche: doppelte Größe des Paravasatbereichs), alle

8 Stunden über 1 Woche bzw. bis zum vollständigen Abklingen der Beschwerden; lokale Kühlung über 60 Minuten, alle 8 Stunden über 3 Tage (Cold-Hot Pack) (37 PatientInnen) [6] bzw. (26 PatientInnen) [7,12]

- kalte Kompressen über 24 Stunden (3 PatientInnen) [9]
- bei Paravasation im Rahmen einer Kombinations-Chemotherapie mit Cisplatin, Vinorelbin und Ifosfamid (ohne Angabe zur paravasal verabreichten Substanz): intraläsionale Steroidinjektionen (5 PatientInnen) [10]

ohne Behandlungserfolg:
- warme Umschläge über 24 Stunden (1 PatientIn) [1]
- keine Sofortbehandlung; nach 14 Tagen: Antibiotikabehandlung; eine Woche danach: eine chirurgische Intervention war notwendig (1 PatientIn) [2]
- nach Aspiration s.c. Infiltration eines Corticosteroids, Antibiotikabehandlung und lokale Applikation von Corticosteroiden nach aufgetretener Nekrose (1 PatientIn) [3]
- keine Sofortmaßnahmen; nach einigen Tagen Entfernung von nekrotischem Gewebe und Anlegen eines Hydrokolloidverbandes, danach war eine chirurgische Intervention notwendig (1 PatientIn) [4]
- Sofortbehandlung: Eiskühlung stündlich 15 Minuten lang über 24 Stunden; nach 48 Stunden Silbersulfadiazin-Creme und Antibiotikabehandlung der aufgetretenen Superinfektion und Mupirocin-Creme lokal (1 PatientIn) [8]

ohne Angabe des Behandlungserfolges:
- bei Paravasation im Rahmen einer Kombinations-Chemotherapie mit Cisplatin und Etoposid (ohne Angabe zur paravasal verabreichten Substanz): keine spezifische Maßnahme erwähnt (1 PatientIn) [11]

- bei Paravasation im Rahmen einer Kombinations-Chemotherapie mit Cisplatin, Etoposid und Vindesin (ohne Angabe zur paravasal verabreichten Substanz): Glucocorticoid lokal (1 PatientIn) [11]

- Natriumthiosulfat (4%) bei hohen Cisplatinkonzentrationen [12]

- Infiltration von 1–3 ml Natriumthiosulfat (3%), Aspiration, Infiltration von 1500 IE Hyaluronidase, Wärme [13]

- Glucocorticoide topisch [14]

- fakultativ lokale Infiltration von Corticosteroiden, warme Kompressen für 1 Stunde [15]

- Natriumthiosulfat (4–8%) nach Paravasation konzentrierter und/oder großer Mengen an Cisplatinlösungen [12,19–21]; ansonsten: 100 mg Hydrocortison s.c. und i.v., Eis oder Kältepack 4 × täglich über 15–20 Minuten, Hydrocortison topisch [18]

- bei lokaler Symptomatik Hydrocortison (1%) oder Heparin topisch sowie kalte (entweder einmalig für 45 Minuten oder 20 Minuten pro Tag über 3 Tage) oder warme Kompressen [22]

- nach Paravasation von mindestens 20 ml und einer Konzentration von wenigstens 0,5 mg/ml: Natriumthiosulfat (4%) innerhalb 1 Stunde i.v. oder s.c., 2 ml für jedes mg Cisplatin; kalte Kompressen alle 6 Stunden für 15 Minuten über 48–72 Stunden [23]

- trockene Kälte initial für 1 Stunde, anschließend mehrmals täglich über 15 Minuten; DMSO (99%) alle 8 Stunden über 8 Tage; zwischen Kälte und DMSO therapiefreies Intervall einhalten [27]

- keine spezifische Maßnahme erwähnt [11 (4 PatientInnen),16,17,24,26]

Cisplatin

Besondere Hinweise: Inzidenz von Hypersensibilitätsreaktionen bis zu 20% [16,17,25] und Radiosensibilisierungen [28] sind in der Literatur beschrieben

die nekrotisierende Wirkung nach Paravasation einer verdünnten Cisplatinlösung (0,16 mg/ml) wird auf ein Recall-Phänomen zurückgeführt [4]

Corticosteroide: positive Wirkung fraglich, Entzündung steht nicht im Vordergrund (siehe Kapitel „Histopathologische Untersuchungen")

DMSO und Kälte: Berichte über positive Wirkung zur Verhinderung von Nekrosen liegen vor [6,7]

Natriumthiosulfat inaktiviert Cisplatin; systemische Applikation an Mäusen verringerte die Nephrotoxizität von Cisplatin [5]; positive Wirkung in Bezug auf Paravasation ist klinisch nicht ausreichend belegt [12] – invasive Maßnahme!

Conclusio: die Zuordnung des Schädigungstyps von Cisplatin erfolgt in der Literatur kontroversiell; im Fall des Ausbleibens von therapeutischen Interventionen [2,4] oder aufgrund nicht adäquater Maßnahmen [3] sind schwerwiegende Nekrosen beschrieben

da Nekrosen nur bei Paravasation von konzentrierten Cisplatinlösungen dokumentiert sind, wird Cisplatin ab einer Konzentration von ≥ 0,4 mg/ml als gewebsnekrotisierend, geringer konzentriert als gewebsreizend eingestuft

unabhängig von der Konzentration der Cisplatinlösung werden die bewährten, nicht invasiven Maßnahmen DMSO und Kälte empfohlen

Primärliteratur

[1] Lewis KP, Medina WD: Cellulitis and fibrosis due to cis-diamminedichloroplatinum (II) (platinol) infiltration. Cancer Treat Rep 64: 1162–1163, 1980.
[2] Leyden M, Sullivan J: Full-thickness skin necrosis due to inadvertent interstitial infusion of cisplatin. Cancer Treat Rep 67: 199, 1983.
[3] Algarra SM, Dy C, Bilbao I, et al: Cutaneous necrosis after intra-arterial treatment with cisplatin. Cancer Treat Rep 70: 687–688, 1986.

[4] Bairey O, Bishara J, Stahl B, et al: Severe tissue necrosis after cisplatin extravasation at low concentration: possible "immediate recall phenomenon". J Natl Cancer Inst 89: 1233–1234, 1997.
[5] Howell SB, Taetle R: Effect of sodium thiosulfate on cis-dichlorodiammineplatinum (II) toxicity and antitumor activity in L1210 leukemia. Cancer Treat Rep 64: 611–616, 1980.
[6] Bertelli G, Gozza A, Forno GB, et al: Topical dimethylsulfoxide for the prevention of soft tissue injury after extravasation of vesicant cytotoxic drugs: a prospective clinical study. J Clin Oncol 13: 2851–2855, 1995.
[7] Bertelli G, Dini D, Forno G, et al: Dimethylsulphoxide and cooling after extravasation of antitumour agents. Lancet 341: 1098–1099, 1993.
[8] Fields S, Koeller J, Topper RL, et al: Local soft tissue toxicity following cisplatin extravasation. J Natl Cancer Inst 82: 1649–1650, 1990.
[9] Langstein HN, Duman H, Seelig D, et al: Retrospective study of the management of chemotherapeutic extravasation injury. Ann Plast Surg 49: 369–374, 2002.
[10] Whang SW, Lee SH, Elias PM, et al: Intralesional steroids reduce inflammation from extravasated chemotherapeutic agents. Br J Dermatol 145: 680–682, 2001.
[11] Krämer I: Zehn Jahre Dokumentation von Zytostatika-Paravasat-Ereignissen: Auswertung von 175 Paravasate-Dokumentationen. Krankenhauspharmazie 23: 269–274, 2002.

Sekundärliteratur

[12] Bertelli G: Prevention and management of extravasation of cytotoxic drugs. Drug Safety 12: 245–255, 1995.
[13] Stanley A: Managing complications of chemotherapy administration. In: Allwood M, Stanley A, Wright P (eds) The Cytotoxics Handbook. Radcliffe Medical Press, 4th edition: 119–193, 2002.
[14] Krämer I, Stützle M: Zytostatika-Paravasation – Wie ist vorzugehen? Krankenhauspharmazie 23: 261–268, 2002.
[15] Ignoffo RJ, Friedman MA: Therapy of local toxicities caused by extravasation of cancer chemotherapeutic drugs. Cancer Treat Rev 7: 17–27, 1980.
[16] Schneider G: Paravasate von Zytostatika. Diagnostik und Therapie. Aina S. Schneider Verlag, 6. Auflage: 1–17, 1999.
[17] Schneider SM, Distelhorst CW: Chemotherapy-induced emergencies. Semin Oncol 16: 572–578, 1989.
[18] Gain M, Melzer S, Meyer-Jürshof A, et al: Allgemeiner Teil: Behandlung von Paravasaten. In: Gain M, et al (Hrsg) ADKA-Zytostatika-Handbuch, Pharmazeutisch-wissenschaftliche Monographien. Verlag Heiner Biller, Band 1, 2. Auflage: A42–44, 1997.
[19] Gain M, Melzer S, Meyer-Jürshof A, et al: Cisplatin: Behandlung von Paravasaten. In: Gain M, et al (Hrsg) ADKA-Zytostatika-Handbuch, Pharmazeutisch-wissenschaftliche Monographien. Verlag Heiner Biller, Band 1, 2. Auflage: 61, 1997.

[20] Dorr RT: Pharmacologic management of vesicant chemotherapy extravasations. In: Dorr RT, Von Hoff DD (eds) Cancer Chemotherapy Handbook. Appleton & Lange, 2nd edition: 109–118, 1994.
[21] Dorr RT: Antidotes to vesicant chemotherapy extravasations. Blood Rev 4: 41–60, 1990.
[22] Cox K, Stuart-Harris R, Abdini G, et al: The management of cytotoxic-drug extravasation: guide-lines drawn up by a working party for the Clinical Oncological Society of Australia. Med J Aust 148: 185–189, 1988.
[23] Mullin S, Beckwith MC, Tyler LS: Prevention and management of antineoplastic extravasation injury. Hosp Pharm 35: 57–76, 2000.
[24] Barth J: Paravasate und deren Behandlung. In: Barth J (Hrsg) Zytostatika-Herstellung in der Apotheke. Deutscher Apotheker Verlag, Kap. VI-3: 1–9, 2000.
[25] Alley E, Green R, Schuchter L: Cutaneous toxicities of cancer therapy. Curr Opin Oncol 14: 212–216, 2002.
[26] Ener RA, Meglathery SB, Styler M: Extravasation of systemic hemato-oncological therapies. Ann Oncol 15: 858–862, 2004.
[27] Jordan K, Grothe W, Schmoll HJ: Paravasation von Zytostatika: Prävention und Therapie. Dtsch Med Wochenschr 130: 33–37, 2005.
[28] Koppel RA, Boh EE: Cutaneous reactions to chemotherapeutic agents. Am J Med Sci 321: 327–335, 2001.

Zusätzlich wurden folgende Publikationen zum Literaturstudium herangezogen:

- Albanell J, Baselga J: Systemic therapy emergencies. Semin Oncol 27: 347–361, 2000.
- Buchanan GR, Buchsbaum HJ, O'Banion K, et al: Extravasation of dactinomycin, vincristine, and cisplatin: studies in an animal model. Med Pediatr Oncol 13: 375–380, 1985.
- Dorr RT, Alberts DS, Soble M: Lack of experimental vesicant activity for the anticancer agents cisplatin, melphalan, and mitoxantrone. Cancer Chemother Pharmacol 16: 91–94, 1986.
- Fenchel K, Karthaus M: Zytostatika-Paravasate – gibt es neue Empfehlungen zum therapeutischen Vorgehen? Wien Med Wochenschr 151: 44–46, 2001.
- Kassner E: Evaluation and treatment of chemotherapy extravasation injuries. J Pediatr Oncol Nurs 17: 135–148, 2000.
- Khan MS, Holmes JD: Reducing the morbidity from extravasation injuries. Ann Plast Surg 48: 628–632, 2002.
- Rauh J, Pluntke S, Müller C: Paravenöse Zytostatikainjektion: Prophylaxe und Sofortmaßnahmen im Notfall. MMW Fortschr Med 146: 682–686, 2004.
- Schrijvers DL: Extravasation: a dreaded complication of chemotherapy. Ann Oncol 14: iii26–iii30, 2003.

bearbeitet von Patrizia Fürst-Weger

Cladribine (z.B. Leustatin®)

KONSENSUS

Schädigungstyp: nicht gewebsschädigend

Therapieempfehlung:

Allgemeine Maßnahmen:
1. Injektion/Infusion sofort stoppen
2. Paravasate-Set holen
3. (sterile) Handschuhe anziehen
4. Infusionsleitung bzw. Spritze durch eine 5 ml-Einmalspritze ersetzen und langsam soviel wie möglich vom Paravasat aspirieren; **Cave!** keinen Druck auf Paravasationsstelle ausüben
5. i.v. Zugang unter Aspirationsbedingungen entfernen
6. die betroffene Extremität hochlagern und ruhig stellen
7. Paravasate-Dokumentationsbogen ausfüllen (Ausdehnung des Paravasates angeben!)
8. Aufklärung und Instruktion des/der Patienten/in sowie der Angehörigen
9. regelmäßige Kontrollen (Nachsorge)

Substanzspezifische Maßnahmen: keine

Cave! nach Paravasation:
1. keine Spülungen des i.v. Zuganges
2. keine feuchten Umschläge
3. keine Alkoholumschläge
4. keine Okklusionsverbände

Cladribine

In der Literatur erwähnter Schädigungstyp:	nicht gewebsschädigend [3–5,9]
	kein gewebstoxisches Potential [10]
	schwach reizend (nicht vesikant) [8]
	gewebsreizend [7]
	gewebsnekrotisierend [6]
In der Literatur erwähnte Symptomatik und Verlauf:	Einzelfallbericht: nach Paravasation von ca. 5–10 ml Infusionslösung (0,0166 mg/ml): leichtes Erythem, Induration an der Injektionsstelle, keine Schmerzen, 16 Stunden später nur noch kleine Induration; nach 3 Tagen fast völlig verschwunden (1 PatientIn) [2]
In der Literatur erwähnte Maßnahmen:	**mit Behandlungserfolg:** – keine Maßnahme (1 PatientIn) [2] **ohne Behandlungserfolg:** – keine Fälle dokumentiert **ohne Angabe des Behandlungserfolges:** – 1500 IE Hyaluronidase s.c., Anwendung von Wärme und Druck [3] – Eispackung [11] bzw. Kühlung [4,6] 4 × täglich für 20 Minuten über 3–4 Tage [10] – keine spezifische Maßnahme erwähnt [5,7–9]
Besondere Hinweise:	Ergebnis der Literaturrecherche: keine tierexperimentellen Untersuchungen in Bezug auf Paravasation veröffentlicht
	keine Toxizitätserscheinungen im Bereich der Injektionsstelle nach s.c. Gabe [1]
	ein Fall einer Gewebsreaktion nach Paravasation beschrieben; auch ohne spezifische Maßnahmen keine bleibenden Schäden [2]
Conclusio:	obwohl Cladribine in der Literatur auch als gewebsreizend/nekrotisierend eingestuft wird, ist

kein klinischer Fall einer bleibenden Gewebsschädigung nach Paravasation dokumentiert; da Cladribine auch s.c. appliziert werden kann, ist eine gewebsschädigende Wirkung unwahrscheinlich; die Einstufung erfolgt als nicht gewebsschädigend

es sind keine substanzspezifischen Maßnahmen erforderlich

Primärliteratur

[1] Juliusson G, Heldal D, Hippe E, et al: Subcutaneous injections of 2-chlorodeoxyadenosine for symptomatic hairy cell leukemia. J Clin Oncol 13: 989–995, 1995.
[2] Mateu-de Antonio J, Acuna-Reina L, Pans JC, et al: Lack of toxicity in a cladribine extravasation. Ann Pharmacother 33: 873, 1999.

Sekundärliteratur

[3] Stanley A: Managing complications of chemotherapy administration. In: Allwood M, Stanley A, Wright P (eds) The Cytotoxics Handbook. Radcliffe Medical Press, 4th edition: 119–193, 2002.
[4] van Gemmern R: Gewebstoxizität und Paravasatbehandlung neuer Zytostatika. Krankenhauspharmazie 17: 471–473, 1996.
[5] Gain M, Melzer S, Meyer-Jürshof A, et al: Cladribin: Behandlung bei Paravasaten. In: Gain M, et al (Hrsg) ADKA-Zytostatika-Handbuch, Pharmazeutisch-wissenschaftliche Monographien. Verlag Heiner Biller, Band 7: 39, 2003.
[6] Berdel WE, Schmoll HJ, Büchele T, et al: Prävention und Therapie von Paravasaten/Extravasaten. In: Schmoll HJ, Höffken K, Possinger K (Hrsg) Kompendium Internistische Onkologie. Standards in Diagnostik und Therapie. Springer, Teil 1, 3. Auflage: 1689–1701, 1999.
[7] Mullin S, Beckwith MC, Tyler LS: Prevention and management of antineoplastic extravasation injury. Hosp Pharm 35: 57–76, 2000.
[8] Barth J: Paravasate und deren Behandlung. In: Barth J (Hrsg) Zytostatika-Herstellung in der Apotheke. Deutscher Apotheker Verlag, Kap. VI-3: 1–9, 2000.
[9] Jordan K, Grothe W, Schmoll HJ: Paravasation von Zytostatika: Prävention und Therapie. Dtsch Med Wochenschr 130: 33–37, 2005.
[10] Krämer I, Stützle M: Zytostatika-Paravasation – Wie ist vorzugehen? Krankenhauspharmazie 23: 261–268, 2002.
[11] Gebrauchs- und Fachinformation Leustatin® (Deutschland), Janssen-Cilag, Februar 2004.

Zusätzlich wurden folgende Publikationen zum Literaturstudium herangezogen:

- Fenchel K, Karthaus M: Zytostatika-Paravasate – gibt es neue Empfehlungen zum therapeutischen Vorgehen? Wien Med Wochenschr 151: 44–46, 2001.
- Rauh J, Pluntke S, Müller C: Paravenöse Zytostatikainjektion: Prophylaxe und Sofortmaßnahmen im Notfall. MMW Fortschr Med 146: 682–686, 2004.

bearbeitet von Sabine Wassertheurer

Cyclophosphamid (z.B. Endoxan®, Endoxan „Baxter")

KONSENSUS

Schädigungstyp: nicht gewebsschädigend

Therapieempfehlung:
Allgemeine Maßnahmen:
1. Injektion/Infusion sofort stoppen
2. Paravasate-Set holen
3. (sterile) Handschuhe anziehen
4. Infusionsleitung bzw. Spritze durch eine 5 ml-Einmalspritze ersetzen und langsam soviel wie möglich vom Paravasat aspirieren; **Cave!** keinen Druck auf Paravasationsstelle ausüben
5. i.v. Zugang unter Aspirationsbedingungen entfernen
6. die betroffene Extremität hochlagern und ruhig stellen
7. Paravasate-Dokumentationsbogen ausfüllen (Ausdehnung des Paravasates angeben!)
8. Aufklärung und Instruktion des/der Patienten/in sowie der Angehörigen
9. regelmäßige Kontrollen (Nachsorge)

Substanzspezifische Maßnahmen: keine

Cave! nach Paravasation:
1. keine Spülungen des i.v. Zuganges
2. keine feuchten Umschläge
3. keine Alkoholumschläge
4. keine Okklusionsverbände

Cyclophosphamid

In der Literatur erwähnter Schädigungstyp:	nicht gewebsschädigend [4–10,14,17]
	schwach reizend (nicht vesikant) [13]
	gewebsreizend [12,16]
In der Literatur erwähnte Symptomatik und Verlauf:	keine Angaben
In der Literatur erwähnte Maßnahmen:	**mit Behandlungserfolg:** – keine Fälle dokumentiert **ohne Behandlungserfolg:** – keine Fälle dokumentiert **ohne Angabe des Behandlungserfolges:** – bei Paravasation im Rahmen einer Kombinations-Chemotherapie mit Cyclophosphamid und Carboplatin (ohne Angabe zur paravasal verabreichten Substanz): keine spezifische Maßnahme erwähnt (1 PatientIn) [3] – bei Paravasation im Rahmen einer Kombinations-Chemotherapie mit Cyclophosphamid und Epirubicin (ohne Angabe zur paravasal verabreichten Substanz): keine spezifische Maßnahme erwähnt (1 PatientIn); Kälte, Glucocorticoid lokal (1 PatientIn); DMSO, Kälte, Glucocorticoid lokal i.d., Natriumhydrogencarbonat (1 PatientIn); DMSO, Glucocorticoid i.d., Hyaluronidase (1 PatientIn) [3] – bei Paravasation im Rahmen einer Kombinations-Chemotherapie mit Cyclophosphamid und Vincristin (ohne Angabe zur paravasal verabreichten Substanz): Glucocorticoid lokal (1 PatientIn) [3] – Nachspülung mit NaCl 0,9% [4] – 1500 IE Hyaluronidase s.c., Anwendung von Wärme und Druck [5]

- fakultativ lokale Infiltration von Corticosteroiden, warme Kompressen für 1 Stunde [6]

- 100 mg Hydrocortison s.c. und i.v., Eis oder Kältepack 4 × täglich über 15–20 Minuten, Hydrocortison topisch [8,9]

- bei lokaler Symptomatik Hydrocortison (1%) oder Heparin topisch [12]

- Kühlung 4 × täglich für 20 Minuten über 3–4 Tage [14]

- keine spezifische Maßnahme erwähnt [3 (8 PatientInnen),7,10,13,16,17]

Besondere Hinweise: Ergebnis der Literaturrecherche: keine klinischen Untersuchungen in Bezug auf Paravasation veröffentlicht

tierexperimentell: keine Lokalreaktionen nach s.c. Applikation von Cyclophosphamid; Gewebsschädigungen nach i.d. Gabe hoher Dosen [2]

Phlebitis an der Injektionsstelle [11] steht nicht im Zusammenhang mit einer Paravasation

Cyclophosphamid ist ein atoxisches Prodrug und wird größtenteils in der Leber aktiviert [1,4,11,15]; da Cyclophosphamid auch i.m. injiziert [15] werden kann, sind bei einer Paravasation keine Probleme zu erwarten

Conclusio: obwohl Cyclophosphamid in der Literatur auch als gewebsreizend eingestuft wird, ist kein klinischer Fall einer Gewebsreizung nach Paravasation dokumentiert; die Einstufung erfolgt daher als nicht gewebsschädigend

es sind keine substanzspezifischen Maßnahmen erforderlich

Primärliteratur

[1] Brock N, Hilgard P, Peukert M, et al: Basis and new developments in the field of oxazaphosphorines. Cancer Invest 6: 513–532, 1988.

[2] Barr RD, Benton SG, Belbeck LW: Soft-tissue necrosis induced by extravasated cancer chemotherapeutic agents. J Natl Cancer Inst 66: 1129–1136, 1981.
[3] Krämer I: Zehn Jahre Dokumentation von Zytostatika-Paravasat-Ereignissen: Auswertung von 175 Paravasate-Dokumentationen. Krankenhauspharmazie 23: 269–274, 2002.

Sekundärliteratur

[4] Fachinformation Endoxan® (Deutschland), Baxter, Jänner 2002.
[5] Stanley A: Managing complications of chemotherapy administration. In: Allwood M, Stanley A, Wright P (eds) The Cytotoxics Handbook. Radcliffe Medical Press, 4th edition: 119–193, 2002.
[6] Ignoffo RJ, Friedman MA: Therapy of local toxicities caused by extravasation of cancer chemotherapeutic drugs. Cancer Treat Rev 7: 17–27, 1980.
[7] Dorr RT: Pharmacologic management of vesicant chemotherapy extravasations. In: Dorr RT, Von Hoff DD (eds) Cancer Chemotherapy Handbook. Appleton & Lange, 2nd edition: 109–118, 1994.
[8] Donislawski S, Gain M, Meyer-Jürshof A, et al: Cyclophosphamid: Behandlung von Paravasaten. In: Donislawski S, et al (Hrsg) ADKA-Zytostatika-Handbuch, Pharmazeutisch-wissenschaftliche Monographien. Verlag Heiner Biller, Band 2: 39, 1994.
[9] Gain M, Melzer S, Meyer-Jürshof A, et al: Allgemeiner Teil: Behandlung von Paravasaten. In: Gain M, et al (Hrsg) ADKA-Zytostatika-Handbuch, Pharmazeutisch-wissenschaftliche Monographien. Verlag Heiner Biller, Band 1, 2. Auflage: A42–44, 1997.
[10] Schneider SM, Distelhorst CW: Chemotherapy-induced emergencies. Semin Oncol 16: 572–578, 1989.
[11] Dorr RT, Von Hoff DD: Drug monographs: cyclophosphamide. In: Dorr RT, Von Hoff DD (eds) Cancer Chemotherapy Handbook. Appleton & Lange, 2nd edition: 319–332, 1994.
[12] Cox K, Stuart-Harris R, Abdini G, et al: The management of cytotoxic-drug extravasation: guide-lines drawn up by a working party for the Clinical Oncological Society of Australia. Med J Aust 148: 185–189, 1988.
[13] Barth J: Paravasate und deren Behandlung. In: Barth J (Hrsg) Zytostatika-Herstellung in der Apotheke. Deutscher Apotheker Verlag, Kap. VI-3: 1–9, 2000.
[14] Krämer I, Stützle M: Zytostatika-Paravasation – Wie ist vorzugehen? Krankenhauspharmazie 23: 261–268, 2002.
[15] Fachinformation Endoxan „Baxter" (Österreich), Baxter, Jänner 2002.
[16] Ener RA, Meglathery SB, Styler M: Extravasation of systemic hematooncological therapies. Ann Oncol 15: 858–862, 2004.
[17] Jordan K, Grothe W, Schmoll HJ: Paravasation von Zytostatika: Prävention und Therapie. Dtsch Med Wochenschr 130: 33–37, 2005.

Zusätzlich wurden folgende Publikationen zum Literaturstudium herangezogen:

- Fenchel K, Karthaus M: Zytostatika-Paravasate – gibt es neue Empfehlungen zum therapeutischen Vorgehen? Wien Med Wochenschr 151: 44–46, 2001.
- Otto J, Goebell PJ, Otto T: Urologischer Notfall in der Onkologie. Der Onkologe 10: 351–357, 2004.
- Rauh J, Pluntke S, Müller C: Paravenöse Zytostatikainjektion: Prophylaxe und Sofortmaßnahmen im Notfall. MMW Fortschr Med 146: 682–686, 2004.
- Schrijvers DL: Extravasation: a dreaded complication of chemotherapy. Ann Oncol 14: iii26–iii30, 2003.

bearbeitet von Patrizia Fürst-Weger

Cytarabin (z.B. Alexan®, Udicil®)

KONSENSUS

Schädigungstyp: nicht gewebsschädigend

Therapieempfehlung:

Allgemeine Maßnahmen:
1. Injektion/Infusion sofort stoppen
2. Paravasate-Set holen
3. (sterile) Handschuhe anziehen
4. Infusionsleitung bzw. Spritze durch eine 5 ml-Einmalspritze ersetzen und langsam soviel wie möglich vom Paravasat aspirieren; **Cave!** keinen Druck auf Paravasationsstelle ausüben
5. i.v. Zugang unter Aspirationsbedingungen entfernen
6. die betroffene Extremität hochlagern und ruhig stellen
7. Paravasate-Dokumentationsbogen ausfüllen (Ausdehnung des Paravasates angeben!)
8. Aufklärung und Instruktion des/der Patienten/in sowie der Angehörigen
9. regelmäßige Kontrollen (Nachsorge)

Substanzspezifische Maßnahmen: keine

Cave! nach Paravasation:
1. keine Spülungen des i.v. Zuganges
2. keine feuchten Umschläge
3. keine Alkoholumschläge
4. keine Okklusionsverbände

In der Literatur erwähnter Schädigungstyp:	nicht gewebsschädigend [3–8,10,12,16] kein gewebstoxisches Potential [17] schwach reizend (nicht vesikant) [15] gewebsreizend [11] keine Nekrosewahrscheinlichkeit [9]
In der Literatur erwähnte Symptomatik und Verlauf:	keine Angaben
In der Literatur erwähnte Maßnahmen:	mit Behandlungserfolg: – keine Fälle dokumentiert ohne Behandlungserfolg: – keine Fälle dokumentiert ohne Angabe des Behandlungserfolges: – fakultativ lokale Infiltration von Corticosteroiden, warme Kompressen für 1 Stunde [3] – bei lokaler Symptomatik Hydrocortison (1%) oder Heparin topisch [4] – 1500 IE Hyaluronidase s.c., Anwendung von Wärme und Druck [6] – 100 mg Hydrocortison s.c. und i.v., Eis oder Kältepack 4 × täglich über 15–20 Minuten, Hydrocortison topisch [8,12] – Kühlung 4 × täglich für 20 Minuten über 3–4 Tage [17] – keine spezifische Maßnahme erwähnt [5,9–11,15,16]
Besondere Hinweise:	Ergebnis der Literaturrecherche: keine klinischen Untersuchungen in Bezug auf Paravasation veröffentlicht

	tierexperimentell: keine Lokalreaktionen nach s.c. und i.d. Applikation von Cytarabin [2]
	keine lokalen Beschwerden und Hautreaktionen nach s.c. Gabe [1]
	Hypersensibilitätsreaktionen [18,19] und Recall-Phänomen nach Radiatio [18] stehen nicht im Zusammenhang mit einer Paravasation
Conclusio:	obwohl Cytarabin in der Literatur auch als gewebsreizend eingestuft wird, ist kein klinischer Fall einer Gewebsreizung nach Paravasation dokumentiert; da Cytarabin auch i.m. [14] und s.c. [13] appliziert werden kann, ist eine gewebsschädigende Wirkung unwahrscheinlich; die Einstufung erfolgt als nicht gewebsschädigend
	es sind keine substanzspezifischen Maßnahmen erforderlich

Primärliteratur

[1] Slevin ML, Piall EM, Aherne GW, et al: Subcutaneous infusion of cytosine arabinoside: a practical alternative to intravenous infusion. Cancer Chemother Pharmacol 10: 112–114, 1983.
[2] Barr RD, Benton SG, Belbeck LW: Soft-tissue necrosis induced by extravasated cancer chemotherapeutic agents. J Natl Cancer Inst 66: 1129–1136, 1981.

Sekundärliteratur

[3] Ignoffo RJ, Friedman MA: Therapy of local toxicities caused by extravasation of cancer chemotherapeutic drugs. Cancer Treat Rev 7: 17–27, 1980.
[4] Cox K, Stuart-Harris R, Abdini G, et al: The management of cytotoxic-drug extravasation: guidelines drawn up by a working party for the Clinical Oncological Society of Australia. Med J Aust 148: 185–189, 1988.
[5] Dorr RT: Pharmacologic management of vesicant chemotherapy extravasations. In: Dorr RT, Von Hoff DD (eds) Cancer Chemotherapy Handbook. Appleton & Lange, 2nd edition: 109–118, 1994.
[6] Stanley A: Managing complications of chemotherapy administration. In: Allwood M, Stanley A, Wright P (eds) The Cytotoxics Handbook. Radcliffe Medical Press, 4th edition: 119–193, 2002.
[7] Pharmacia & Upjohn, persönliche Mitteilung, November 1998.

[8] Gain M, Melzer S, Meyer-Jürshof A, et al: Cytarabin: Behandlung von Paravasaten. In: Gain M, et al (Hrsg) ADKA-Zytostatika-Handbuch, Pharmazeutisch-wissenschaftliche Monographien. Verlag Heiner Biller, Band 3: 42, 1998.
[9] Schneider G: Paravasate von Zytostatika. Diagnostik und Therapie. Aina S. Schneider Verlag, 6. Auflage: 1–17, 1999.
[10] Schneider SM, Distelhorst CW: Chemotherapy-induced emergencies. Semin Oncol 16: 572–578, 1989.
[11] Mullin S, Beckwith MC, Tyler LS: Prevention and management of antineoplastic extravasation injury. Hosp Pharm 35: 57–76, 2000.
[12] Gain M, Melzer S, Meyer-Jürshof A, et al: Allgemeiner Teil: Behandlung von Paravasaten. In: Gain M, et al (Hrsg) ADKA-Zytostatika-Handbuch, Pharmazeutisch-wissenschaftliche Monographien. Verlag Heiner Biller, Band 1, 2. Auflage: A42–44, 1997.
[13] Fachinformation Alexan® (Österreich), Ebewe, Juni 2003.
[14] Dorr RT, Von Hoff DD: Drug monographs: cytarabine. In: Dorr RT, Von Hoff DD (eds) Cancer Chemotherapy Handbook. Appleton & Lange, 2nd edition: 332–340, 1994.
[15] Barth J: Paravasate und deren Behandlung. In: Barth J (Hrsg) Zytostatika-Herstellung in der Apotheke. Deutscher Apotheker Verlag, Kap. VI-3: 1–9, 2000.
[16] Jordan K, Grothe W, Schmoll HJ: Paravasation von Zytostatika: Prävention und Therapie. Dtsch Med Wochenschr 130: 33–37, 2005.
[17] Krämer I, Stützle M: Zytostatika-Paravasation – Wie ist vorzugehen? Krankenhauspharmazie 23: 261–268, 2002.
[18] Koppel RA, Boh EE: Cutaneous reactions to chemotherapeutic agents. Am J Med Sci 321: 327–335, 2001.
[19] Alley E, Green R, Schuchter L: Cutaneous toxicities of cancer therapy. Curr Opin Oncol 14: 212–216, 2002.

Zusätzlich wurden folgende Publikationen zum Literaturstudium herangezogen:

– Fenchel K, Karthaus M: Zytostatika-Paravasate – gibt es neue Empfehlungen zum therapeutischen Vorgehen? Wien Med Wochenschr 151: 44–46, 2001.
– Rauh J, Pluntke S, Müller C: Paravenöse Zytostatikainjektion: Prophylaxe und Sofortmaßnahmen im Notfall. MMW Fortschr Med 146: 682–686, 2004.
– Schrijvers DL: Extravasation: a dreaded complication of chemotherapy. Ann Oncol 14: iii26–iii30, 2003.

bearbeitet von Sabine Wassertheurer

Dacarbazin (z.B. Dacarbazine medac, DTIC-Dome)

KONSENSUS

Schädigungstyp: gewebsreizend

Therapieempfehlung:
Allgemeine Maßnahmen:
1. Injektion/Infusion sofort stoppen
2. Paravasate-Set holen
3. (sterile) Handschuhe anziehen
4. Infusionsleitung bzw. Spritze durch eine 5 ml-Einmalspritze ersetzen und langsam soviel wie möglich vom Paravasat aspirieren; **Cave!** keinen Druck auf Paravasationsstelle ausüben
5. i.v. Zugang unter Aspirationsbedingungen entfernen
6. bei Blasen: mit 1 ml-Spritze und s.c.-Kanüle aspirieren, für jeden Aspirationsversuch neues Besteck verwenden
7. die betroffene Extremität hochlagern und ruhig stellen
8. Paravasate-Dokumentationsbogen ausfüllen (Ausdehnung des Paravasates angeben!)
9. Aufklärung und Instruktion des/der Patienten/in sowie der Angehörigen
10. regelmäßige Kontrollen (Nachsorge)

Substanzspezifische Maßnahmen: keine
Cave! betroffenes Areal vor direkter Sonnenbestrahlung schützen

Cave! nach Paravasation:
1. keine Spülungen des i.v. Zuganges
2. keine feuchten Umschläge
3. keine Alkoholumschläge
4. keine Okklusionsverbände

In der Literatur erwähnter Schädigungstyp:	keine Nekrosewahrscheinlichkeit [8,15] gewebsreizend [1,7,11,12,14,19,22,23,27] und/oder schwach gewebsnekrotisierend in großen Mengen und hohen Konzentrationen [17] niedriges Nekrosepotential [26] gewebsnekrotisierend [9,13,16,18]
In der Literatur erwähnte Symptomatik und Verlauf:	**Initialsymptome:** keine Angaben **verzögert auftretende Symptome:** laut Fachinformation Schmerzen und Nekrosen [13] – keine näheren Angaben **Residualbefunde:** keine Angaben **Einzelfallbericht:** keine lokalen Reaktionen (1 PatientIn) [2]
In der Literatur erwähnte Maßnahmen:	**mit Behandlungserfolg:** – tierexperimentell: Natriumthiosulfat (8%) nach i.d. Gabe von Dacarbazin [1,15] **ohne Behandlungserfolg:** – tierexperimentell: L-Cystein, DMSO, Hyaluronidase, Hydrocortison, NaCl 0,9%, Natriumthiosulfat (4%), Wärme und Kälte verstärken die Ulzeration [1,15] **ohne Angabe des Behandlungserfolges:** – bei Paravasation im Rahmen einer Kombinations-Chemotherapie mit Dacarbazin und Doxorubicin (ohne Angabe zur paravasal verabreichten Substanz): DMSO, Glucocorticoid i.d., Natriumhydrogencarbonat (1 PatientIn) [6] – Kühlung 4 × täglich für 20 Minuten über 3–4 Tage [7] – Natriumthiosulfat (4%) bei hohen Dacarbazinkonzentrationen [10,16], Lichtschutz des Paravasates [10,15]

- fakultativ lokale Infiltration von Corticosteroiden, warme Kompressen für 1 Stunde [11]

- bei lokaler Symptomatik Hydrocortison (1%) oder Heparin topisch [12]

- am ersten Tag DMSO alle 2 Stunden, Hydrocortison (1%) topisch, kalte Kompressen für 30 Minuten; anschließend über 14 Tage alternierend DMSO bzw. Hydrocortison im Abstand von 3 Stunden topisch verabreichen [18]

- keine spezifische Maßnahme erwähnt [6 (1 PatientIn),8,14,17,19,22,23,26,27]

Besondere Hinweise: Ergebnis der Literaturrecherche: keine klinischen Untersuchungen in Bezug auf Paravasation veröffentlicht

mit dem Auftreten von Nekrosen ist nicht zu rechnen, weil Dacarbazin als zytotoxisch unwirksames Prodrug [13] vorliegt

Lichteinwirkung:
- Photosensibilisierung nach Dacarbazin-Gabe [2,3,13,20,21,24,25]

- tierexperimentell: Lichtexposition nach i.d. Applikation von Dacarbazin führte zu erhöhter Hauttoxizität [1,16]

- Phlebitis [15,17], lokale Reizungen [17], Schmerzen entlang der Vene [2,4], Brennen [2,3] und Erytheme [3] von sonnenexponierten Arealen (Kopf, Hände) stehen nicht im Zusammenhang mit einer Paravasation; sie sind auf die Abbauprodukte von Dacarbazin unter Lichteinfluss zurückzuführen [3,4]

Lichtschutz: Dacarbazininfusion [2,4,5] (während der Herstellung und Applikation) und Patienten (einige Tage lang nach der Infusion) vor intensiver Lichteinwirkung (Sonne) [1,16] schützen

	Natriumthiosulfat: positive Wirkung ist klinisch nicht ausreichend belegt [16] – invasive Maßnahme!
Conclusio:	obwohl Dacarbazin in der Literatur als gewebsreizend/nekrotisierend eingestuft wird, ist kein klinischer Fall einer Gewebsschädigung nach Paravasation dokumentiert; die Einstufung als gewebsreizend erfolgt aufgrund der Wirkung der Abbauprodukte von Dacarbazin unter Lichteinwirkung
	die in der Sekundärliteratur erwähnten Symptome, z.B. Nekrosen, konnten in klinischen Fallberichten nicht verifiziert werden
	positive Ergebnisse substanzspezifischer Maßnahmen wurden bisher in der Literatur nicht beschrieben; bis zum Vorliegen weiterer Daten können daher substanzspezifische Maßnahmen nicht empfohlen werden
	das betroffene Areal ist vor starker Lichteinwirkung zu schützen

Primärliteratur

[1] Dorr RT, Alberts DS, Einspahr J, et al: Experimental dacarbazine antitumor activity and skin toxicity in relation to light exposure and pharmacologic antidotes. Cancer Treat Rep 71: 267–272, 1987.
[2] Buesa JM, Gracia M, Valle M, et al: Phase I trial of intermittent high-dose dacarbazine. Cancer Treat Rep 68: 499–504, 1984.
[3] Beck TM, Hart NE, Smith CE: Photosensitivity reaction following DTIC administration: report of two cases. Cancer Treat Rep 64: 725–726, 1980.
[4] Baird GM, Willoughby ML: Photodegradation of dacarbazine. The Lancet 2: 681, 1978.
[5] Koriech O, Shukla V: Reduced toxicity of DTIC with administration in the dark. Proc AACR-ASCO 21: 168, 1980.
[6] Krämer I: Zehn Jahre Dokumentation von Zytostatika-Paravasat-Ereignissen: Auswertung von 175 Paravasate-Dokumentationen. Krankenhauspharmazie 23: 269–274, 2002.

Sekundärliteratur

[7] Krämer I, Stützle M: Zytostatika-Paravasation – Wie ist vorzugehen? Krankenhauspharmazie 23: 261–268, 2002.

[8] Schneider G: Paravasate von Zytostatika. Diagnostik und Therapie. Aina S. Schneider Verlag, 6. Auflage: 1–17, 1999.
[9] Gain M, Melzer S, Meyer-Jürshof A, et al: Allgemeiner Teil: Behandlung von Paravasaten. In: Gain M, et al (Hrsg) ADKA-Zytostatika-Handbuch, Pharmazeutisch-wissenschaftliche Monographien. Verlag Heiner Biller, Band 1, 2. Auflage: A42–44, 1997.
[10] Gain M, Melzer S, Meyer-Jürshof A, et al: Dacarbazin: Behandlung von Paravasaten. In: Gain M, et al (Hrsg) ADKA-Zytostatika-Handbuch, Pharmazeutisch-wissenschaftliche Monographien. Verlag Heiner Biller, Band 1, 2. Auflage: 30–31, 1997.
[11] Ignoffo RJ, Friedman MA: Therapy of local toxicities caused by extravasation of cancer chemotherapeutic drugs. Cancer Treat Rev 7: 17–27, 1980.
[12] Cox K, Stuart-Harris R, Abdini G, et al: The management of cytotoxic-drug extravasation: guide-lines drawn up by a working party for the Clinical Oncological Society of Australia. Med J Aust 148: 185–189, 1988.
[13] Fachinformation Dacarbazine medac (Österreich), medac, Mai 2001.
[14] Mullin S, Beckwith MC, Tyler LS: Prevention and management of antineoplastic extravasation injury. Hosp Pharm 35: 57–76, 2000.
[15] Dorr RT: Antidotes to vesicant chemotherapy extravasations. Blood Rev 4: 41–60, 1990.
[16] Bertelli G: Prevention and management of extravasation of cytotoxic drugs. Drug Safety 12: 245–255, 1995.
[17] Dorr RT: Pharmacologic management of vesicant chemotherapy extravasations. In: Dorr RT, Von Hoff DD (eds) Cancer Chemotherapy Handbook. Appleton & Lange, 2nd edition: 109–118, 1994.
[18] Stanley A: Managing complications of chemotherapy administration. In: Allwood M, Stanley A, Wright P (eds) The Cytotoxics Handbook. Radcliffe Medical Press, 4th edition: 119–193, 2002.
[19] Holmes BC: Administration of cancer chemotherapy agents. In: Dorr RT, Von Hoff DD (eds) Cancer Chemotherapy Handbook. Appleton & Lange, 2nd edition: 57–94, 1994.
[20] Dorr RT, Von Hoff DD: Drug monographs: dacarbazine. In: Dorr RT, Von Hoff DD (eds) Cancer Chemotherapy Handbook. Appleton & Lange, 2nd edition: 343–349, 1994.
[21] EG – Sicherheitsdatenblatt, Version 94/11, Medac.
[22] Schneider SM, Distelhorst CW: Chemotherapy-induced emergencies. Semin Oncol 16: 572–578, 1989.
[23] Barth J: Paravasate und deren Behandlung. In: Barth J (Hrsg) Zytostatika-Herstellung in der Apotheke. Deutscher Apotheker Verlag, Kap. VI-3: 1–9, 2000.
[24] Koppel RA, Boh EE: Cutaneous reactions to chemotherapeutic agents. Am J Med Sci 321: 327–335, 2001.
[25] Alley E, Green R, Schuchter L: Cutaneous toxicities of cancer therapy. Curr Opin Oncol 14: 212–216, 2002.
[26] Ener RA, Meglathery SB, Styler M: Extravasation of systemic hemato-oncological therapies. Ann Oncol 15: 858–862, 2004.

[27] Jordan K, Grothe W, Schmoll HJ: Paravasation von Zytostatika: Prävention und Therapie. Dtsch Med Wochenschr 130: 33–37, 2005.

Zusätzlich wurden folgende Publikationen zum Literaturstudium herangezogen:

– Barr RD, Benton SG, Belbeck LW: Soft-tissue necrosis induced by extravasated cancer chemotherapeutic agents. J Natl Cancer Inst 66: 1129–1136, 1981.
– Fenchel K, Karthaus M: Zytostatika-Paravasate – gibt es neue Empfehlungen zum therapeutischen Vorgehen? Wien Med Wochenschr 151: 44–46, 2001.
– Khan MS, Holmes JD: Reducing the morbidity from extravasation injuries. Ann Plast Surg 48: 628–632, 2002.
– Rauh J, Pluntke S, Müller C: Paravenöse Zytostatikainjektion: Prophylaxe und Sofortmaßnahmen im Notfall. MMW Fortschr Med 146: 682–686, 2004.
– Schrijvers DL: Extravasation: a dreaded complication of chemotherapy. Ann Oncol 14: iii26–iii30, 2003.

bearbeitet von Patrizia Fürst-Weger

Dactinomycin (z.B. Cosmegen®)

KONSENSUS

Schädigungstyp: gewebsnekrotisierend

Therapieempfehlung:

Allgemeine Maßnahmen:
1. Injektion/Infusion sofort stoppen
2. Paravasate-Set holen
3. (sterile) Handschuhe anziehen
4. Infusionsleitung bzw. Spritze durch eine 5 ml-Einmalspritze ersetzen und langsam soviel wie möglich vom Paravasat aspirieren; **Cave!** keinen Druck auf Paravasationsstelle ausüben
5. i.v. Zugang unter Aspirationsbedingungen entfernen
6. bei Blasen: mit 1 ml-Spritze und s.c.-Kanüle aspirieren, für jeden Aspirationsversuch neues Besteck verwenden
7. die betroffene Extremität hochlagern und ruhig stellen
8. **substanzspezifische Maßnahmen** einleiten
9. auf adäquate Schmerztherapie ist zu achten
10. Paravasate-Dokumentationsbogen ausfüllen (Ausdehnung des Paravasates angeben!)
11. Aufklärung und Instruktion des/der Patienten/in sowie der Angehörigen
12. regelmäßige Kontrollen (Nachsorge)
13. in jedem Fall so rasch wie möglich, längstens innerhalb von 24 Stunden einen (plastischen) Chirurgen konsultieren

Substanzspezifische Maßnahmen:

DMSO:
1. 99%ige DMSO-Lösung alle 8 Stunden steril (z.B. mit sterilem Kugeltupfer) ohne Druck auftragen
2. an der Luft trocknen lassen – **Cave!** nicht abdecken
3. Anwendung über mindestens 7 Tage

unmittelbar anschließend trockene Kälte:
1. initial mindestens 1 Stunde kühlen (z.B. mit Cold-Hot Pack)
2. weiterführend mehrmals täglich über jeweils 15 Minuten kühlen

Cave! nach Paravasation:
1. keine Spülungen des i.v. Zuganges
2. keine feuchten Umschläge
3. keine Alkoholumschläge
4. keine Okklusionsverbände

In der Literatur erwähnter Schädigungstyp:	gewebsnekrotisierend [1,2,4–19]
In der Literatur erwähnte Symptomatik und Verlauf:	**Initialsymptome:** ev. Brennen oder Stechen [16]
	verzögert auftretende Symptome: schwere, tiefe Ulzerationen (mehrere PatientInnen) [1]
	Residualbefund: keine Angaben
In der Literatur erwähnte Maßnahmen:	**mit Behandlungserfolg:** – Kälte (Eis) 4 × täglich 15 Minuten über 3 Tage [2] – tierexperimentell: lokale Kälteanwendung [3] **ohne Behandlungserfolg:** – tierexperimentell: Wärme, i.d. Applikation von Ascorbinsäure, Natriumthiosulfat, NaCl 0,9%, Steroide, β-Adrenergika [3] **ohne Angabe des Behandlungserfolges:** – Infiltration von 4 ml Natriumthiosulfat (4%) oder 1 ml Ascorbinsäure (5%), fakultativ lokale Infiltration von Corticosteroiden, warme Kompressen für 1 Stunde [4] – Eiskühlung 1–3 Tage, 4 ml Natriumthiosulfat (4%) s.c. [5] – sofort Kühlung für 20 Minuten, dann 4 × täglich für 20 Minuten über 3–4 Tage [6] – am ersten Tag DMSO alle 2 Stunden, Hydrocortison (1%) topisch, kalte Kompressen für 30 Minuten; anschließend über 7–10 Tage alter-

Dactinomycin

nierend DMSO bzw. Hydrocortison im Abstand von 3 Stunden verabreichen [8]

- umgehend Kälte über 24 Stunden abwechselnd mit 1,5 ml DMSO (50%) topisch alle 6 Stunden; DMSO über 14 Tage [13]

- intermittierende Anwendung von Eis über 3 Tage [16]

- trockene Kälte initial für 1 Stunde, anschließend mehrmals täglich über 15 Minuten; DMSO (99%) alle 8 Stunden über 8 Tage; zwischen Kälte und DMSO therapiefreies Intervall einhalten [17]

- unverzüglich lokale Kühlung [18]

- keine spezifische Maßnahme erwähnt [5,7,9,11,12,14,15]

Besondere Hinweise: Radiosensibilisierung und Recall-Phänomen nach Radiatio beschrieben [20,21]

Kälte: Bericht über positive Wirkung zur Verhinderung von Nekrosen liegt vor [2], auch im Tierversuch positiv bewertet [3]

Conclusio: Dactinomycin wird in der Literatur ausschließlich als gewebsnekrotisierend eingestuft

aufgrund der positiven Erfahrungen mit DMSO und Kälte nach Paravasationen bei anderen DNA-interkalierenden Substanzen werden als substanzspezifische, nicht invasive Maßnahmen DMSO und Kälte empfohlen

Primärliteratur

[1] Moore GE, DiPaolo JA, Kondo T: The chemotherapeutic effects and complications of actinomycin D in patients with advanced cancer. Cancer 11: 1204–1214, 1958.
[2] Larson DL: What is the appropriate management of tissue extravasation by antitumor agents? Plast Reconstr Surg 75: 397–402, 1985.

[3] Buchanan GR, Buchsbaum HJ, O'Banion K, et al: Extravasation of dactinomycin, vincristine, and cisplatin: studies in an animal model. Med Pediatr Oncol 13: 375–380, 1985.

Sekundärliteratur

[4] Ignoffo RJ, Friedman MA: Therapy of local toxicities caused by extravasation of cancer chemotherapeutic drugs. Cancer Treat Rev 7: 17–27, 1980.
[5] Schneider G: Paravasate von Zytostatika. Diagnostik und Therapie. Aina S. Schneider Verlag, 6. Auflage: 1–17, 1999.
[6] Krämer J, Stützle M: Zytostatika-Paravasation – Wie ist vorzugehen? Krankenhauspharmazie 23: 261–268, 2002.
[7] Dorr RT: Pharmacologic management of vesicant chemotherapy extravasations. In: Dorr RT, Von Hoff DD (eds) Cancer Chemotherapy Handbook. Appleton & Lange, 2nd edition: 109–118, 1994.
[8] Stanley A: Managing complications of chemotherapy administration. In: Allwood M, Stanley A, Wright P (eds) The Cytotoxics Handbook. Radcliffe Medical Press, 4th edition: 119–193, 2002.
[9] Gain M, Melzer S, Meyer-Jürshof A, et al: Allgemeiner Teil: Behandlung von Paravasaten. In: Gain M, et al (Hrsg) ADKA-Zytostatika-Handbuch, Pharmazeutisch-wissenschaftliche Monographien. Verlag Heiner Biller, Band 1, 2. Auflage: A42–44, 1997.
[10] Bertelli G: Prevention and management of extravasation of cytotoxic drugs. Drug Safety 12: 245–255, 1995.
[11] Frei E: The clinical use of actinomycin. Cancer Chemother Rep 58: 49–54, 1974.
[12] Mullin S, Beckwith MC, Tyler LS: Prevention and management of antineoplastic extravasation injury. Hosp Pharm 35: 57–76, 2000.
[13] Dorr RT: Antidotes to vesicant chemotherapy extravasations. Blood Rev 4: 41–60, 1990.
[14] Schneider SM, Distelhorst CW: Chemotherapy-induced emergencies. Semin Oncol 16: 572–578, 1989.
[15] Barth J: Paravasate und deren Behandlung. In: Barth J (Hrsg) Zytostatika-Herstellung in der Apotheke. Deutscher Apotheker Verlag, Kap. VI-3: 1–9, 2000.
[16] Fachinformation Lyovac-Cosmegen® (Deutschland), MSD Sharp & Dohme, April 2003.
[17] Jordan K, Grothe W, Schmoll HJ: Paravasation von Zytostatika: Prävention und Therapie. Dtsch Med Wochenschr 130: 33–37, 2005.
[18] Fenchel K, Karthaus M: Zytostatika-Paravasate – gibt es neue Empfehlungen zum therapeutischen Vorgehen? Wien Med Wochenschr 151: 44–46, 2001.
[19] Ener RA, Meglathery SB, Styler M: Extravasation of systemic hemato-oncological therapies. Ann Oncol 15: 858–862, 2004.
[20] Koppel RA, Boh EE: Cutaneous reactions to chemotherapeutic agents. Am J Med Sci 321: 327–335, 2001.
[21] Alley E, Green R, Schuchter L: Cutaneous toxicities of cancer therapy. Curr Opin Oncol 14: 212–216, 2002.

Zusätzlich wurden folgende Publikationen zum Literaturstudium herangezogen:

- Albanell J, Baselga J: Systemic therapy emergencies. Semin Oncol 27: 347–361, 2000.
- Krämer I: Onkologische Pharmazie. In: Jaehde U, Radziwill R, Mühlebach S, et al (Hrsg) Lehrbuch der Klinischen Pharmazie. Wissenschaftliche Verlagsgesellschaft mbH, 2. Auflage: 307–336, 2003.
- Kurul S, Saip P, Aydin T: Totally implantable venous-access ports: local problems and extravasation injury. Lancet Oncol 3: 684–692, 2002.
- Loth TS, Eversmann WW: Treatment methods for extravasations of chemotherapeutic agents: a comparative study. J Hand Surg 11A: 388–396, 1986.
- Otto J, Goebell PJ, Otto T: Urologischer Notfall in der Onkologie. Der Onkologe 10: 351–357, 2004.
- Rauh J, Pluntke S, Müller C: Paravenöse Zytostatikainjektion: Prophylaxe und Sofortmaßnahmen im Notfall. MMW Fortschr Med 146: 682–686, 2004.
- Schrijvers DL: Extravasation: a dreaded complication of chemotherapy. Ann Oncol 14: iii26–iii30, 2003.
- Soble MJ, Dorr RT, Plezia P, et al: Dose-dependent skin ulcers in mice treated with DNA binding antitumor antibiotics. Cancer Chemother Pharmacol 20: 33–36, 1987.

bearbeitet von Elisabeth Nogler-Semenitz

Daunorubicin (z.B. Daunoblastin®)

KONSENSUS

Schädigungstyp: gewebsnekrotisierend

Therapieempfehlung:

Allgemeine Maßnahmen:
1. Injektion/Infusion sofort stoppen
2. Paravasate-Set holen
3. (sterile) Handschuhe anziehen
4. Infusionsleitung bzw. Spritze durch eine 5 ml-Einmalspritze ersetzen und langsam soviel wie möglich vom Paravasat aspirieren; **Cave!** keinen Druck auf Paravasationsstelle ausüben
5. i.v. Zugang unter Aspirationsbedingungen entfernen
6. bei Blasen: mit 1 ml-Spritze und s.c.-Kanüle aspirieren, für jeden Aspirationsversuch neues Besteck verwenden
7. die betroffene Extremität hochlagern und ruhig stellen
8. **substanzspezifische Maßnahmen** einleiten
9. auf adäquate Schmerztherapie ist zu achten
10. Paravasate-Dokumentationsbogen ausfüllen (Ausdehnung des Paravasates angeben!)
11. Aufklärung und Instruktion des/der Patienten/in sowie der Angehörigen
12. regelmäßige Kontrollen (Nachsorge)
13. in jedem Fall so rasch wie möglich, längstens innerhalb von 24 Stunden einen (plastischen) Chirurgen konsultieren

Substanzspezifische Maßnahmen:
DMSO:
1. 99%ige DMSO-Lösung alle 8 Stunden steril (z.B. mit sterilem Kugeltupfer) ohne Druck auftragen
2. an der Luft trocknen lassen – **Cave!** nicht abdecken
3. Anwendung über mindestens 7 Tage

unmittelbar anschließend trockene Kälte:
1. initial mindestens 1 Stunde kühlen (z.B. mit Cold-Hot Pack)
2. weiterführend mehrmals täglich über jeweils 15 Minuten kühlen

Daunorubicin

> **Cave! nach Paravasation:**
> 1. keine Spülungen des i.v. Zuganges
> 2. keine feuchten Umschläge
> 3. keine Alkoholumschläge
> 4. keine Okklusionsverbände

In der Literatur erwähnter Schädigungstyp:	gewebsnekrotisierend [1–3,7–18,21–27]
In der Literatur erwähnte Symptomatik und Verlauf:	**Initialsymptome:** Schwellung, Schmerzen, Erythem (3 PatientInnen) [1,2] **verzögert auftretende Symptomatik:** Induration [1] **Residualbefunde:** Nekrose (je 1 PatientIn [3,7]) [23] **Einzelfallbericht:** Paravasat bei nicht korrekt plaziertem zentralen Venenkatheter: zuerst retrosternale Schmerzen, innerhalb einiger Stunden Schwellung mit rötlicher Verfärbung der Haut; während 12 Wochen: Brustschmerzen, Husten, pleurale und pericardale Ergüsse, Dysphagie, Thyreotoxikose; Recall-Effekt nach daunorubicinhältiger Therapie 18 bzw. 35 Tage nach Paravasat (1 PatientIn) [8]
In der Literatur erwähnte Maßnahmen:	**mit Behandlungserfolg:** – Infiltration von Natriumbicarbonat und 4 mg Dexamethason, Eiskühlung, Auftragen von 15 ml DMSO (70%) alle 3–4 Stunden über 10 Tage (1 PatientIn) [1,11] – DMSO (99%) alle 6 Stunden über 14 Tage auftragen (2 PatientInnen) [2] – Paravasat im Mediastinum wegen falsch liegendem zentralen Venenkatheter – mediastinale Aspiration und Infusion von 1500 ml NaCl 0,9% über den liegenden Katheter, Prednisolon systemisch (1 PatientIn) [8]

ohne Behandlungserfolg:
- Kälte (Eis) 4 × täglich 15 Minuten über 3 Tage; eine chirurgische Intervention war notwendig (1 PatientIn) [3]

ohne Angabe des Behandlungserfolges:
- Infiltration von 5 ml Natriumbicarbonat (8,4%), 4 mg Dexamethason, fakultativ lokale Infiltration von Corticosteroiden, warme Kompressen für 1 Stunde [12]

- Eiskühlung 1–3 Tage, DMSO (70–100%) alle 3–4 Stunden über 3–14 Tage lokal auftragen, rechtzeitige Konsultation eines plastischen Chirurgen [13]

- kalte Kompressen sofort für 30–60 Minuten, danach bis 24 Stunden in 15-minütigem Wechsel (mit/ohne Kompresse); DMSO (50–99%) alle 6 Stunden über 3–14 Tage auftragen [15]

- am ersten Tag DMSO alle 2 Stunden, Hydrocortison (1%) topisch, kalte Kompressen für 30 Minuten; anschließend über 7–10 Tage alternierend DMSO bzw. Hydrocortison im Abstand von 3 Stunden verabreichen [17]

- DMSO (99%) auf Gebiet der doppelten Größe des Paravasates auftragen, alle 6 Stunden über 14 Tage, eventuell Eispackung für 15 Minuten alle 6 Stunden über 2 Tage [18]

- 4 Tropfen DMSO (99%) auf je 10 cm² Hautoberfläche (Behandlungsfläche: doppelte Größe des Paravasatbereichs), alle 8 Stunden über mindestens 14 Tage, optional lokale Kühlung mittels Eispackungen sequentiell zur DMSO-Behandlung; bei persistierenden Schmerzen oder Entwicklung einer Hautnekrose bzw. Ulzeration chirurgisches Débridement erwägen [16,19,24]

- trockene Kälte initial für 1 Stunde, anschließend mehrmals täglich über 15 Minuten;

Daunorubicin

    DMSO (99%) alle 8 Stunden über 8 Tage; zwischen Kälte und DMSO therapiefreies Intervall einhalten [25]

- DMSO topisch alle 6 Stunden über 3–14 Tage, sofort Kühlung für 20 Minuten, dann über 3–4 Tage 4 × täglich für 20 Minuten kühlen [26]

- 1–2 ml DMSO (50–99%) auf Gebiet der doppelten Größe des Paravasates auftragen, alle 6–8 Stunden über 7–14 Tage, Eispackungen [27]

- fakultativ 100 mg Hydrocortison oder 4 mg Dexamethason über den noch liegenden Zugang und/oder s.c., Eispackungen für 24–72 Stunden, fakultativ Hydrocortison (1%) topisch, 4 × täglich DMSO über mehrere Tage; falls nach 72 Stunden Schmerzen: Konsultation eines plastischen Chirurgen [20]

- umgehend Kälte über 24 Stunden abwechselnd mit 1,5 ml DMSO (50%) topisch alle 6 Stunden; DMSO über 14 Tage [21]

- Kühlung topisch über 24 Stunden [22]

Besondere Hinweise: bezüglich Nekrosegefahr und Maßnahmen nach Paravasation wird Daunorubicin in der Literatur häufig Doxorubicin gleichgestellt [12–14]; es sind nur wenige Fälle einer Daunorubicin-Paravasation beschrieben

Bericht über Nekrosen an den Fingern nach Applikation von Daunorubicin über eine arteriovenöse Fistel (Shunt), die zu therapeutischen Zwecken angelegt wurde [7]

lokale Phlebitis, Thrombophlebitis, Phlebosklerose [23], Hypersensibilitätsreaktionen [28] stehen nicht in Zusammenhang mit einer Paravasation

Radiosensibilisierung und Recall-Phänomen nach Radiatio beschrieben [29]

Corticosteroide: positive Wirkung fraglich, Entzündung steht nicht im Vordergrund [11,13,19] (siehe Kapitel „Histopathologische Untersuchungen")

Dexrazoxan: im Tierversuch reduzierte die systemische Gabe von Dexrazoxan die Größe der Hautläsionen und verkürzte die Abheilungszeit. Die dreimalige Applikation war wirksamer als die einmalige Applikation [9]. Auch intraläsionale Gabe war im Tierversuch wirksam [10]

die Wirksamkeit der Anwendung von Dexrazoxan ist klinisch noch nicht ausreichend belegt, so dass eine standardisierte Vorgangsweise noch nicht definiert werden kann

DMSO: Berichte über seine positive Wirkung zur Verhinderung von Nekrosen liegen vor [1,2]

Natriumbicarbonat: kann selbst Nekrosen verursachen [4–6]

Conclusio: Daunorubicin wird analog der chemisch verwandten Verbindung Doxorubicin als gewebsnekrotisierend eingestuft

daher werden die nach Doxorubicin-Paravasationen bewährten, nicht invasiven Maßnahmen DMSO und Kälte empfohlen

Primärliteratur

[1] Lawrence HJ, Goodnight SH: Dimethyl sulfoxide and extravasation of anthracycline agents. Ann Intern Med 98: 1025, 1983.
[2] Olver IN, Aisner J, Hament A, et al: A prospective study of topical dimethyl sulfoxide for treating anthracycline extravasation. J Clin Oncol 6: 1732–1735, 1988.
[3] Larson DL: What is the appropriate management of tissue extravasation by antitumor agents? Plast Reconstr Surg 75: 397–402, 1985.
[4] Kappel B, Hindenburg AA, Taub RN: Treatment of anthracycline extravasation – a warning against the use of sodium bicarbonate. J Clin Oncol 5: 825–826, 1987.

[5] Jackson IT, Robinson DW: Severe tissue damage following accidental subcutaneous infusion of bicarbonate solution. Scot Med J 21: 200–201, 1976.
[6] Gaze NR: Tissue necrosis caused by commonly used intravenous infusions. Lancet 2: 417–419, 1978.
[7] Dragon LH, Braine HG: Necrosis of the hand after daunorubicin infusion distal to an arteriovenous fistula. Ann Intern Med 91: 58–59, 1979.
[8] Dührsen U, Heinrichs V, Beecken WD, et al: Local and systemic sequale of mediastinal daunorubicin extravasation in a patient with acute myelomonocytic leukemia. Ann Oncol 8: 1167–1169, 1997.
[9] Langer SW, Sehested M, Jensen PB: Treatment of anthracycline extravasation with dexrazoxane. Clin Cancer Res 6: 3680–3686, 2000.
[10] Langer SW, Sehested M, Jensen PB: Dexrazoxane is a potent and specific inhibitor of anthracycline induced subcutaneous lesions in mice. Ann Oncol 123: 405–410, 2001.

Sekundärliteratur

[11] Bertelli G: Prevention and management of extravasation of cytotoxic drugs. Drug Safety 12: 245–255, 1995.
[12] Ignoffo RJ, Friedman MA: Therapy of local toxicities caused by extravasation of cancer chemotherapeutic drugs. Cancer Treat Rev 7: 17–27, 1980.
[13] Schneider G: Paravasate von Zytostatika. Diagnostik und Therapie. Aina S. Schneider Verlag, 6. Auflage: 1–17, 1999.
[14] Krämer I: Onkologische Pharmazie. In: Jaehde U, Radziwill R, Mühlebach S, et al (Hrsg) Lehrbuch der Klinischen Pharmazie. Wissenschaftliche Verlagsgesellschaft mbH, 2. Auflage: 307–336, 2003.
[15] Dorr RT: Pharmacologic management of vesicant chemotherapy extravasations. In: Dorr RT, Von Hoff DD (eds) Cancer Chemotherapy Handbook. Appleton & Lange, 2nd edition: 109–118, 1994.
[16] Gain M, Melzer S, Meyer-Jürshof A, et al: Daunorubicin: Behandlung von Paravasaten. In: Gain M, et al (Hrsg) ADKA-Zytostatika-Handbuch, Pharmazeutisch-wissenschaftliche Monographien. Verlag Heiner Biller, Band 5: 27–28, 2001.
[17] Stanley A: Managing complications of chemotherapy administration. In: Allwood M, Stanley A, Wright P (eds) The Cytotoxics Handbook. Radcliffe Medical Press, 4th edition: 119–193, 2002.
[18] Mullin S, Beckwith MC, Tyler LS: Prevention and management of antineoplastic extravasation injury. Hosp Pharm 35: 57–76, 2000.
[19] Kraft A, Weinig S, Edinger M, et al: Anthrazyklin-Extravasate. Der Onkologe 6: 674–686, 2000.
[20] Cox RF: Managing skin damage induced by doxorubicin hydrochloride and daunorubicin hydrochloride. Am J Hosp Pharm 41: 2410–2414, 1984.
[21] Dorr RT: Antidotes to vesicant chemotherapy extravasations. Blood Rev 4: 41–60, 1990.
[22] Schneider SM, Distelhorst CW: Chemotherapy-induced emergencies. Semin Oncol 16: 572–578, 1989.

[23] Gain M, Melzer S, Meyer-Jürshof A, et al: Daunorubicin: Nebenwirkungen. In: Gain M, et al (Hrsg) ADKA-Zytostatika-Handbuch, Pharmazeutisch-wissenschaftliche Monographien. Verlag Heiner Biller, Band 5: 14, 2001.
[24] Fachinformation Daunoblastin® (Deutschland), Pharmacia, März 2004.
[25] Jordan K, Grothe W, Schmoll HJ: Paravasation von Zytostatika: Prävention und Therapie. Dtsch Med Wochenschr 130: 33–37, 2005.
[26] Krämer I, Stützle M: Zytostatika-Paravasation – Wie ist vorzugehen? Krankenhauspharmazie 23: 261–268, 2002.
[27] Ener RA, Meglathery SB, Styler M: Extravasation of systemic hematooncological therapies. Ann Oncol 15: 858–862, 2004.
[28] Koppel RA, Boh EE: Cutaneous reactions to chemotherapeutic agents. Am J Med Sci 321: 327–335, 2001.
[29] Alley E, Green R, Schuchter L: Cutaneous toxicities of cancer therapy. Curr Opin Oncol 14: 212–216, 2002.

Zusätzlich wurden folgende Publikationen zum Literaturstudium herangezogen:

– Albanell J, Baselga J: Systemic therapy emergencies. Semin Oncol 27: 347–361, 2000.
– Fenchel K, Karthaus M: Zytostatika-Paravasate – gibt es neue Empfehlungen zum therapeutischen Vorgehen? Wien Med Wochenschr 151: 44–46, 2001.
– Gault DT: Extravasation injuries. Br J Plast Surg 46: 91–96, 1993.
– Kassner E: Evaluation and treatment of chemotherapy extravasation injuries. J Pediatr Oncol Nurs 17: 135–148, 2000.
– Krämer I: Zehn Jahre Dokumentation von Zytostatika-Paravasat-Ereignissen: Auswertung von 175 Paravasate-Dokumentationen. Krankenhauspharmazie 23: 269–274, 2002.
– Kurul S, Saip P, Aydin T: Totally implantable venous-access ports: local problems and extravasation injury. Lancet Oncol 3: 684–692, 2002.
– Rauh J, Pluntke S, Müller C: Paravenöse Zytostatikainjektion: Prophylaxe und Sofortmaßnahmen im Notfall. MMW Fortschr Med 146: 682–686, 2004.
– Rospond RM: Utilization of dimethyl sulfoxide for treating anthracycline extravasation. J Oncol Pharm Practice 1: 33–39, 1995.
– Schrijvers DL: Extravasation: a dreaded complication of chemotherapy. Ann Oncol 14: iii26–iii30, 2003.
– Soble MJ, Dorr RT, Plezia P, et al: Dose-dependent skin ulcers in mice treated with DNA binding antitumor antibiotics. Cancer Chemother Pharmacol 20: 33–36, 1987.

bearbeitet von Elisabeth Nogler-Semenitz

Daunorubicin liposomal (z.B. Daunoxome®)

KONSENSUS

Schädigungstyp: gewebsreizend

Therapieempfehlung:

Allgemeine Maßnahmen:
1. Injektion/Infusion sofort stoppen
2. Paravasate-Set holen
3. (sterile) Handschuhe anziehen
4. Infusionsleitung bzw. Spritze durch eine 5 ml-Einmalspritze ersetzen und langsam soviel wie möglich vom Paravasat aspirieren; **Cave!** keinen Druck auf Paravasationsstelle ausüben
5. i.v. Zugang unter Aspirationsbedingungen entfernen
6. bei Blasen: mit 1 ml-Spritze und s.c.-Kanüle aspirieren, für jeden Aspirationsversuch neues Besteck verwenden
7. die betroffene Extremität hochlagern und ruhig stellen
8. **substanzspezifische Maßnahmen** einleiten
9. Paravasate-Dokumentationsbogen ausfüllen (Ausdehnung des Paravasates angeben!)
10. Aufklärung und Instruktion des/der Patienten/in sowie der Angehörigen
11. regelmäßige Kontrollen (Nachsorge)

Substanzspezifische Maßnahmen:

trockene Kälte:
1. initial mindestens 1 Stunde kühlen (z.B. mit Cold-Hot Pack)
2. weiterführend mehrmals täglich über jeweils 15 Minuten kühlen

Cave! nach Paravasation:
1. keine Spülungen des i.v. Zuganges
2. keine feuchten Umschläge
3. keine Alkoholumschläge
4. keine Okklusionsverbände

In der Literatur erwähnter Schädigungstyp:	gewebsreizend [4,5,12] „exfoliant" [4] niedrige Nekrosewahrscheinlichkeit [9] potentiell nekrotisierend [6,10] gewebsnekrotisierend [7]
In der Literatur erwähnte Symptomatik und Verlauf:	**Initialsymptome:** schmerzfreie Schwellung (4 PatientInnen) [1] **verzögert auftretende Symptome:** Erythem (2 PatientInnen), zunehmende Schmerzen (1 PatientIn), Hyperpigmentation bzw. Verfärbung der Haut, lederartige Verhärtung (2 PatientInnen), Induration (1 PatientIn) [1], vorübergehend Erythem, Schmerzen, Schwellung, Abklingen der Symptome innerhalb von 6 Monaten [10] **Residualbefunde:** herabgesetzte Sensibilität (1 PatientIn) [1] Paravasation blieb ohne Folgen [2], keine Nekrosen [3] (ohne Angabe von Fallzahlen)
In der Literatur erwähnte Maßnahmen:	**mit Behandlungserfolg:** – Infiltration von Hydrocortison bzw. Dexamethason (bei 1 PatientIn vorerst Hydrocortison topisch), wiederholte Eispackungen über 1 Tag (3 PatientInnen) [1] – Eispackungen, 250 mg Dicloxacillin 4 × täglich p.o. zur Zellulitis-Prophylaxe (1 PatientIn) [1] **ohne Behandlungserfolg:** – keine Fälle dokumentiert **ohne Angabe des Behandlungserfolges:** – 100 mg Hydrocortison s.c. und i.v., Hydrocortison topisch, Eispackung. Es gibt Hinweise, dass Daunorubicin innerhalb von 2–3 Wochen aus den Liposomen freigesetzt wird, daher 8–12 Stunden nach Paravasation DMSO alle 2 Stunden über 24 Stunden, dann 4 × täglich über 10–14 Tage [4]

Daunorubicin liposomal

- Kälteapplikation [12], über 30 Minuten [5]
- Kühlung 4 × täglich für 20 Minuten über 3–4 Tage [11]
- Sofortbehandlung: Infiltration von 2–5 ml Natriumbicarbonat (8,4%), Infiltration mit 4–8 mg Dexamethason, DMSO alle 3–4 Stunden für 3–14 Tage [6]
- umgehend Kälte über 24 Stunden abwechselnd mit 1,5 ml DMSO (50%) topisch alle 6 Stunden; DMSO über 14 Tage [9]

Besondere Hinweise: Corticosteroide: positive Wirkung fraglich, Entzündung steht nicht im Vordergrund [7,8] (siehe Kapitel „Histopathologische Untersuchungen")

Dicloxacillin: lediglich Sekundärinfektionsprophylaxe, keine kausale Paravasatetherapie

Kälte: Bericht über positive Wirkung liegt vor [1]

Maßnahmen vermeiden, die zur Freisetzung des Wirkstoffs aus Liposomen führen könnten, wie lokale Instillation eines Antidots, lokale Kompression etc. [10]

Conclusio: obwohl Daunorubicin liposomal in der Literatur auch als gewebsnekrotisierend eingestuft wird, ist kein klinischer Fall einer Nekrose nach Paravasation dokumentiert

die liposomale Formulierung scheint im Vergleich zur nicht liposomalen eine geringer gewebsschädigende Wirkung zu entfalten [5]; die Einstufung von Daunorubicin liposomal erfolgt daher als gewebsreizend

aufgrund geringer bis fehlender Erfahrungen mit Paravasationen von Daunorubicin liposomal ist eine endgültige Bewertung des Schädigungstyps nicht möglich

es wird die alleinige Anwendung von Kälte empfohlen, da aufgrund der lipidlösenden Eigenschaft von DMSO eine Freisetzung von Daunorubicin aus den Liposomen zu befürchten und dadurch eine größere Schädigung möglich ist [5]

Primärliteratur

[1] Cabriales S, Bresnahan J, Testa D, et al: Extravasation of liposomal daunorubicin in patients with AIDS-associated Kaposi s sarcoma: a report of four cases. Oncol Nurs Forum 25: 67–70, 1998.
[2] Guaglianone P, Chan K, Hanisch R, et al: Phase I clinical trial of liposomal daunorubicin (Daunoxome) in advanced malignancies. Proc ASCO 11: 135, 1992.
[3] Sharma D, Muggia F, Lucci L, et al: Liposomal daunorubicin (VS103): tolerance and clinical effects in AIDS-related Kaposi's sarcoma (KS) during a phase I study. Proc ASCO 9: 4, 1990.

Sekundärliteratur

[4] Stanley A: Managing complications of chemotherapy administration. In: Allwood M, Stanley A, Wright P (eds) The Cytotoxics Handbook. Radcliffe Medical Press, 4th edition: 119–193, 2002.
[5] Mullin S, Beckwith MC, Tyler LS: Prevention and management of antineoplastic extravasation injury. Hosp Pharm 35: 57–76, 2000.
[6] van Gemmern R: Gewebstoxizität und Paravasatbehandlung neuer Zytostatika. Krankenhauspharmazie 17: 471–473, 1996.
[7] Bertelli G: Prevention and management of extravasation of cytotoxic drugs. Drug Safety 12: 245–255, 1995.
[8] Schneider G: Paravasate von Zytostatika. Diagnostik und Therapie. Aina S. Schneider Verlag, 6. Auflage: 1–17, 1999.
[9] Dorr RT: Antidotes to vesicant chemotherapy extravasations. Blood Rev 4: 41–60, 1990.
[10] Fachinformation Daunoxome® (Deutschland), Gilead Sciences, März 2003.
[11] Krämer I, Stützle M: Zytostatika-Paravasation – Wie ist vorzugehen? Krankenhauspharmazie 23: 261–268, 2002.
[12] Jordan K, Grothe W, Schmoll HJ: Paravasation von Zytostatika: Prävention und Therapie. Dtsch Med Wochenschr 130: 33–37, 2005.

Zusätzlich wurden folgende Publikationen zum Literaturstudium herangezogen:

– Krämer I: Onkologische Pharmazie. In: Jaehde U, Radziwill R, Mühlebach S, et al (Hrsg) Lehrbuch der Klinischen Pharmazie. Wissenschaftliche Verlagsgesellschaft mbH, 2. Auflage: 307–336, 2003.
– Rauh J, Pluntke S, Müller C: Paravenöse Zytostatikainjektion: Prophylaxe und Sofortmaßnahmen im Notfall. MMW Fortschr Med 146: 682–686, 2004.

bearbeitet von Elisabeth Nogler-Semenitz

Docetaxel (z.B. Taxotere®)

KONSENSUS

Schädigungstyp: gewebsreizend

Therapieempfehlung:

Allgemeine Maßnahmen:
1. Injektion/Infusion sofort stoppen
2. Paravasate-Set holen
3. (sterile) Handschuhe anziehen
4. Infusionsleitung bzw. Spritze durch eine 5 ml-Einmalspritze ersetzen und langsam soviel wie möglich vom Paravasat aspirieren; **Cave!** keinen Druck auf Paravasationsstelle ausüben
5. i.v. Zugang unter Aspirationsbedingungen entfernen
6. bei Blasen: mit 1 ml-Spritze und s.c.-Kanüle aspirieren, für jeden Aspirationsversuch neues Besteck verwenden
7. die betroffene Extremität hochlagern und ruhig stellen
8. Paravasate-Dokumentationsbogen ausfüllen (Ausdehnung des Paravasates angeben!)
9. Aufklärung und Instruktion des/der Patienten/in sowie der Angehörigen
10. regelmäßige Kontrollen (Nachsorge)

Substanzspezifische Maßnahmen: keine

Cave! nach Paravasation:
1. keine Spülungen des i.v. Zuganges
2. keine feuchten Umschläge
3. keine Alkoholumschläge
4. keine Okklusionsverbände

In der Literatur erwähnter Schädigungstyp:	gewebsreizend [1,6,19,20] „exfoliant" [15] möglicherweise gewebsnekrotisierend [5,11] gewebsnekrotisierend [9,17,23] bei Paravasation von großen Mengen und hohen Konzentrationen [14,16]
In der Literatur erwähnte Symptomatik und Verlauf:	**periphervenöse Applikation:** **Initialsymptome:** Schmerz, Rötung, Schwellung (5 PatientInnen) [4] **verzögert auftretende Symptome:** Erythem, Blasenbildung, Sensibilitätsstörungen (11 PatientInnen) [1,4–6], starke Schmerzen mit Bewegungseinschränkung der betroffenen Extremität sowie Verfärbung der Haut (1 PatientIn) [5], Juckreiz (3 PatientInnen, 4 Paravasationen) [6], Wiederaufflammen und Verstärkung der Symptome („recall reaction") (1 PatientIn) [10] **Residualbefunde:** Hypoästhesie (3 PatientInnen, 4 Paravasationen) [6] Einzelfallberichte: initial Schwellung; nach 4 Stunden Rötung und Schmerzen; Abklingen der Rötung und Schwellung nach 12 Stunden; nach 24 Stunden nur mehr minimale Schwellung, keine Rötung; nach 8 Tagen: Gewebsschädigung in einem Areal von 4,5 × 2,5 cm, Juckreiz und Rötung; Tag 9: Rückgang der Rötung, minimaler Juckreiz, Verfärbung der Haut 4 × 8 cm unverändert für 3 Monate, danach langsame Rückbildung (1 PatientIn) [8] initial Schmerzen und Schwellung der linken Hand, 1 Woche später wenige Stunden nach der 2. Docetaxel-Applikation rechts Rötung und Blasenbildung sowie Berührungs- und Druckempfindlichkeit an der ursprünglichen Paravasationsstelle links („recall reaction"), trotz Therapie weitere Verschlechterung der Symptomatik mit ausge-

prägtem Ödem und einer Bewegungseinschränkung der linken Hand; Tag 29: nur mehr schwache Hyperpigmentation sowie Desquamation der Haut; Residualbefund: Dysästhesie (1 PatientIn) [9]

zentralvenöse Applikation:

Initialsymptome: Rötung und Überwärmung der betroffenen Region (1 PatientIn) [11]

verzögert auftretende Symptome: Blasenbildung, Desquamation der Haut sowie blutig-seröse Sekretion aus kleinen Hautfissuren (1 PatientIn) [11]

Residualbefunde: braune Pigmentierung der Haut (1 PatientIn) [11]

In der Literatur erwähnte Maßnahmen:

mit Behandlungserfolg:
- 250 IE Hyaluronidase in 6 ml NaCl 0,9% s.c. ohne lokale Wärme- oder Kälteanwendung (2 PatientInnen) [1,14]

- Wärme, keine Hyaluronidase (5 PatientInnen) [4]

- keine spezifischen Maßnahmen (3 PatientInnen mit 4 Paravasationen) [6]

- Antihistaminikum p.o. 2 × täglich, Hydrocortison (1%) topisch, lokale Applikation von Wärme (1 PatientIn) [11]

ohne Behandlungserfolg:
- lokale feuchte Wärme führte unter anderem zu Blasenbildung und Eruptionen (1 PatientIn) [2]

- primär lokale Applikation von Wärme, später Antibiotikum, Analgetikum (1 PatientIn) [5]

- periläsional 10 ml NaCl (0,9%) s.c., Analgetikum, lokale Applikation von Kälte für 8 Minuten, anschließend DMSO topisch 3 × für 45

Minuten; Wiederholung der DMSO-Gabe nach Wiederauftreten der Symptome brachte keine Besserung im Vergleich zum unbehandelten Areal (1 PatientIn) [8]

- primär Infiltration von Hydrocortison, lokale Applikation von Kälte, später Antibiotikum i.v., Analgetika (1 PatientIn) [9]

ohne Angabe des Behandlungserfolges:
- Corticosteroide topisch und Kühlung [12]

- Behandlung mit Eis 15–20 Minuten alle 4–6 Stunden über 72 Stunden sowie Therapie mit DMSO oder Hyaluronidase [13]

- s.c. Infiltration von 1–3 ml einer Mischung aus 100 mg Hydrocortison und 10 mg Chlorpheniramin in 10 ml, 1500 IE Hyaluronidase, warme Kompressen; anschließend wechselweise warme Kompressen und topische Applikation von Mepyramin oder einem anderen Antihistaminikum über 3 Tage; in schweren Fällen Gabe von 1 g Chromoglycinsäure p.o. gefolgt von 200 mg 4 × täglich über die folgenden 3 Tage [15]

- 250–300 IE Hyaluronidase in 6 ml NaCl 0,9% s.c. ohne lokale Wärme- oder Kälteanwendung [16]

- Kühlung [22] einmalig für 3 Stunden [23]

- keine spezifische Maßnahme erwähnt [19,20]

Besondere Hinweise: Phlebitiden und Hypersensibilitätsreaktionen [3, 4,18,25] stehen nicht im Zusammenhang mit einer Paravasation; diese Symptome sind wahrscheinlich auf die Hilfsstoffe in der gelösten Arzneiform (Polysorbat 80, Ethanol) [21] zurückzuführen

oftmals verzögertes Auftreten der Symptome [5,6, 9,11,23]

rötliche Verfärbung der Haut über dem venösen Zugang ohne Zeichen einer Paravasation oder Phlebitis bei wöchentlicher Docetaxel-Gabe [7]

das Auftreten einer Radiation Recall-Reaktion [18, 25] sowie eines Recall-Phänomens mit Exazerbation der Symptome einer Paravasation nach wiederholter Docetaxel-Gabe an einem anderen Applikationsort (2 PatientInnen) [7,10,23,24] ist beschrieben

lokale Ulzerationen entstehen wahrscheinlich nur im Falle des Austretens von großen Mengen bzw. hochkonzentrierten Infusionslösungen [14]

Antihistaminikum: lediglich Sekundärprophylaxe, keine kausale Paravasatetherapie

Glucocorticoide: positive Wirkung fraglich, Entzündung steht nicht im Vordergrund (siehe Kapitel „Histopathologische Untersuchungen")

Hyaluronidase: für die Anwendung der Hyaluronidase gibt es keine ausreichende klinische Evidenz – invasive Maßnahme!

Wärme: positive als auch negative Wirkung beobachtet [4,5,11]

„watch and wait"-Strategie ebenfalls möglich [8]

Conclusio: obwohl Docetaxel in der Literatur auch als gewebsnekrotisierend eingestuft wird, ist kein klinischer Fall einer Nekrose nach Paravasation dokumentiert; die Einstufung als gewebsreizend erfolgt aufgrund der Hilfsstoffe in der gelösten Arzneiform

positive Ergebnisse substanzspezifischer Maßnahmen wurden bisher in der Literatur nicht ausreichend beschrieben; bis zum Vorliegen weiterer Daten können daher substanzspezifische Maßnahmen nicht empfohlen werden

Primärliteratur

[1] Bertelli G, Cafferata MA, Ardizzoni A, et al: Skin ulceration potential of paclitaxel in a mouse skin model in vivo. Cancer 79: 2266–2268, 1997.
[2] Goodman M, Stewart I, Lydon J, et al: Use caution when managing paclitaxel and taxotere infiltrations. Oncol Nurs Forum 23: 541–542, 1996.
[3] Panday VR, Huizing MT, Huinink WW, et al: Hypersensitivity reactions to the taxanes paclitaxel and docetaxel. Clin Drug Invest 14: 418–427, 1997.
[4] Ascherman JA, Knowles SL, Attkiss K: Docetaxel (Taxotere) extravasation: a report of five cases with treatment recommendations. Ann Plast Surg 45: 438–441, 2000.
[5] Raley J, Geisler JP, Buekrs TE, et al: Docetaxel extravasation causing significant delayed tissue injury. Gyn Oncol 78: 259–260, 2000.
[6] Harrison BR, Ketts JR, Schultz MZ, et al: Docetaxel-induced extravasation injury: a report of three cases. J Oncol Pharm Practice 6: 122–125, 2000.
[7] Schrijvers DL, Van den Brande J, Vermorken JB: Supravenous discoloration of the skin due to docetaxel treatment. Br J Dermatol 142: 1069–1070, 2000.
[8] Berghammer P, Pöhnl R, Baur M, et al: Docetaxel extravasation. Support Cancer Care 9: 131–143, 2001.
[9] Ho CH, Yang CH, Chu CJ: Vesicant-type reaction due to docetaxel extravasation. Acta Derm Venereol 83: 467–468, 2003.
[10] Yae T, Tanaka Y, Yea E, et al: A case report of docetaxel-induced recall reaction. Jpn J Hosp Pharm 26: 642–646, 2000.
[11] El Saghir NS, Otrock ZK: Docetaxel extravasation into the normal breast during breast cancer treatment. Anti-Cancer Drugs 15: 401–404, 2004.

Sekundärliteratur

[12] van Gemmern R: Gewebstoxizität und Paravasatbehandlung neuer Zytostatika. Krankenhauspharmazie 17: 471–473, 1996.
[13] Rhone-Poulenc Rorer, persönliche Mitteilung, August 1998.
[14] Dorr RT: Author reply to Bertelli G et al: Skin ulceration potential of paclitaxel in a mouse skin model in vivo. Cancer 79: 2268–2269, 1997.
[15] Stanley A: Managing complications of chemotherapy administration. In: Allwood M, Stanley A, Wright P (eds) The Cytotoxics Handbook. Radcliffe Medical Press, 4th edition: 119–193, 2002.
[16] Schneider G: Paravasate von Zytostatika. Diagnostik und Therapie. Aina S. Schneider Verlag, 6. Auflage: 1–17, 1999.
[17] Berdel WE, Schmoll HJ, Büchele T, et al: Prävention und Therapie von Paravasaten/Extravasaten. In: Schmoll HJ, Höffken K, Possinger K (Hrsg) Kompendium Internistische Onkologie. Standards in Diagnostik und Therapie. Springer, Teil 1, 3. Auflage: 1689–1701, 1999.
[18] Bokemeyer C: Dermatoxizität antineoplastischer Substanzen. In: Schmoll HJ, Höffken K, Possinger K (Hrsg) Kompendium Internistische Onkologie. Standards in Diagnostik und Therapie. Springer, Teil 1, 3. Auflage: 1411–1426, 1999.

[19] Gain M, Melzer S, Meyer-Jürshof A, et al: Allgemeiner Teil: Behandlung von Paravasaten. In: Gain M, et al (Hrsg) ADKA-Zytostatika-Handbuch, Pharmazeutisch-wissenschaftliche Monographien. Verlag Heiner Biller, Band 1, 2. Auflage: A42–44, 1997.
[20] Mullin S, Beckwith MC, Tyler LS: Prevention and management of antineoplastic extravasation injury. Hosp Pharm 35: 57–76, 2000.
[21] Fachinformation Taxotere® (Österreich), Aventis, Jänner 2005.
[22] Gain M, Melzer S, Meyer-Jürshof A, et al: Docetaxel: Behandlung von Paravasaten. In: Gain M, et al (Hrsg) ADKA-Zytostatika-Handbuch, Pharmazeutisch-wissenschaftliche Monographien. Verlag Heiner Biller, Band 6: 30, 2002.
[23] Krämer I, Stützle M: Zytostatika-Paravasation – Wie ist vorzugehen? Krankenhauspharmazie 23: 261–268, 2002.
[24] Koppel RA, Boh EE: Cutaneous reactions to chemotherapeutic agents. Am J Med Sci 321: 327–335, 2001.
[25] Alley E, Green R, Schuchter L: Cutaneous toxicities of cancer therapy. Curr Opin Oncol 14: 212–216, 2002.

Zusätzlich wurden folgende Publikationen zum Literaturstudium herangezogen:

- Albanell J, Baselga J: Systemic therapy emergencies. Semin Oncol 27: 347–361, 2000.
- Ener RA, Meglathery SB, Styler M: Extravasation of systemic hemato-oncological therapies. Ann Oncol 15: 858–862, 2004.
- Fenchel K, Karthaus M: Zytostatika-Paravasate – gibt es neue Empfehlungen zum therapeutischen Vorgehen? Wien Med Wochenschr 151: 44–46, 2001.
- Jordan K, Grothe W, Schmoll HJ: Paravasation von Zytostatika: Prävention und Therapie. Dtsch Med Wochenschr 130: 33–37, 2005.
- Khan MS, Holmes JD: Reducing the morbidity from extravasation injuries. Ann Plast Surg 48: 628–632, 2002.
- Krämer I: Onkologische Pharmazie. In: Jaehde U, Radziwill R, Mühlebach S, et al (Hrsg) Lehrbuch der Klinischen Pharmazie. Wissenschaftliche Verlagsgesellschaft mbH, 2. Auflage: 307–336, 2003.
- Leonard GD, Zujewski JA: Docetaxel-related skin, nail and vascular toxicity. Ann Pharmacother 37: 148, 2003.
- Rauh J, Pluntke S, Müller C: Paravenöse Zytostatikainjektion: Prophylaxe und Sofortmaßnahmen im Notfall. MMW Fortschr Med 146: 682–686, 2004.
- Schrijvers DL: Extravasation: a dreaded complication of chemotherapy. Ann Oncol 14: iii26–iii30, 2003.

bearbeitet von Ines Mader

Doxorubicin (z.B. Doxorubicin „Ebewe", Adriblastin®)

KONSENSUS

Schädigungstyp: gewebsnekrotisierend

Therapieempfehlung:
Allgemeine Maßnahmen:
1. Injektion/Infusion sofort stoppen
2. Paravasate-Set holen
3. (sterile) Handschuhe anziehen
4. Infusionsleitung bzw. Spritze durch eine 5 ml-Einmalspritze ersetzen und langsam soviel wie möglich vom Paravasat aspirieren; **Cave!** keinen Druck auf Paravasationsstelle ausüben
5. i.v. Zugang unter Aspirationsbedingungen entfernen
6. bei Blasen: mit 1 ml-Spritze und s.c.-Kanüle aspirieren, für jeden Aspirationsversuch neues Besteck verwenden
7. die betroffene Extremität hochlagern und ruhig stellen
8. **substanzspezifische Maßnahmen** einleiten
9. auf adäquate Schmerztherapie ist zu achten
10. Paravasate-Dokumentationsbogen ausfüllen (Ausdehnung des Paravasates angeben!)
11. Aufklärung und Instruktion des/der Patienten/in sowie der Angehörigen
12. regelmäßige Kontrollen (Nachsorge)
13. in jedem Fall so rasch wie möglich, längstens innerhalb von 24 Stunden einen (plastischen) Chirurgen konsultieren

Substanzspezifische Maßnahmen:
DMSO:
1. 99%ige DMSO-Lösung alle 8 Stunden steril (z.B. mit sterilem Kugeltupfer) ohne Druck auftragen
2. an der Luft trocknen lassen – **Cave!** nicht abdecken
3. Anwendung über mindestens 7 Tage

unmittelbar anschließend trockene Kälte:
1. initial mindestens 1 Stunde kühlen (z.B. mit Cold-Hot Pack)
2. weiterführend mehrmals täglich über jeweils 15 Minuten kühlen

Doxorubicin

> **Substanzspezifische Maßnahmen bei gleichzeitiger Paravasation von Vincristin und Anthrazyklinen (z.B. im Rahmen eines VAD-Schemas):**
>
> **Hyaluronidase:**
> Betroffene Stelle in Abhängigkeit von der Größe des Paravasates mit bis zu 1500 IE Hyaluronidase s.c. umspritzen, lokale Analgesie!
>
> **unmittelbar anschließend DMSO:**
> 1. 99%ige DMSO-Lösung alle 8 Stunden steril (z.B. mit sterilem Kugeltupfer) ohne Druck auftragen
> 2. an der Luft trocknen lassen – **Cave!** nicht abdecken
> 3. Anwendung über mindestens 7 Tage
>
> **Cave! keine Wärme, keine Kälte**

> ### Cave! nach Paravasation:
> 1. keine Spülungen des i.v. Zuganges
> 2. keine feuchten Umschläge
> 3. keine Alkoholumschläge
> 4. keine Okklusionsverbände

In der Literatur erwähnter Schädigungstyp:	gewebsnekrotisierend [1–7,61–75]
In der Literatur erwähnte Symptomatik und Verlauf:	**Initialsymptome:** Schmerzen, Rötung, Schwellung **verzögert auftretende Symptome:** zunehmend Schmerzen, Hornhautabschilferung, Verschorfung, Induration, Hyperpigmentation, Nekrosen, mitunter erst nach Monaten **Residualbefunde:** Bewegungsschmerzen, Kontrakturen, Hautnarben, Bewegungseinschränkungen der Gelenke bis zur Funktionslosigkeit (zahlreiche PatientInnen) [3,6–9,49] **Einzelfallbericht:** Nekrose nach Paravasation; eine chirurgische Intervention wurde von PatientIn wiederholt abgelehnt, daher erfolgte eine konservative Behandlung. Innerhalb von 2 Jahren keine vollständige

	Abheilung, 10 Jahre später Squamosa Zelltumor an der Paravasatstelle (1 PatientIn) [9]
In der Literatur erwähnte Maßnahmen:	**mit Behandlungserfolg:** – frühzeitige chirurgische Behandlung (8 bzw. 40 PatientInnen) [2,7] – 8 mg Dexamethason oder Hydrocortison i.d., Eispackungen, 15 ml DMSO (50–99%) alle 2–4 Stunden über mindestens 3 Tage (3 PatientInnen) [10] – 5–90 Minuten nach Paravasation: Infiltration von 500 mg Hydrocortison, Applikation von Betamethason-Gentamicin-Salbe alle 12 Stunden über 2 Tage, dann alle 24 Stunden bis zur vollständigen Abheilung (8 bzw. 10 PatientInnen) [11,12]; mehr als 5 Tage nach Paravasation: Applikation einer keratolytischen salicylsäurehältigen Salbe über 5 Stunden (1 PatientIn) [11]; zusätzliche Infiltration von Natriumthiosulfat-Lösung (2%) mit anschließendem Einmassieren verkürzte die Zeit des Abheilens von 21 auf 5 Tage (10 PatientInnen) [12] – Infiltration von 150 TRU Chondroitinsulfatase s.c., Wiederholung nach 24 Stunden, DMSO (90%) 4 x täglich über 2 Wochen (1 PatientIn: VAD-Schema) [13] – DMSO (90%), α-Tocopherolacetat (10%) topisch alle 12 Stunden über 48 Stunden (5 PatientInnen) [14] – 4 Tropfen DMSO (99%) pro 10 cm^2 Hautoberfläche lokal (Behandlungsfläche: doppelte Größe des Paravasatbereichs) alle 8 Stunden über 1 Woche bzw. bis zum vollständigen Abklingen der Beschwerden; lokale Kühlung über 60 Minuten, alle 8 Stunden über 3 Tage (Cold-Hot Pack) (8 PatientInnen [15] bzw. 11 PatientInnen [16])

Doxorubicin

- sofortige Infiltration von 2–5 ml Natriumbicarbonat (8,4%), DMSO (99%) topisch über 14 Tage, Eiskühlung (3 PatientInnen) [17]

- DMSO (99%) alle 6 Stunden über 14 Tage (18 PatientInnen) [18]

- sofort Infiltration von 5 ml Natriumbicarbonat (8,4%) gefolgt von 4 mg Dexamethason (1 PatientIn) [19]

- s.c. Injektion von 20–90 ml NaCl 0,9%, während der nächsten Tage 3 bis 6 × wiederholen; Corticosteroide unter Okklusion topisch (26 PatientInnen) [20]

- falls Behandlung innerhalb einer Stunde nach Paravasation möglich: Infiltration von 12–38 ml Hyaluronidase (150 IE/l NaCl 0,9%) (ca. 120 PatientInnen) [21]

- 50–200 mg Hydrocortison s.c./i.d., Hydrocortison (1%) topisch sowie Eispackungen (4 PatientInnen) [37]

- DMSO (99%) alle 6 Stunden über 17 Tage (1 PatientIn, VAD-Schema) [38]

- 4 ml Natriumbicarbonat (6 PatientInnen) [39]

- Kühlung, Injektion von 1500 IE Hyaluronidase mit 5 ml Lidocain 1% in das Paravasatgebiet, Spülen mittels flushout-Technik mit 200 ml NaCl 0,9%, wenn möglich Hochlagerung, Kältepackung über 24 Stunden, Hydrocortisoncreme 2 × täglich, solange das Erythem besteht (6 PatientInnen) [46]

- zweimalige intraläsionale Gabe von Triamcinolon-acetonid 7–8 ml (10 mg/ml) im Abstand von einer Woche. Abheilung in 4 bzw. 5 Wochen (2 PatientInnen) [47]

ohne Behandlungserfolg:

- 4 bzw. 20 Tage nach Paravasation: Infiltration von 5000 IE Heparin, 4 mg Dexamethason oder 100 mg Hydrocortison, für ca. 24 Stunden Eiskühlung, 2 × täglich Hydrocortison (1%) topisch (2 PatientInnen) [3]

- Eiskühlung 15 Minuten 4 × täglich über 3 Tage (89 PatientInnen); bei 25 PatientInnen war eine chirurgische Intervention notwendig [4]

- kalte Kompressen (4 PatientInnen) [5]

- 100 mg Hydrocortison i.v. oder s.c. (3 PatientInnen); bei 2 PatientInnen war eine chirurgische Intervention erforderlich [5]

- Infiltration von 200 mg Hydrocortison, wiederholte chirurgische Intervention (1 PatientIn) [35]

- lokale Eiskühlung, Cortison topisch, bei 5 PatientInnen war eine chirurgische Intervention notwendig, teilweise bleibende Funktionseinschränkungen (16 PatientInnen) [36]

- 100 mg Hydrocortison i.v., Eispackungen (5 PatientInnen) [37]

- antiinflammatorische Salbe, DMSO topisch 3 × täglich, chirurgische Intervention war notwendig [50]

- Paravasat zentralvenös (Port-a-cath): 1 Stunde und 5 Stunden nach Paravasation i.v.-Infusion von 1500 mg Dexrazoxan, nach 24 Stunden 750 mg Dexrazoxan. 3 × DMSO-Applikation alle 6 Stunden. Abheilung, nur gelegentlich Schmerzen und leichte Hyperpigmentation. 3 Monate nach Paravasation Nekrose, nach 4 Monaten chirurgische Intervention, Abheilung unter Zuhilfenahme von GM-CSF (300 µg) (1 PatientIn) [49]

ohne Angabe des Behandlungserfolges:

- Phlogenzym® (Trypsin, Bromelin, Rutin): 3 × täglich 1 Tablette oral über 1 Monat. Bei Behandlungsbeginn innerhalb von 24 Stunden zusätzlich: warme Kompressen und Hyaluronidase bei Vincaalkoid-Paravasat, kalte Kompressen und Hydrocortison bei Anthrazyklin-Paravasat (6 PatientInnen mit Vinkaalkaloid/Anthrazyklin-Paravasat) [48]

- Infiltration von 5 ml Natriumbicarbonat (8,4%), 4 mg Dexamethason, fakultativ lokale Infiltration von Corticosteroiden, warme Kompressen für 1 Stunde [61]

- DMSO topisch alle 6–8 Stunden über mindestens einige Tage, lokale Kühlung [63,67,76]

- Eiskühlung 1–3 Tage, DMSO (70–100%) alle 3–4 Stunden über 3–14 Tage lokal auftragen, rechtzeitige Konsultation eines plastischen Chirurgen [64]

- am ersten Tag DMSO alle 2 Stunden, Hydrocortison (1%) topisch, kalte Kompressen für 30 Minuten; anschließend über 7–10 Tage alternierend DMSO bzw. Hydrocortison im Abstand von 3 Stunden verabreichen [65]

- DMSO (99%) mindestens alle 6 Stunden über 3–14 Tage, kalte Kompressen sofort für 20 Minuten danach 4 × täglich für 20 Minuten über 3–4 Tage [66]

- DMSO (99%) auf Gebiet der doppelten Größe des Paravasates auftragen, alle 6 Stunden über 14 Tage, eventuell Eispackung für 15 Minuten alle 6 Stunden über 2 Tage [68]

- kalte Kompressen sofort für 30–60 Minuten, danach bis 24 Stunden in 15-minütigem Wechsel (mit/ohne Kompresse); DMSO (50–99%) alle 6 Stunden über 3–14 Tage auftragen [69]

- fakultativ 100 mg Hydrocortison oder 4 mg Dexamethason über den noch liegenden Zugang und/oder s.c., Eispackungen für 24–72 Stunden, fakultativ Hydrocortison (1%) topisch, 4 × täglich DMSO über mehrere Tage, falls nach 72 Stunden Schmerzen: Konsultation eines plastischen Chirurgen [70]

- Eiskühlung [72]

- umgehend Kälte über 24 Stunden abwechselnd mit 1,5 ml DMSO (50%) topisch alle 6 Stunden; DMSO über 14 Tage [73]

- 4 Tropfen DMSO (99%) auf je 10 cm^2 Hautoberfläche (Behandlungsfläche: doppelte Größe des Paravasatbereichs), alle 8 Stunden über mindestens 14 Tage, optional lokale Kühlung mittels Eispackungen sequentiell zur DMSO-Behandlung; bei persistierenden Schmerzen oder Entwicklung einer Hautnekrose bzw. Ulzeration chirurgisches Débridement erwägen [74]

- 100 mg Hydrocortison s.c. und i.v., DMSO (70–100%) alle 3–4 Stunden über 14 Tage (mindestens 3 Tage) lokal auftragen, Eis oder Kältepack 4 × täglich über 15–20 Minuten, Hydrocortison topisch [75]

- trockene Kälte initial für 1 Stunde, anschließend mehrmals täglich über 15 Minuten; DMSO (99%) alle 8 Stunden über 8 Tage; zwischen Kälte und DMSO therapiefreies Intervall einhalten [76]

- 1–2 ml DMSO (50–99%) auf Gebiet der doppelten Größe des Paravasates auftragen, alle 6–8 Stunden über 7–14 Tage, Eispackungen [77]

Besondere Hinweise: Ulzerationen treten auch protrahiert auf [3,49]

Recall-Phänomen [78], Verschlechterung einer Paravasatnekrose nach wiederholter Verabreichung (2 Monate später) an anderem Applikationsort [30]

von lokalen Reaktionen (Erythem, Urticaria) im Injektionsgebiet (selten generalisiert), die eventuell in Zusammenhang mit vorangegangener Bestrahlung stehen, wird berichtet [31–33]

Hyperpigmentation der Nägel, Schleimhäute, bzw. generalisiert und Hand-Fuß-Syndrom stehen nicht im Zusammenhang mit einer Paravasation [79]

Hypersensibilitätsreaktionen [78,79], Radiosensibilisierung und Recall nach Radiatio [78] stehen nicht in Zusammenhang mit einer Paravasation

Corticosteroide: positive Wirkung fraglich, Entzündung steht nicht im Vordergrund [1,26,74] – im Tierexperiment Wirkung von Corticosteroiden als inkonsistent beschrieben [25,27–29] (siehe Kapitel „Histopathologische Untersuchungen")

DMSO und Kälte: Berichte über die positive Wirkung zur Verhinderung von Nekrosen liegen vor [15,16,71]; wiederholte Kälteanwendung über 2–7 Tage brachte im Vergleich zu 24-stündiger Kälteanwendung keinen Vorteil [40] Cave! lokale Kälteanwendung allein ist nicht ausreichend [4, 73,74]

Dexrazoxan: im Tierversuch reduzierte die systemische Gabe von Dexrazoxan die Größe der Hautläsionen und verkürzte die Abheilungszeit. Die dreimalige Applikation war wirksamer als die einmalige Applikation [51]. Auch intraläsionale Gabe war im Tierversuch wirksam [52]

die Wirksamkeit der Anwendung von Dexrazoxan ist klinisch noch nicht ausreichend belegt, so dass eine standardisierte Vorgangsweise noch nicht definiert werden kann.

Gentamicin: lediglich Sekundärinfektionsprophylaxe, keine kausale Paravasatetherapie

G-CSF und GM-CSF: Abheilung einer von 2 Nekrosen nach 4 Wochen bei wöchentlicher Gabe von GM-CSF 400 µg s.c. über 3 Wochen, die andere Nekrose wurde mit G-CSF behandelt, besserte sich jedoch nicht [56]. Im Tierversuch positiver Effekt auf Abheilung doxorubicinbedingter Nekrosen nachgewiesen [57,58]; positive Wirkung nicht ausreichend belegt

Heparin: unfraktioniertes Heparin, Nadroparin-Ca, Dalteparin-Na, s.c. verabreicht, senkten im Tierversuch signifikant die Ulzerationsrate und die Größe des Ulkus [53]; im Humanbereich positive Wirkung nicht ausreichend belegt, invasive Maßnahme

Hyaluronidase: Anwendung nur bei Paravasation von Vincaalkaloiden und Paclitaxel gerechtfertigt. Tierexperimentell: positiver Effekt von Hyaluronidase bei Hunden [55], von NaCl 0,9%, Hyaluronidase, oder Heparin bei Ratten bei Behandlung innerhalb von 15 Minuten nach Paravasation [54]. Im Humanbereich positive Wirkung nicht ausreichend belegt, daher kann die Anwendung nicht empfohlen werden

NaCl 0,9% bzw. Hyaluronidase/NaCl 0,9%: s.c.-Injektion zeigten positive Wirkung, insbesondere bei Behandlung innerhalb von einer Stunde nach Paravasation. Diskutierter Wirkungsmechanismus: Verdünnung des gewebstoxischen Wirkstoffs [21]. Nachteil: invasive Maßnahme

Natriumbicarbonat: kann selbst Nekrosen verursachen [22,23], außerdem Erhöhung der lokalen zellulären Aufnahme von Doxorubicin durch Anstieg des pH-Wertes von 5 auf 8 und damit Verstärkung der Gewebsnekrosen [24]

Natriumthiosulfat: positive Wirkung nicht ausreichend belegt – invasive Maßnahme! [12]

Propranolol und Isoproterenol: nur im Tierexperiment positive Wirkung beschrieben [34]

α-Tocopherolacetat: positive Wirkung nicht ausreichend belegt [14], Bericht über positive Wirkung von α-Tocopherolsuccinat im Tiermodell liegt vor [41]

Radikalfänger DHM3 (Bis (3,5-dimethyl-5-hydroxymethyl-2-oxomorpholin-3-yl)) [44] und basischer Fibroblasten-Wachstumsfaktor(bFGF) [45]: positive Wirkung nur im Tierexperiment beobachtet

Hyperbarer Sauerstoff (HBO): im Tierversuch widersprüchliche Ergebnisse: positive Wirkung bezüglich Abheilung [59], Verstärkung des zytotoxischen Effekts bei frühzeitiger HBO-Behandlung nach Paravasation [60], positive Wirkung im Humanbereich nicht belegt

bei gleichzeitiger Paravasation von Vincristin und Anthrazyklinen: Kombinationstherapie von Hyaluronidase und DMSO ohne Anwendung von Wärme bzw. Kälte empfohlen [66]

Chirurgische Intervention:
- wenn umgehend nach Paravasation adäquate konservative Therapiemaßnahmen eingeleitet wurden, war eine chirurgische Intervention nur bei einer geringen Anzahl der betroffenen PatientInnen notwendig [10,14,16,18]

- aufgrund des Schädigungsmechanismus – untersucht im Tiermodell – erscheint eine chirurgische Intervention vor Tag 14 nach Paravasation nicht sinnvoll [42]

- Débridement nur bei symptomatischen Paravasaten (Schmerzen und/oder Nekrosen bzw. Entwicklung von großflächigen Ulzera) [74]

- Doxorubicin fluoresziert im UV-Licht; während des Débridements wird durch UV-Licht doxorubicinhältiges Gewebe, das zu entfernen ist, sichtbar gemacht; bei anschließender i.v. Injektion von Fluorescein (10 mg/kg) zeigt vi-

	tales Gewebe nach 15 Minuten grüne Fluoreszenz, nicht fluoreszierendes, nekrotisches Gewebe kann abgetragen werden [43]
Conclusio:	aufgrund zahlreicher Berichte über Nekrosen erfolgt die Einstufung von Doxorubicin als gewebsnekrotisierend
	es werden die in vielen Fällen bewährten, nicht invasiven Maßnahmen DMSO und Kälte empfohlen

Primärliteratur

[1] Bhawan J, Petry J, Rybak ME: Histologic changes induced in skin by extravasation of doxorubicin (adriamycin). J Cutan Pathol 16: 158–163, 1989.

[2] Bowers DG, Lynch JB: Adriamycin extravasation. Plast Reconstr Surg 61: 86–92, 1978.

[3] Köstering H, Kasten U, Ruskowski H, et al: Lokale Toxizität des Adriamycins. In: Füllenbach D, et al (Hrsg) Beiträge zur Onkologie. S. Karger 9: 76–93, 1981.

[4] Larson DL: What is the appropriate management of tissue extravasation by antitumor agents? Plast Reconstr Surg 75: 397–402, 1985.

[5] Reilly JJ, Neifeld JP, Rosenberg SA: Clinical course and management of accidental adriamycin extravasation. Cancer 40: 2053–2056, 1977.

[6] Rudolph R, Stein RS, Pattillo RA: Skin ulcers due to adriamycin. Cancer 38: 1087–1094, 1976.

[7] Linder RM, Upton J, Osteen R: Management of extensive doxorubicin hydrochloride extravasation injuries. J Hand Surg 8: 32–38, 1983.

[8] Rudolph R: Ulcers of the hand and wrist caused by doxorubicin hydrochloride. Orthop Rev 7: 93–95, 1978.

[9] Lauvin R, Miglianico L, Hellegouarc'h R: Skin cancer occurring 10 years after the extravasation of doxorubicin. N Engl J Med 332: 754, 1995.

[10] Lawrence HJ, Walsh D, Zapotowski KA, et al: Topical dimethylsulfoxide may prevent tissue damage from anthracycline extravasation. Cancer Chemother Pharmacol 23: 316–318, 1989.

[11] Tsavaris NB, Karagiaouris P, Tzannou I, et al: Conservative approach to the treatment of chemotherapy-induced extravasation. J Dermatol Surg Oncol 16: 519–522, 1990.

[12] Tsavaris NB, Komitsopoulou P, Karagiaouris P, et al: Prevention of tissue necrosis due to accidental extravasation of cytostatic drugs by a conservative approach. Cancer Chemother Pharmacol 30: 330–333, 1992.

[13] Comas D, Mateu J: Treatment of extravasation of both doxorubicin and vincristine administration in a y-site infusion. Ann Pharmacother 30: 244–246, 1996.

[14] Ludwig CU, Stoll HR, Obrist R, et al: Prevention of cytotoxic drug induced skin ulcers with dimethyl sulfoxide (DMSO) and a-tocopherole. Eur J Cancer Clin Oncol 23: 327–329, 1987.
[15] Bertelli G, Dini D, Forno G, et al: Dimethylsulphoxide and cooling after extravasation of antitumour agents. Lancet 341: 1098–1099, 1993.
[16] Bertelli G, Gozza A, Forno GB, et al: Topical dimethylsulfoxide for the prevention of soft tissue injury after extravasation of vesicant cytotoxic drugs: a prospective clinical study. J Clin Oncol 13: 2851–2855, 1995.
[17] Olver IN, Schwarz MA: Use of dimethyl sulfoxide in limiting tissue damage caused by extravasation of doxorubicin. Cancer Treat Rep 67: 407–408, 1983.
[18] Olver IN, Aisner J, Hament A, et al: A prospective study of topical dimethyl sulfoxide for treating anthracycline extravasation. J Clin Oncol 6: 1732–1735, 1988.
[19] Zweig JI, Kabakow B: An apparently effective countermeasure for doxorubicin extravasation. JAMA 239: 2116, 1978.
[20] Scuderi N, Onesti MG: Antitumor agents: extravasation, management, and surgical treatment. Ann Plast Surg 32: 39–44, 1994.
[21] Heckler FR: Current thoughts of extravasation injuries. Clin Plast Surg 16: 557–563, 1989.
[22] Jackson IT, Robinson DW: Severe tissue damage following accidental subcutaneous infusion of bicarbonate solution. Scot Med J 21: 200–201, 1976.
[23] Gaze NR: Tissue necrosis caused by commonly used intravenous infusions. Lancet 2: 417–419, 1978.
[24] Kappel B, Hindenburg AA, Taub RN: Treatment of anthracycline extravasation – a warning against the use of sodium bicarbonate. J Clin Oncol 5: 825–826, 1987.
[25] Cohen MH: Amelioration of adriamycin skin necrosis: an experimental study. Cancer Treat Rep 63: 1003–1004, 1979.
[26] Luedke DW, Kennedy PS, Rietschel RL: Histopathogenesis of skin and subcutaneous injury induced by adriamycin. Plast Reconstr Surg 63: 463–465, 1979.
[27] Dorr RT, Alberts DS, Chen HS: The limited role of corticosteroids in ameliorating experimental doxorubicin skin toxicity in the mouse. Cancer Chemother Pharmacol 5: 17–20, 1980.
[28] Coleman JJ, Walker AP, Didolkar MS: Treatment of adriamycin-induced skin ulcers: a prospective controlled study. J Surg Oncol 22: 129–135, 1983.
[29] Petro JA, Graham WP, Miller SH, et al: Experimental and clinical studies of ulcers induced with adriamycin. Surg Forum 30: 535–537, 1979.
[30] Cohen SC, DiBella NJ, Michalak JC: Recall injury from adriamycin. Ann Intern Med 83: 232, 1975.
[31] Etcubanas E, Wilbur JR: Uncommon side effects of adriamycin (NSC-123127). Cancer Chemother Rep 58: 757–758, 1974.
[32] Ostrowski MJ: An unusual allergic reaction in a vein following intravenous adriamycin. Clin Oncol 2: 179–180, 1976.
[33] Souhami L, Feld R: Urticaria following intravenous doxorubicin administration. JAMA 240: 1624–1626, 1978.

[34] Dorr RT, Alberts DS: Pharmacologic antidotes to experimental doxorubicin skin toxicity: a suggested role for beta-adrenergic compounds. Cancer Treat Rep 65: 1001–1006, 1981.
[35] Sonneveld P, Wassenaar HA, Nooter K: Long persistence of doxorubicin in human skin after extravasation. Cancer Treat Rep 68: 895–896, 1984.
[36] Pitkänen J, Asko-Seljavaara S, Gröhn P, et al: Adriamycin extravasation: surgical treatment and possible prevention of skin and soft-tissue injuries. J Surg Oncol 23: 259–262, 1983.
[37] Barlock AL, Howser DM, Hubbard SM: Nursing management of adriamycin extravasation. Am J Nurs 79: 94–96, 1979.
[38] Germain BS, Houlihan N, D´Amato S: Dimethyl sulfoxide therapy in the treatment of vesicant extravasation. J Intrav Nurs 17: 261–266, 1994.
[39] Bartkowski-Dodds L, Daniels JR: Use of sodium bicarbonate as a means of ameliorating doxorubicin-induced dermal necrosis in rats. Cancer Chemother Pharmacol 4: 179–181, 1980.
[40] Harwood K, Gonin R: Short term vs. long term local cooling after doxorubicin (DOX) extravasation: an eastern cooperative oncology group (ECOG) study. Proc ASCO 13: 447 (abstract 1544), 1994.
[41] Nobbs P, Barr RD: Soft-tissue injury caused by antineoplastic drugs is inhibited by topical dimethyl sulphoxide and alpha tocopherol. Br J Cancer 48: 873–876, 1983.
[42] Emiroglu M, Ercöcen AR, Demirseren ME, et al: Histopathological changes in adriamycin extravasation injury. Ann Plast Surg 41: 103–104, 1998.
[43] Cohen FJ, Manganaro J, Bezozo RC: Identification of involved tissue during surgical treatment of doxorubicin-induced extravasation necrosis. J Hand Surg 8: 43–45, 1983.
[44] Averbuch SD, Gaudiano G, Koch TH, et al: Doxorubicin-induced skin necrosis in the swine model: protection with a novel radical dimer. J Clin Oncol 4: 88–94, 1986.
[45] Vasilev SA, Morrow C, Morrow CP: Basic fibroblast growth factor in retardation of doxorubicin extravasation injury. Gynecol Oncol 44: 178–181, 1992.
[46] Kahn MS, Holmes JD: Reducing the morbidity from extravasation injuries. Ann Plast Surg 48: 628–632, 2002.
[47] Whang SW, Lee SH, Elias PM, et al: Intralesional steroids reduce inflammation from extravasated chemotherapeutic agents. Br J Dermatol 145: 680–682, 2001.
[48] Parikh PM, Ranjan S, Swami A, et al: Phlogenzym® is safe and effective in reducing morbidity of vesicant chemotherapy extravasation. A prospective study. Int J Immunother 17: 163–170, 2001.
[49] El Shagir N, Otrock Z, Mufarrij A, et al: Dexrazoxane for anthracycline extravasation and GM-CSF for skin ulceration and wound healing. Lancet Oncol 5: 320–321, 2004.
[50] Schrijvers DL: Extravasation: a dreaded complication of chemotherapy. Ann Oncol 14: iii26–iii30, 2003.
[51] Langer SW, Sehested M, Jensen PB: Treatment of anthracycline extravasation with dexrazoxane. Clin Cancer Res 6: 3680–3686, 2000.

[52] Langer SW, Sehested M, Jensen PB: Dexrazoxane is a potent and specific inhibitor of anthracycline induced subcutaneous lesions in mice. Ann Oncol 12: 405–410, 2001.
[53] Askar I, Erbas MK, Gurlek A: Effects of heparin fractions on the prevention of skin necrosis resulting from adriamycin extravasation: an experimental study. Ann Plast Surg 49: 297–301, 2002.
[54] Disa JJ, Chang RR, Mucci SJ, et al: Prevention of adriamycin-induced fullthickness skin loss using hyaluronidase infiltration. Plast Reconstr Surg 101: 370–374, 1998.
[55] Spugnini EP: Use of hyaluronidase for the treatment of extravasation of chemotherapeutic agents in six dogs. JAVMA 221: 1437–1440, 2002.
[56] Eroglu E, Sari A, Altuntas I, et al: The effect of GM-CSF (granulocyte macrophage colony stimulating factor) on doxorubicin-induced tissue necrosis and wound healing. Indian J Cancer 37: 153–157, 2000.
[57] Vargel I, Erdem A, Ertoy D, et al: Effects of growth factors on doxorubicin induced skin necrosis: documentation of histomorphological alteration and early treatment by GM-CSF. Ann Plast Surg 49: 646–653, 2002.
[58] Ultin HC, Guden M, Dede M, et al: Comparison of granulocyte-colony stimulating factor and granulocyte macrophage-colony stimulating factor in the treatment of chemnotherapy extravasation ulcers. Eur J Gynaecol Oncol 21: 613–615, 2000.
[59] Atkas S, Toklu AS, Olgyc V: Hyperbaric oxygen therapy in adriamycin extravasation: a experimental animal study. Ann Plast Surg 45: 167–171, 2000.
[60] Monstrey SJ, Mullick P, Naranyanan K, et al: Hyperbaric oxygen therapy and free radical production: a experimental study in doxorubicin (adriamycin) extravasation injuries. Ann Plast Surg 36: 163–168, 1997.]

Sekundärliteratur

[61] Ignoffo RJ, Friedman MA: Therapy of local toxicities caused by extravasation of cancer chemotherapeutic drugs. Cancer Treat Rev 7: 17–27, 1980.
[62] Köstering H, Nagel GA: Prophylaxe und Therapie von Zytostatika-Hautnekrosen. Onkologie 6: 317–320, 1980.
[63] Bertelli G: Prevention and management of extravasation of cytotoxic drugs. Drug Safety 12: 245–255, 1995.
[64] Schneider G: Paravasate von Zytostatika. Diagnostik und Therapie. Aina S. Schneider Verlag, 6. Auflage: 1–17, 1999.
[65] Stanley A: Managing complications of chemotherapy administration. In: Allwood M, Stanley A, Wright P (eds) The Cytotoxics Handbook. Radcliffe Medical Press, 4th edition: 119–193, 2002.
[66] Krämer I, Stützle M: Zytostatika-Paravasation – Wie ist vorzugehen? Krankenhauspharmazie 23: 261–268, 2002.
[67] Gain M, Melzer S, Meyer-Jürshof A, et al: Doxorubicin: Behandlung von Paravasaten: In: Gain M, et al (Hrsg) ADKA-Zytostatika-Handbuch, Pharmazeutisch-wissenschaftliche Monographien. Verlag Heiner Biller, Band 3: 68–69, 1998.

[68] Mullin S, Beckwith MC, Tyler LS: Prevention and management of antineoplastic extravasation injury. Hosp Pharm 35: 57–76, 2000.
[69] Dorr RT: Pharmacologic management of vesicant chemotherapy extravasations. In: Dorr RT, Von Hoff DD (eds) Cancer Chemotherapy Handbook. Appleton & Lange, 2nd edition: 109–118, 1994.
[70] Cox RF: Managing skin damage induced by doxorubicin hydrochloride and daunorubicin hydrochloride. Am J Hosp Pharm 41: 2410–2414, 1984.
[71] Rospond RM: Utilization of dimethyl sulfoxide for treating anthracycline extravasation. J Oncol Pharm Practice 1: 33–39, 1995.
[72] Rudolph R, Larson DL: Etiology and treatment of chemotherapeutic agent extravasation injuries: a review. J Clin Oncol 5: 1116–1126, 1987.
[73] Dorr RT: Antidotes to vesicant chemotherapy extravasations. Blood Rev 4: 41–60, 1990.
[74] Kraft A, Weinig S, Edinger M, et al: Anthrazyklin-Extravasate. Der Onkologe 6: 674–686, 2000.
[75] Gain M, Melzer S, Meyer-Jürshof A, et al: Allgemeiner Teil: Behandlung von Paravasaten. In: Gain M, et al (Hrsg) ADKA-Zytostatika-Handbuch, Pharmazeutisch-wissenschaftliche Monographien. Verlag Heiner Biller, Band 1, 2. Auflage: A42–44, 1997.
[76] Jordan K, Grothe W, Schmoll HJ: Paravasation von Zytostatika: Prävention und Therapie. Dtsch Med Wochenschr 130: 33–37, 2005.
[77] Ener RA, Meglathery SB, Styler M: Extravasation of systemic hematooncological therapies. Ann Oncol 15: 858–862, 2004.
[78] Koppel RA, Boh EE: Cutaneous reactions to chemotherapeutic agents. Am J Med Sci 321: 327–335, 2001.
[79] Alley E, Green R, Schuchter L: Cutaneous toxicities of cancer therapy. Curr Opin Oncol 14: 212–216, 2002.

Zusätzlich wurden folgende Publikationen zum Literaturstudium herangezogen:

– Albanell J, Baselga J: Systemic therapy emergencies. Semin Oncol 27: 347–361, 2000.
– Andersson AP, Dahlstrøm KK: Clinical results after doxorubicin extravasation treated with excision guided by fluorescence microscopy. Eur J Cancer 29A: 1712–1714, 1993.
– Barr RD, Benton SG, Belbeck LW: Soft-tissue necrosis induced by extravasated cancer chemotherapeutic agents. J Natl Cancer Inst 66: 1129–1136, 1981.
– Barr RD, Sertic J: Soft-tissue necrosis induced by extravasated cancer chemotherapeutic agents: a study of active intervention. Br J Cancer 44: 267–269, 1981.
– Desai MH, Teres D: Prevention of doxorubicin-induced skin ulcers in the rat and pig with dimethyl sulfoxide (DMSO). Cancer Treat Rep 66: 1371–1374, 1982.
– Diekmann J, Ransom J: Extravasation of doxorubicin from a hickman catheter: a case presentation. Oncol Nurs Forum 12: 50–52, 1985.

- Disa JJ, Chang RR, Mucci SJ, et al: Prevention of adriamycin-induced fullthickness skin loss using hyaluronidase infiltration. Plast Reconstr Surg 101: 370–374, 1998.
- Donaldson SS, Glick JM, Wilbur JR: Adriamycin activating a recall phenomenon after radiation therapy. Ann Intern Med 81: 407–408, 1974.
- Dorr RT, Alberts DS: Failure of DMSO and vitamin E to prevent doxorubicin skin ulceration in the mouse. Cancer Treat Rep 67: 499–501, 1983.
- Dorr RT, Alberts DS, Stone A: Cold protection and heat enhancement of doxorubicin skin toxicity in the mouse. Cancer Treat Rep 69: 431–437, 1985.
- Fenchel K, Karthaus M: Zytostatika-Paravasate – gibt es neue Empfehlungen zum therapeutischen Vorgehen? Wien Med Wochenschr 151: 44–46, 2001.
- Harwood KV: Treatment of anthracycline extravasation – recommendations for practice. J Clin Oncol 5: 1705, 1987.
- Harwood KV, Bachur N: Evaluation of dimethyl sulfoxide and local cooling as antidotes for doxorubicin extravasation in a pig model. Oncol Nurs Forum 14: 39–44, 1987.
- Ignoffo RJ, Tomlin W, Rubinstein E, et al: A model for skin toxicity of antineoplastic drugs: doxorubicin (DOX), mitomycin-C (MMC), and vincristine (VCR). Clin Res 29: 437A, 1981.
- Kassner E: Evaluation and treatment of chemotherapy extravasation injuries. J Pediatr Oncol Nurs 17: 135–148, 2000.
- Krämer I: Zehn Jahre Dokumentation von Zytostatika-Paravasat-Ereignissen: Auswertung von 175 Paravasate-Dokumentationen. Krankenhauspharmazie 23: 269–274, 2002.
- Krämer I: Onkologische Pharmazie. In: Jaehde U, Radziwill R, Mühlebach S, et al (Hrsg) Lehrbuch der Klinischen Pharmazie. Wissenschaftliche Verlagsgesellschaft mbH, 2. Auflage: 307–336, 2003.
- Kurul S, Saip P, Aydin T: Totally implantable venous-access ports: local problems and extravasation injury. Lancet Oncol 3: 684–692, 2002.
- Langstein HN, Duman H, Seelig D, et al: Retrospective study of the management of chemotherapeutic extravasation injury. Ann Plast Surg 49: 369–374, 2002.
- Laughlin RA, Landeen JM, Habal MB: The management of inadvertent subcutaneous adriamycin infiltration. Am J Surg 137: 408–412, 1979.
- Loth TS, Eversmann WW: Treatment methods for extravasations of chemotherapeutic agents: a comparative study. J Hand Surg 11A: 388–396, 1986.
- Luedke D, Sunwoo Y, Luedke S, et al: Doxorubicin (D) induced soft tissue necrosis: occurrence despite pH manipulation. Proc AACR – ASCO 21: 330, 1980.
- Okano T, Ohnuma T, Efremidis A, et al: Doxorubicin-induced skin ulcer in the piglet. Cancer Treat Rep 67: 1075–1078, 1983.
- Preuss P, Partoft S: Cytostatic extravasations. Ann Plast Surg 19: 323–327, 1987.

- Rauh J, Pluntke S, Müller C: Paravenöse Zytostatikainjektion: Prophylaxe und Sofortmaßnahmen im Notfall. MMW Fortschr Med 146: 682–686, 2004.
- Rudolph R, Suzuki M, Luce JK: Experimental skin necrosis produced by adriamycin. Cancer Treat Rep 63: 529–537, 1979.
- Schulmeister L, Camp-Sorrell D: Chemotherapy extravasation from implanted ports. Oncol Nurs Forum 27: 531–538, 2000.
- Schwartsmann G, Sander EB, Vinholes J, et al: N-acetylcysteine protects skin lesion induced by local extravasation of doxorubicin in a rat model. Am J Pediatr Hematol Oncol 14: 280–281, 1992.
- Seyfer AE, Solimando DA: Toxic lesions of the hand associated with chemotherapy. J Hand Surg 8: 39–42, 1983.
- Svingen BA, Powis G, Appel PL, et al: Protection against adriamycin-induced skin necrosis in the rat by dimethyl sulfoxide and α-tocopherol. Cancer Res 41: 3395–3399, 1981.
- Upton PG, Yamaguchi KT, Myers S, et al: Effects of antioxidants and hyperbaric oxygen in ameliorating experimental doxorubicin skin toxicity in the rat. Cancer Treat Rep 70: 503–507, 1986.
- Vogelzang NJ: "Adriamycin flare": a skin reaction resembling extravasation. Cancer Treat Rep 63: 2067–2069, 1979.
- Wolgemuth RL, Myers CA, Luce JK, et al: Doxorubicin extravasation ulceration: animal model development and testing of potential antidotes. Proc AACR 23: 171, 1982.
- Yilmaz M, Demirdover C, Mola F: Treatment options in extravasation injury: an experimental study in rats. Plast Reconstr Surg 109: 2418–2423, 2002.
- Zweig JI, Kabakow B, Wallach RC, et al: Rational effective medical treatment of skin ulcers due to adriamycin. Cancer Treat Rep 63: 2101–2103, 1979.

bearbeitet von Elisabeth Nogler-Semenitz

Doxorubicin liposomal (z.B. Caelyx®)
Doxorubicin pegyliert liposomal (z.B. Myocet®)

KONSENSUS

Schädigungstyp: gewebsreizend

Therapieempfehlung:
Allgemeine Maßnahmen:
1. Injektion/Infusion sofort stoppen
2. Paravasate-Set holen
3. (sterile) Handschuhe anziehen
4. Infusionsleitung bzw. Spritze durch eine 5 ml-Einmalspritze ersetzen und langsam soviel wie möglich vom Paravasat aspirieren; **Cave!** keinen Druck auf Paravasationsstelle ausüben
5. i.v. Zugang unter Aspirationsbedingungen entfernen
6. bei Blasen: mit 1 ml-Spritze und s.c.-Kanüle aspirieren, für jeden Aspirationsversuch neues Besteck verwenden
7. die betroffene Extremität hochlagern und ruhig stellen
8. **substanzspezifische Maßnahmen** einleiten
9. Paravasate-Dokumentationsbogen ausfüllen (Ausdehnung des Paravasates angeben!)
10. Aufklärung und Instruktion des/der Patienten/in sowie der Angehörigen
11. regelmäßige Kontrollen (Nachsorge)

Substanzspezifische Maßnahmen:
trockene Kälte:
1. initial mindestens 1 Stunde kühlen (z.B. mit Cold-Hot Pack)
2. weiterführend mehrmals täglich über jeweils 15 Minuten kühlen

Cave! nach Paravasation:
1. keine Spülungen des i.v. Zuganges
2. keine feuchten Umschläge
3. keine Alkoholumschläge
4. keine Okklusionsverbände

In der Literatur erwähnter Schädigungstyp:	gewebsreizend [2,8,17] „exfoliant" [11] niedrige Nekrosewahrscheinlichkeit [9] potentiell nekrotisierend [6] gewebsnekrotisierend [5,10,12], mit niedrigem Nekrosepotential [18]
In der Literatur erwähnte Symptomatik und Verlauf:	**Initialsymptome:** Schwellung, Erythem (8 PatientInnen) [2] persistierend über Monate (1 PatientIn) [4] **verzögert auftretende Symptome:** keine Angaben **Residualbefunde:** keine Angaben **Einzelfallbericht:** Paravasation von bis zu 80 mg pegyliertem liposomalem Doxorubicin bei Applikation über Port-System. Primär keine Schwellung oder Erythem, 1 Woche später Hämatom, nach weiterer Woche Nekrose mit gelbem Belag, dann Krustenbildung über Nekrose [5]
In der Literatur erwähnte Maßnahmen:	**mit Behandlungserfolg:** – Kühlung mit Eis über mindestens 30–60 Minuten (8 PatientInnen) [2] – Infiltration von Heparin, Eiskühlung, Venensalbe (1 PatientIn) [4] **ohne Behandlungserfolg:** – Kühlung mit Eis [5] **ohne Angabe des Behandlungserfolges:** – Sofortbehandlung: Infiltration von 2–5 ml Natriumbicarbonat (8,4%), Infiltration mit 4–8 mg Dexamethason, DMSO alle 3–4 Stunden für 3–14 Tage [6] – umgehend Kälte über 24 Stunden abwechselnd mit 1,5 ml DMSO (50%) topisch alle 6 Stunden; DMSO über 14 Tage [9]

- 100 mg Hydrocortison s.c. und i.v., Hydrocortison topisch, Eispackung. Es gibt Hinweise, dass Doxorubicin innerhalb von 2–3 Wochen aus den Liposomen freigesetzt wird, daher 8–12 Stunden nach Paravasation DMSO alle 2 Stunden über 24 Stunden, dann 4 × täglich über 10–14 Tage [11]

- Kühlung 4 × täglich für 20 Minuten über 3–4 Tage [14]

- Kälteapplikation [17], über 30 Minuten [8,12,15,16]

Besondere Hinweise: tierexperimentell: nicht gewebsnekrotisierend [1, 3]; möglicher Mechanismus: Liposomenkomplex bleibt bis zur Resorption stabil, dadurch wird die Reaktion von freiem Doxorubicin mit Gewebe verhindert [1–3,7,8]

Heparin, Venensalbe: positive Wirkung ist nicht ausreichend belegt

Kälte: Berichte über positive Wirkung liegen vor [2,4]

der EMEA (Europäische Arzneimittelbehörde) liegt ein Bericht über eine Nekrose nach Paravasation von pegyliertem liposomalem Doxorubicin vor [11]

bei 9 Fällen einer Paravasation mit Myocet® kam es in keinem Fall zu schweren Hautschäden, Ulzerationen oder Nekrosen [14]

Tierexperimentelle Daten [1,3] wurden mit liposomalem Doxorubicin, das im Labor selbst hergestellt wurde, ermittelt. Es wird davon ausgegangen, dass pegyliertes liposomales Doxorubicin liposomalem Doxorubicin in Bezug auf das Verhalten bei Paravasation gleichzustellen ist

Conclusio: die liposomale Formulierung scheint im Vergleich zur nicht liposomalen eine geringer gewebsschädigende Wirkung zu entfalten [8]; die Einstufung von Doxorubicin liposomal erfolgt daher als gewebsreizend

aufgrund geringer bis fehlender Erfahrungen mit Paravasationen von Doxorubicin (pegyliert) liposomal ist eine endgültige Bewertung des Schädigungstyps nicht möglich

es wird die alleinige Anwendung von Kälte empfohlen, da aufgrund der lipidlösenden Eigenschaft von DMSO eine Freisetzung von Doxorubicin aus den Liposomen zu befürchten und dadurch eine größere Schädigung [1,8] möglich ist

Primärliteratur

[1] Forssen EA, Tökés ZA: Attenuation of dermal toxicity of doxorubicin by liposome encapsulation. Cancer Treat Rep 67: 481–484, 1983.
[2] Madhavan S, Northfelt DW: Lack of vesicant injury following extravasation of liposomal doxorubicin. J Natl Cancer Inst 87: 1556–1557, 1995.
[3] Balazsovits JA, Mayer LD, Bally MB, et al: Analysis of the effect of liposome encapsulation on the vesicant properties, acute and cardiac toxicities, and antitumor efficacy of doxorubicin. Cancer Chemother Pharmacol 23: 81–86, 1989.
[4] Schmidmair M: persönliche Mitteilung, Mai 1999.
[5] Lokich J: Doxil extravasation injury: a case report. Ann Oncol 10: 735–736, 1999.

Sekundärliteratur

[6] van Gemmern R: Gewebstoxizität und Paravasatbehandlung neuer Zytostatika. Krankenhauspharmazie 17: 471–473, 1996.
[7] Dezube BJ: Safety assessment: Doxil® (doxorubicin HCl liposome injection) in refractory AIDS-related Kaposi`s sarcoma. Doxil Clinical Series 1: 1–7, 1997.
[8] Mullin S, Beckwith MC, Tyler LS: Prevention and management of antineoplastic extravasation injury. Hosp Pharm 35: 57–76, 2000.
[9] Dorr RT: Antidotes to vesicant chemotherapy extravasations. Blood Rev 4: 41–60, 1990.
[10] Bertelli G: Prevention and management of extravasation of cytotoxic drugs. Drug Safety 12: 245–255, 1995.
[11] Stanley A: Managing complications of chemotherapy administration. In: Allwood M, Stanley A, Wright P (eds) The Cytotoxics Handbook. Radcliffe

Medical Press, 4th edition: 119–193, 2002.
- [12] Gain M, Melzer S, Meyer-Jürshof A, et al: Pegyliertes liposomales Doxorubicin: Behandlung von Paravasaten. In: Gain M, et al (Hrsg) ADKA-Zytostatika-Handbuch, Pharmazeutisch-wissenschaftliche Monographien. Verlag Heiner Biller, Band 7: 49, 2003.
- [13] Gain M, Melzer S, Meyer-Jürshof A, et al: Liposomales Doxorubicin: Behandlung von Paravasaten. In: Gain M, et al (Hrsg) ADKA-Zytostatika-Handbuch, Pharmazeutisch-wissenschaftliche Monographien. Verlag Heiner Biller, Band 7: 38, 2003.
- [14] Krämer I, Stützle M: Zytostatika-Paravasation – Wie ist vorzugehen? Krankenhauspharmazie 23: 261–268, 2002.
- [15] Fachinformation Myocet® (Deutschland), Elan Pharma, Oktober 2002.
- [16] Fachinformation Caelyx® (Österreich), SP Europe, Belgien, Jänner 2003.
- [17] Jordan K, Grothe W, Schmoll HJ: Paravasation von Zytostatika: Prävention und Therapie. Dtsch Med Wochenschr 130: 33–37, 2005.
- [18] Ener RA, Meglathery SB, Styler M: Extravasation of systemic hematooncological therapies. Ann Oncol 15: 858–862, 2004.

Zusätzlich wurde folgende Publikation zum Literaturstudium herangezogen:

– Krämer I: Onkologische Pharmazie. In: Jaehde U, Radziwill R, Mühlebach S, et al (Hrsg) Lehrbuch der Klinischen Pharmazie. Wissenschaftliche Verlagsgesellschaft mbH, 2. Auflage: 307–336, 2003.

bearbeitet von Elisabeth Nogler-Semenitz

Epirubicin (z.B. Epirubicin „Ebewe", Farmorubicin®)

KONSENSUS

Schädigungstyp: gewebsnekrotisierend

Therapieempfehlung:
Allgemeine Maßnahmen:
1. Injektion/Infusion sofort stoppen
2. Paravasate-Set holen
3. (sterile) Handschuhe anziehen
4. Infusionsleitung bzw. Spritze durch eine 5 ml-Einmalspritze ersetzen und langsam soviel wie möglich vom Paravasat aspirieren; **Cave!** keinen Druck auf Paravasationsstelle ausüben
5. i.v. Zugang unter Aspirationsbedingungen entfernen
6. bei Blasen: mit 1 ml-Spritze und s.c.-Kanüle aspirieren, für jeden Aspirationsversuch neues Besteck verwenden
7. die betroffene Extremität hochlagern und ruhig stellen
8. **substanzspezifische Maßnahmen** einleiten
9. auf adäquate Schmerztherapie ist zu achten
10. Paravasate-Dokumentationsbogen ausfüllen (Ausdehnung des Paravasates angeben!)
11. Aufklärung und Instruktion des/der Patienten/in sowie der Angehörigen
12. regelmäßige Kontrollen (Nachsorge)
13. In jedem Fall so rasch wie möglich, längstens innerhalb von 24 Stunden einen (plastischen) Chirurgen konsultieren

Substanzspezifische Maßnahmen:
DMSO:
1. 99%ige DMSO-Lösung alle 8 Stunden steril (z.B. mit sterilem Kugeltupfer) ohne Druck auftragen
2. an der Luft trocknen lassen – **Cave!** nicht abdecken
3. Anwendung über mindestens 7 Tage

unmittelbar anschließend trockene Kälte:
1. initial mindestens 1 Stunde kühlen (z.B. mit Cold-Hot Pack)
2. weiterführend mehrmals täglich über jeweils 15 Minuten kühlen

Epirubicin

> **Cave! nach Paravasation:**
> 2. keine Spülungen des i.v. Zuganges
> 3. keine feuchten Umschläge
> 4. keine Alkoholumschläge
> 5. keine Okklusionsverbände

In der Literatur erwähnter Schädigungstyp:	gewebsnekrotisierend [1, 2, 11–19, 21]
In der Literatur erwähnte Symptomatik und Verlauf:	**Initialsymptome:** Schmerzen, Erythem (1 PatientIn) [6] **verzögert auftretende Symptome:** Blasen, Schwellung, Erythem (1 PatientIn) [6], Thrombophlebitis [14], Nekrosen [14] (2 PatientInnen) [2,6] **Residualbefunde:** Induration [2], Hyperpigmentation [2,5], trockene Kruste (1 PatientIn) [7] **Einzelfallbericht:** Paravasat zentralvenös (Port-a-cath-System): Schmerzen, Fieber, Pleuraergüsse; nach 12 Monaten symptomfrei (1 PatientIn) [9]
In der Literatur erwähnte Maßnahmen:	**mit Behandlungserfolg:** – 4 Tropfen DMSO (99%) pro 10 cm^2 Hautoberfläche lokal auftragen (Behandlungsfläche: doppelte Größe des Paravasatbereichs), alle 8 Stunden über 1 Woche bzw. bis zum vollständigen Abklingen der Beschwerden; lokale Kühlung über 60 Minuten, alle 8 Stunden über 3 Tage (Cold-Hot Pack) (19 PatientInnen [1,11] bzw. 42 PatientInnen [2]) – 5–90 Minuten nach Paravasation: Infiltration von 500 mg Hydrocortison, Applikation von Betamethason-Gentamicin-Salbe alle 12 Stunden über 2 Tage, dann alle 24 Stunden bis zur vollständigen Abheilung (11 bzw. 12 PatientInnen) [4,5]; mehr als 5 Tage nach Paravasation: Applikation einer keratolytischen salicylsäurehältigen Salbe über 5 Stunden (8 PatientInnen)

[4]; zusätzliche Infiltration von Natriumthiosulfat-Lösung (2%) mit anschließendem Einmassieren verkürzte die Zeit des Abheilens von 16 auf 9 Tage (11 PatientInnen) [5]

- Eiskühlung, DMSO (99%) topisch, nach 20 Minuten DMSO-Applikation wegen Schmerzen und Erythem beendet. Hydrocortison topisch, Kälteanwendung über 12 Stunden. 1000 mg Dexrazoxan i.v. über 15 Minuten, weiterführend täglich Hydrocortison topisch [7]

- Dexrazoxan 1000 mg/m² innerhalb von 5 Stunden nach Paravasation an Tag 1, 1000 mg/m² an Tag 2, 500 mg/m² an Tag 3. Vollständige Abheilung nach 3 Monaten, einzige Nebenwirkung: vorübergehende Erhöhung der Leber-Transaminasen und Leukopenie [8]

- symptomatische Therapie (1 PatientIn mit zentralvenösem Paravasat) [9]

ohne Behandlungserfolg:
- Infiltration von Prednisolon s.c., nach 7 Tagen: 3 × täglich DMSO (99%) und Eispackungen über 1 Stunde, zusätzlich Hyaluronsäure-Gaze-Verband, Antibiotika i.m. (1 PatientIn) [6]

ohne Angabe des Behandlungserfolges:
- Phlogenzym® (Trypsin, Bromelin, Rutin): 3 × täglich 1 Tablette oral über 1 Monat. Bei Behandlungsbeginn innerhalb von 24 Stunden zusätzlich: kalte Kompressen und Hydrocortison (3 PatientInnen) [10]

- DMSO topisch alle 6–8 Stunden über mindestens einige Tage, lokale Kühlung [11]

- Eiskühlung 1–3 Tage, DMSO (70–100%) alle 3–4 Stunden über 3–14 Tage lokal auftragen, rechtzeitige Konsultation eines plastischen Chirurgen [12]

- DMSO (99%) mindestens alle 6 Stunden über 3–14 Tage, kalte Kompressen sofort für 20 Mi-

Epirubicin

nuten danach 4 × täglich für 20 Minuten über 3–4 Tage [13]

- 4 Tropfen DMSO (99%) auf je 10 cm² Hautoberfläche (Behandlungsfläche: doppelte Größe des Paravasatbereichs), alle 8 Stunden über mindestens 14 Tage, optional lokale Kühlung mittels Eispackungen sequentiell zur DMSO-Behandlung; bei persistierenden Schmerzen oder Entwicklung einer Hautnekrose bzw. Ulzeration chirurgisches Débridement erwägen [14,18]

- am ersten Tag DMSO alle 2 Stunden, Hydrocortison (1%) topisch, kalte Kompressen für 30 Minuten, anschließend über 7–10 Tage alternierend DMSO bzw. Hydrocortison im Abstand von 3 Stunden verabreichen [16]

- DMSO (99%) auf Gebiet der doppelten Größe des Paravasates auftragen, alle 6 Stunden über 14 Tage, eventuell Eispackung für 15 Minuten alle 6 Stunden für 2 Tage [17]

- umgehend Kälte über 24 Stunden abwechselnd mit 1,5 ml DMSO (50%) topisch alle 6 Stunden; DMSO über 14 Tage [19]

- trockene Kälte initial für 1 Stunde, anschließend mehrmals täglich über 15 Minuten; DMSO (99%) alle 8 Stunden über 8 Tage; zwischen Kälte und DMSO therapiefreies Intervall einhalten [20]

- 1–2 ml DMSO (50–99%) auf Gebiet der doppelten Größe des Paravasates auftragen, alle 6–8 Stunden über 7–14 Tage, Eispackungen [21]

Besondere Hinweise: bezüglich Nekrosegefahr und Behandlung nach Paravasation wird Epirubicin in der Literatur häufig Doxorubicin gleichgestellt [11–13]

Recall-Phänomen: erneute Ulzeration einer bereits abgeheilten Paravasat-Läsion nach zweiter Applikation 1 Monat später (1 PatientIn) [2]

Corticosteroide: positive Wirkung fraglich, Entzündung steht nicht im Vordergrund [11,12,18] (siehe Kapitel „Histopathologische Untersuchungen")

Dexrazoxan: die Wirksamkeit der Anwendung von Dexrazoxane ist klinisch noch nicht ausreichend belegt, so dass eine standardisierte Vorgangsweise nicht definiert werden kann

DMSO und Kälte: Berichte über die positive Wirkung zur Verhinderung von Nekrosen liegen vor [1,2] **Cave!** lokale Kälteanwendung allein ist nicht ausreichend [18]

Gentamicin: lediglich Sekundärinfektionsprophylaxe, keine kausale Paravasatetherapie

Natriumthiosulfat: positive Wirkung ist nicht ausreichend belegt – invasive Maßnahme! [5]

Conclusio: Epirubicin wird analog der chemisch verwandten Verbindung Doxorubicin als gewebsnekrotisierend eingestuft

daher werden die nach Doxorubicin-Paravasationen bewährten, nicht invasiven Maßnahmen DMSO und Kälte empfohlen

Primärliteratur

[1] Bertelli G, Dini D, Forno G, et al: Dimethylsulphoxide and cooling after extravasation of antitumour agents. Lancet 341: 1098–1099, 1993.
[2] Bertelli G, Gozza A, Forno GB, et al: Topical dimethylsulfoxide for the prevention of soft tissue injury after extravasation of vesicant cytotoxic drugs: a prospective clinical study. J Clin Oncol 13: 2851–2855, 1995.
[3] Kappel B, Hindenburg AA, Taub RN: Treatment of anthracycline extravasation – a warning against the use of sodium bicarbonate. J Clin Oncol 5: 825–826, 1987.
[4] Tsavaris NB, Karagiaouris P, Tzannou I, et al: Conservative approach to the treatment of chemotherapy-induced extravasation. J Dermatol Surg Oncol 16: 519–522, 1990.

[5] Tsavaris NB, Komitsopoulou P, Karagiaouris P, et al: Prevention of tissue necrosis due to accidental extravasation of cytostatic drugs by a conservative approach. Cancer Chemother Pharmacol 30: 330–333, 1992.
[6] Dini D, Forno G, Gozza A, et al: Combined management in the treatment of epidoxorubicin extravasation: a case report. Support Care Cancer 3: 150–152, 1995.
[7] Bos AME, van der Graaf WTA, Willemse PHB: A new conservative approach to extravasation of anthracyclines with dimethylsulfoxide and dexrazoxane. Act Oncol 40: 541–542, 2001.
[8] Langer SW, Sehested M, Jansen PB, et al: Dexrazoxane in anthracycline extravasation. J Clin Oncol 18: 3064, 2000.
[9] Bozkurt AK, Uzel B, Akman C, et al: Intrathoracic extravasation of antineoplastic agents. Am J Clin Oncol 26: 121–123, 2003.
[10] Parikh PM, Ranjan S, Swami A, et al: Phlogenzym® is safe and effective in reducing morbidity of vesicant chemotherapy extravasation. A prospective study. Int J Immunother 17: 163–170, 2001.

Sekundärliteratur

[11] Bertelli G: Prevention and management of extravasation of cytotoxic drugs. Drug Safety 12: 245–255, 1995.
[12] Schneider G: Paravasate von Zytostatika. Diagnostik und Therapie. Aina S. Schneider Verlag, 6. Auflage: 1–17, 1999.
[13] Krämer I, Stützle M: Zytostatika-Paravasation – Wie ist vorzugehen? Krankenhauspharmazie 23: 261–268, 2002.
[14] Gain M, Melzer S, Meyer-Jürshof A, et al: Epirubicin: Behandlung von Paravasaten. In: Gain M, et al (Hrsg) ADKA-Zytostatika-Handbuch, Pharmazeutisch-wissenschaftliche Monographien. Verlag Heiner Biller, Band 6: 37–38, 2002.
[15] Dorr RT, Von Hoff DD: Drug monographs: epirubicin. In: Dorr RT, Von Hoff DD (eds) Cancer Chemotherapy Handbook. Appleton & Lange, 2nd edition: 434–439, 1994.
[16] Stanley A: Managing complications of chemotherapy administration. In: Allwood M, Stanley A, Wright P (eds) The Cytotoxics Handbook. Radcliffe Medical Press, 4th edition: 119–193, 2002.
[17] Mullin S, Beckwith MC, Tyler LS: Prevention and management of antineoplastic extravasation injury. Hosp Pharm 35: 57–76, 2000.
[18] Kraft A, Weinig S, Edinger M, et al: Anthrazyklin-Extravasate. Der Onkologe 6: 674–686, 2000.
[19] Dorr RT: Antidotes to vesicant chemotherapy extravasations. Blood Rev 4: 41–60, 1990.
[20] Jordan K, Grothe W, Schmoll HJ: Paravasation von Zytostatika: Prävention und Therapie. Dtsch Med Wochenschr 130: 33–37, 2005.
[21] Ener RA, Meglathery SB, Styler M: Extravasation of systemic hematooncological therapies. Ann Oncol 15: 858–862, 2004.

Zusätzlich wurden folgende Publikationen zum Literaturstudium herangezogen:

- Alley E, Green R, Schuchter L: Cutaneous toxicities of cancer therapy. Curr Opin Oncol 14: 212–216, 2002.
- Fenchel K, Karthaus M: Zytostatika-Paravasate – gibt es neue Empfehlungen zum therapeutischen Vorgehen? Wien Med Wochenschr 151: 44–46, 2001.
- Kahn MS, Holmes JD: Reducing the morbidity from extravasation injuries. Ann Plast Surg 48: 628–632, 2002.
- Krämer I: Zehn Jahre Dokumentation von Zytostatika-Paravasat-Ereignissen: Auswertung von 175 Paravasate-Dokumentationen. Krankenhauspharmazie 23: 269–274, 2002.
- Krämer I: Onkologische Pharmazie. In: Jaehde U, Radziwill R, Mühlebach S, et al (Hrsg) Lehrbuch der Klinischen Pharmazie. Wissenschaftliche Verlagsgesellschaft mbH, 2. Auflage: 307–336, 2003.
- Preuss P, Partoft S: Cytostatic extravasations. Ann Plast Surg 19: 323–327, 1987.
- Rauh J, Pluntke S, Müller C: Paravenöse Zytostatikainjektion: Prophylaxe und Sofortmaßnahmen im Notfall. MMW Fortschr Med 146: 682–686, 2004.
- Rauthe G, Altmann C: Venous port systems in the field of gynaecological oncology. Eur J Gynaec Oncol 21: 173–178, 1998.
- Schrijvers DL: Extravasation: a dreaded complication of chemotherapy. Ann Oncol 14: iii26–iii30, 2003.
- Webster PJ, D'Souza D: Extravasation of epirubicin/vincristine and ifosfamide/mesna from a central venous catheter. J Oncol Pharm Practice 1: 41–44, 1995.

bearbeitet von Elisabeth Nogler-Semenitz

Estramustin (z.B. Estracyt®)

KONSENSUS

Schädigungstyp: nicht gewebsschädigend

Therapieempfehlung:
Allgemeine Maßnahmen:
1. Injektion/Infusion sofort stoppen
2. Paravasate-Set holen
3. (sterile) Handschuhe anziehen
4. Infusionsleitung bzw. Spritze durch eine 5 ml-Einmalspritze ersetzen und langsam soviel wie möglich vom Paravasat aspirieren; **Cave!** keinen Druck auf Paravasationsstelle ausüben
5. i.v. Zugang unter Aspirationsbedingungen entfernen
6. die betroffene Extremität hochlagern und ruhig stellen
7. Paravasate-Dokumentationsbogen ausfüllen (Ausdehnung des Paravasates angeben!)
8. Aufklärung und Instruktion des/der Patienten/in sowie der Angehörigen
9. regelmäßige Kontrollen (Nachsorge)

Substanzspezifische Maßnahmen: keine

Cave! nach Paravasation:
1. keine Spülungen des i.v. Zuganges
2. keine feuchten Umschläge
3. keine Alkoholumschläge
4. keine Okklusionsverbände

In der Literatur erwähnter Schädigungstyp:	unbekanntes gewebstoxisches Potential [9] nicht gewebsschädigend [1] reizend [8] gewebsnekrotisierend [3,5]
In der Literatur erwähnte Symptomatik und Verlauf:	keine Angaben
In der Literatur erwähnte Maßnahmen:	**mit Behandlungserfolg:** – keine Fälle dokumentiert **ohne Behandlungserfolg:** – keine Fälle dokumentiert **ohne Angabe des Behandlungserfolges:** – Glucose 5% (keine näheren Angaben zur Applikationsart), Eiskühlung oder Lokalanästhetikum, Corticosteroide topisch [2] – Infiltration mit isotonischer Glucoselösung [7] bzw. isotoner Kochsalzlösung [8], Eiskühlung oder Lokalanästhetikum, Corticosteroide topisch bei Bedarf [7,8] – Kühlung 4 × täglich für 20 Minuten über 3–4 Tage [9] – keine spezifische Maßnahme erwähnt [1,5]
Besondere Hinweise:	Ergebnis der Literaturrecherche: keine tierexperimentellen oder klinischen Untersuchungen in Bezug auf Paravasation veröffentlicht Thrombophlebitis an der Injektionsstelle [2,4,6] steht nicht im Zusammenhang mit einer Paravasation
Conclusio:	obwohl Estramustin in der Literatur auch als gewebsreizend/nekrotisierend eingestuft wird, ist

- kein klinischer Fall einer Gewebsschädigung nach Paravasation dokumentiert; die Einstufung erfolgt daher als nicht gewebsschädigend

- aufgrund geringer bis fehlender Erfahrungen mit Paravasationen von Estramustin ist eine endgültige Bewertung des Schädigungstyps nicht möglich

- es können keine substanzspezifischen Maßnahmen empfohlen werden

Primärliteratur

–

Sekundärliteratur

[1] Pharmacia & Upjohn, persönliche Mitteilung, November 1998.
[2] Fachinformation Estracyt® (Österreich), Pfizer, März 2004.
[3] Dorr RT: Extravasation of vesicant antineoplastics: clinical and experimental findings. Ariz Med 38: 271–275, 1981.
[4] Dorr RT, Von Hoff DD: Drug monographs: estramustine phosphate. In: Dorr RT, Von Hoff DD (eds) Cancer Chemotherapy Handbook. Appleton & Lange, 2nd edition: 443–446, 1994.
[5] Schneider SM, Distelhorst CW: Chemotherapy-induced emergencies. Semin Oncol 16: 572–578, 1989.
[6] Standardinformation für Krankenhausapotheker Estracyt® (Deutschland), Pharmacia & Upjohn, August 1997.
[7] Fachinformation Estracyt® (Schweiz), Pfizer, April 2003.
[8] Gain M, Melzer S, Meyer-Jürshof A, et al: Estramustin: Behandlung von Paravasaten. In: Gain M, et al (Hrsg) ADKA-Zytostatika-Handbuch, Pharmazeutisch-wissenschaftliche Monographien. Verlag Heiner Biller, Band 6: 30–31, 2002.
[9] Krämer I, Stützle M: Zytostatika-Paravasation – Wie ist vorzugehen? Krankenhauspharmazie 23: 261–268, 2002.

bearbeitet von Patrizia Fürst-Weger

Etoposid (z.B. Etoposid „Ebewe", Vepesid®)

KONSENSUS

Schädigungstyp: gewebsreizend

Therapieempfehlung:

Allgemeine Maßnahmen:
1. Injektion/Infusion sofort stoppen
2. Paravasate-Set holen
3. (sterile) Handschuhe anziehen
4. Infusionsleitung bzw. Spritze durch eine 5 ml-Einmalspritze ersetzen und langsam soviel wie möglich vom Paravasat aspirieren; **Cave!** keinen Druck auf Paravasationsstelle ausüben
5. i.v. Zugang unter Aspirationsbedingungen entfernen
6. bei Blasen: mit 1 ml-Spritze und s.c.-Kanüle aspirieren, für jeden Aspirationsversuch neues Besteck verwenden
7. die betroffene Extremität hochlagern und ruhig stellen
8. Paravasate-Dokumentationsbogen ausfüllen (Ausdehnung des Paravasates angeben!)
9. Aufklärung und Instruktion des/der Patienten/in sowie der Angehörigen
10. regelmäßige Kontrollen (Nachsorge)

Substanzspezifische Maßnahmen: keine

Cave! nach Paravasation:
1. keine Spülungen des i.v. Zuganges
2. keine feuchten Umschläge
3. keine Alkoholumschläge
4. keine Okklusionsverbände

In der Literatur erwähnter Schädigungstyp:	nicht gewebsschädigend [3,8]
	schwach reizend (nicht vesikant) [15]
	gewebsreizend [6,9,10,13–15,21,23] und/oder schwach gewebsnekrotisierend in großen Mengen und hohen Konzentrationen [7]
	niedrige Nekrosewahrscheinlichkeit [4,5,20]
	gewebsnekrotisierend [11]
In der Literatur erwähnte Symptomatik und Verlauf:	**Initialsymptome:** Rötung, Schmerzen, Verhärtung (30 PatientInnen) [2], Entzündungen [18]
	verzögert auftretende Symptome: keine Angaben
	Residualbefunde: keine Angaben
	laut Fachinformation keine Ulzerationen [18]
In der Literatur erwähnte Maßnahmen:	**mit Behandlungserfolg:** – tierexperimentell: NaCl 0,9% oder Hyaluronidase i.d. [1]
	ohne Behandlungserfolg: – keine Fälle dokumentiert
	ohne Angabe des Behandlungserfolges: – bei Paravasation im Rahmen einer Kombinations-Chemotherapie mit Cisplatin, Etoposid und Vindesin (ohne Angabe zur paravasal verabreichten Substanz): Glucocorticoid lokal (1 PatientIn) [2]
	– bei Paravasationen im Rahmen einer Kombinations-Chemotherapie mit Cisplatin und Etoposid, Carboplatin und Etoposid bzw. Ifosfamid und Etoposid (ohne Angabe zur paravasal verabreichten Substanz): keine spezifische Maßnahme erwähnt (jeweils 1 PatientIn) [2]
	– fakultativ lokale Infiltration von Corticosteroiden, warme Kompressen für 1 Stunde [3]

- 150 IE Hyaluronidase in 1–3 ml NaCl 0,9% s.c. [4,9]

- milde, trockene Wärme über 1–2 Stunden, 150–900 IE Hyaluronidase s.c., alternativ: DMSO alle 3–4 Stunden über 1–3 Tage lokal auftragen [5]

- warme Kompressen sofort für 30–60 Minuten, danach bis 24 Stunden in 15-minütigem Wechsel (mit/ohne Kompresse), 150 IE Hyaluronidase s.c. [7]

- 100 mg Hydrocortison i.v. und s.c., Eis oder Kältepack 4 × täglich über 15–20 Minuten, Hydrocortison topisch [8,13]

- je 100 mg Hydrocortison i.v. und s.c., zusätzlich Hydrocortison topisch, Eispackung [10]

- 150–900 IE Hyaluronidase s.c. oder i.d. [10] und warme Kompressen [15]

- 150 IE Hyaluronidase s.c. bei Paravasation von ≥ 50% der geplanten Gesamtdosis [19]

- milde Wärme über 1–2 Stunden, in schweren Fällen zusätzlich 150 IE Hyaluronidase s.c. [23]

- keine spezifische Maßnahme erwähnt [2 (27 PatientInnen),14,16]

Besondere Hinweise: tierexperimentell: Ulzerationen bei unverdünnter i.d. Gabe sind auf die Hilfsstoffe der Arzneiform zurückzuführen; geringere ulzerogene Wirkung bei verdünnten Lösungen [1,11]

Phlebitiden [4,5,7,10,17,18] und Hypersensibilitätsreaktionen [10,12,18,21] stehen nicht im Zusammenhang mit einer Paravasation; diese Symptome sind wahrscheinlich auf die Hilfsstoffe in der Arzneiform (Polysorbat 80, Ethanol und Polyethylenglykol 300) [18,21] zurückzuführen

Recall-Phänomen nach Radiatio beschrieben [21,22]

bei Formulierungen, die Benzylalkohol enthalten, kann eine Paravasation von Etoposid zunächst unbemerkt und schmerzlos verlaufen (lokalanästhetische Wirkung) [23]

Hyaluronidase und NaCl 0,9%: positive Wirkung nur im Tierexperiment beschrieben [1] – invasive Maßnahme!

für die in der rezenten Literatur erwähnte Anwendung von Hyaluronidase nach Paravasation von Etoposid gibt es keine klinische Evidenz [10,23]

Kälte: vermeiden, da die Auskristallisation von Etoposid gefördert werden könnte [6]

Wärme: Steigerung der Absorption [6,15]

Conclusio: obwohl Etoposid in der Sekundärliteratur auch als gewebsnekrotisierend eingestuft wird, ist kein klinischer Fall einer Nekrose nach Paravasation dokumentiert; die Einstufung als gewebsreizend erfolgt aufgrund der Hilfsstoffe in der Arzneiform

in der **Sekundärliteratur** beschriebene Nekrosen konnten in klinischen Fallberichten (Primärliteratur) nicht verifiziert werden

positive Ergebnisse substanzspezifischer Maßnahmen wurden bisher in der Literatur nicht beschrieben; bis zum Vorliegen weiterer Daten können daher substanzspezifische Maßnahmen nicht empfohlen werden

Primärliteratur

[1] Dorr RT, Alberts DS: Skin ulceration potential without therapeutic anticancer activity for epipodophyllotoxin commercial diluents. Invest New Drugs 1: 151–159, 1983.
[2] Krämer I: Zehn Jahre Dokumentation von Zytostatika-Paravasat-Ereignissen: Auswertung von 175 Paravasate-Dokumentationen. Krankenhauspharmazie 23: 269–274, 2002.

Sekundärliteratur

[3] Ignoffo RJ, Friedman MA: Therapy of local toxicities caused by extravasation of cancer chemotherapeutic drugs. Cancer Treat Rev 7: 17–27, 1980.
[4] Dorr RT: Antidotes to vesicant chemotherapy extravasations. Blood Rev 4: 41–60, 1990.
[5] Schneider G: Paravasate von Zytostatika. Diagnostik und Therapie. Aina S. Schneider Verlag, 6. Auflage: 1–17, 1999.
[6] Krämer I: Zytostatika-Paravasate-Set. Krankenhauspharmazie 13: 154–160, 1992.
[7] Dorr RT: Pharmacologic management of vesicant chemotherapy extravasations. In: Dorr RT, Von Hoff DD (eds) Cancer Chemotherapy Handbook. Appleton & Lange, 2nd edition: 109–118, 1994.
[8] Donislawski S, Gain M, Meyer-Jürshof A, et al: Etoposid: Behandlung von Paravasaten. In: Donislawski S, et al (Hrsg) ADKA-Zytostatika-Handbuch, Pharmazeutisch-wissenschaftliche Monographien. Verlag Heiner Biller, Band 2: 33, 1994.
[9] Bristol-Myers Squibb, persönliche Mitteilung, Jänner 1999.
[10] Stanley A: Managing complications of chemotherapy administration. In: Allwood M, Stanley A, Wright P (eds) The Cytotoxics Handbook. Radcliffe Medical Press, 4th edition: 119–193, 2002.
[11] Bertelli G: Prevention and management of extravasation of cytotoxic drugs. Drug Safety 12: 245–255, 1995.
[12] Bokemeyer C: Dermatoxizität antineoplastischer Substanzen. In: Schmoll HJ, Höffken K, Possinger K (Hrsg) Kompendium Internistische Onkologie. Standards in Diagnostik und Therapie. Springer, Teil 1, 3. Auflage: 1411–1426, 1999.
[13] Gain M, Melzer S, Meyer-Jürshof A, et al: Allgemeiner Teil: Behandlung von Paravasaten. In: Gain M, et al (Hrsg) ADKA-Zytostatika-Handbuch, Pharmazeutisch-wissenschaftliche Monographien. Verlag Heiner Biller, Band 1, 2. Auflage: A42–44, 1997.
[14] Mullin S, Beckwith MC, Tyler LS: Prevention and management of antineoplastic extravasation injury. Hosp Pharm 35: 57–76, 2000.
[15] Schneider SM, Distelhorst CW: Chemotherapy-induced emergencies. Semin Oncol 16: 572–578, 1989.
[16] Barth J: Paravasate und deren Behandlung. In: Barth J (Hrsg) Zytostatika-Herstellung in der Apotheke. Deutscher Apotheker Verlag, Kap. VI-3: 1–9, 2000.
[17] Dorr RT, Von Hoff DD: Drug monographs: etoposide. In: Dorr RT, Von Hoff DD (eds) Cancer Chemotherapy Handbook. Appleton & Lange, 2nd edition: 459–472, 1994.
[18] Fachinformation Vepesid® (Deutschland), Bristol-Myers Squibb, Februar 2005.
[19] Albanell J, Baselga J: Systemic therapy emergencies. Semin Oncol 27: 347–361, 2000.
[20] Ener RA, Meglathery SB, Styler M: Extravasation of systemic hemato-oncological therapies. Ann Oncol 15: 858–862, 2004.

[21] Alley E, Green R, Schuchter L: Cutaneous toxicities of cancer therapy. Curr Opin Oncol 14: 212–216, 2002.
[22] Koppel RA, Boh EE: Cutaneous reactions to chemotherapeutic agents. Am J Med Sci 321: 327–335, 2001.
[23] Krämer I, Stützle M: Zytostatika-Paravasation – Wie ist vorzugehen? Krankenhauspharmazie 23: 261–268, 2002.

Zusätzlich wurden folgende Publikationen zum Literaturstudium herangezogen:

- Fenchel K, Karthaus M: Zytostatika-Paravasate – gibt es neue Empfehlungen zum therapeutischen Vorgehen? Wien Med Wochenschr 151: 44–46, 2001.
- Jordan K, Grothe W, Schmoll HJ: Paravasation von Zytostatika: Prävention und Therapie. Dtsch Med Wochenschr 130: 33–37, 2005.
- Kassner E: Evaluation and treatment of chemotherapy extravasation injuries. J Pediatr Oncol Nurs 17: 135–148, 2000.
- Krämer I: Onkologische Pharmazie. In: Jaehde U, Radziwill R, Mühlebach S, et al (Hrsg) Lehrbuch der Klinischen Pharmazie. Wissenschaftliche Verlagsgesellschaft mbH, 2. Auflage: 307–336, 2003.
- Langstein HN, Duman H, Seelig D, et al: Retrospective study of the management of chemotherapeutic extravasation injury. Ann Plast Surg 49: 369–374, 2002.
- Otto J, Goebell PJ, Otto T: Urologischer Notfall in der Onkologie. Der Onkologe 10: 351–357, 2004.
- Rauh J, Pluntke S, Müller C: Paravenöse Zytostatikainjektion: Prophylaxe und Sofortmaßnahmen im Notfall. MMW Fortschr Med 146: 682–686, 2004.
- Schrijvers DL: Extravasation: a dreaded complication of chemotherapy. Ann Oncol 14: iii26–iii30, 2003.
- Sewell G: Investigational drugs: etoposide. In: Allwood M, Stanley A, Wright P (eds) The Cytotoxics Handbook. Radcliffe Medical Press, 4th edition: 339–342, 2002.
- Whang SW, Lee SH, Elias PM, et al: Intralesional steroids reduce inflammation from extravasated chemotherapeutic agents. Br J Dermatol 145: 680–682, 2001.

bearbeitet von Ines Mader

Etoposidphosphat (z.B. Etopofos®)

KONSENSUS

Schädigungstyp: nicht gewebsschädigend

Therapieempfehlung:

Allgemeine Maßnahmen:
1. Injektion/Infusion sofort stoppen
2. Paravasate-Set holen
3. (sterile) Handschuhe anziehen
4. Infusionsleitung bzw. Spritze durch eine 5 ml-Einmalspritze ersetzen und langsam soviel wie möglich vom Paravasat aspirieren; **Cave!** keinen Druck auf Paravasationsstelle ausüben
5. i.v. Zugang unter Aspirationsbedingungen entfernen
6. die betroffene Extremität hochlagern und ruhig stellen
7. Paravasate-Dokumentationsbogen ausfüllen (Ausdehnung des Paravasates angeben!)
8. Aufklärung und Instruktion des/der Patienten/in sowie der Angehörigen
9. regelmäßige Kontrollen (Nachsorge)

Substanzspezifische Maßnahmen: keine

Cave! nach Paravasation:
1. keine Spülungen des i.v. Zuganges
2. keine feuchten Umschläge
3. keine Alkoholumschläge
4. keine Okklusionsverbände

Etoposidphosphat

In der Literatur erwähnter Schädigungstyp:	gering gewebsschädigend [1] inflammatorisch [4]
In der Literatur erwähnte Symptomatik und Verlauf:	**Initialsymptome:** laut Fachinformation selten Irritationen und Entzündungen [2] **verzögert auftretende Symptome:** keine Angaben **Residualbefunde:** keine Angaben laut Fachinformation keine Ulzerationen [2]
In der Literatur erwähnte Maßnahmen:	**mit Behandlungserfolg:** – keine Fälle dokumentiert **ohne Behandlungserfolg:** – keine Fälle dokumentiert **ohne Angabe des Behandlungserfolges:** – 150 IE Hyaluronidase in 1–3 ml NaCl 0,9% s.c. [1] – 100 mg Hydrocortison i.v. und s.c., Hydrocortison topisch, intermittierend Eispackungen über 24 Stunden, nach Abklingen der Lokalreaktion Wärme und Druck [4] – lokal milde Wärme für 1–2 Stunden, in schweren Fällen 150 IE Hyaluronidase s.c. [5]
Besondere Hinweise:	Ergebnis der Literaturrecherche: keine tierexperimentellen und klinischen Untersuchungen in Bezug auf Paravasation veröffentlicht Phlebitiden an der Injektionsstelle [2] stehen nicht im Zusammenhang mit einer Paravasation mögliche anaphylaktoide Reaktionen auf Etoposidphosphat oder seltener Dextran 40 (Hilfsstoff) [2] Etoposidphosphat ist ein atoxisches Prodrug [1] und wird durch Phosphatasen aktiviert [3]; es

	sind daher bei Paravasationen keine Probleme zu erwarten
	die Wahrscheinlichkeit einer Gewebsschädigung ist geringer als bei Etoposid einzustufen, da keine Hilfsstoffe wie Ethanol und Polysorbat 80 enthalten sind [1,5]
Conclusio:	da in der Literatur kein klinischer Fall einer Gewebsschädigung nach Paravasation dokumentiert ist, erfolgt die Einstufung von Etoposidphosphat als nicht gewebsschädigend
	aufgrund geringer bis fehlender Erfahrungen mit Paravasationen von Etoposidphosphat ist eine endgültige Bewertung des Schädigungstyps nicht möglich

Primärliteratur

–

Sekundärliteratur

[1] Bristol-Myers Squibb, persönliche Mitteilung, Jänner 1999.
[2] Fachinformation Etopofos® (Deutschland), Bristol-Myers Squibb, Februar 2005.
[3] Hande KR: Etoposide: four decades of development of a topoisomerase II inhibitor. Eur J Cancer 43: 1514–1521, 1998.
[4] Stanley A: Managing complications of chemotherapy administration. In: Allwood M, Stanley A, Wright P (eds) The Cytotoxics Handbook. Radcliffe Medical Press, 4th edition: 119–193, 2002.
[5] Krämer I, Stützle M: Zytostatika-Paravasation – Wie ist vorzugehen? Krankenhauspharmazie 23: 261–268, 2002.

Zusätzlich wurde folgende Publikation zum Literaturstudium herangezogen:

– Stanley A: Investigational drugs: etoposide phosphate. In: Allwood M, Stanley A, Wright P (eds) The Cytotoxics Handbook. Radcliffe Medical Press, 4th edition: 343–345, 2002.

bearbeitet von Ines Mader

Fludarabin (z.B. Fludara®)

KONSENSUS

Schädigungstyp: nicht gewebsschädigend

Therapieempfehlung:

Allgemeine Maßnahmen
1. Injektion/Infusion sofort stoppen
2. Paravasate-Set holen
3. (sterile) Handschuhe anziehen
4. Infusionsleitung bzw. Spritze durch eine 5 ml-Einmalspritze ersetzen und langsam soviel wie möglich vom Paravasat aspirieren; **Cave!** keinen Druck auf Paravasationsstelle ausüben
5. i.v. Zugang unter Aspirationsbedingungen entfernen
6. die betroffene Extremität hochlagern und ruhig stellen
7. Paravasate-Dokumentationsbogen ausfüllen (Ausdehnung des Paravasates angeben!)
8. Aufklärung und Instruktion des/der Patienten/in sowie der Angehörigen
9. regelmäßige Kontrollen (Nachsorge)

Substanzspezifische Maßnahmen: keine

Cave! nach Paravasation:
1. keine Spülungen des i.v. Zuganges
2. keine feuchten Umschläge
3. keine Alkoholumschläge
4. keine Okklusionsverbände

In der Literatur erwähnter Schädigungstyp:	nicht gewebsschädigend [1–4,7–9] schwach reizend (nicht vesikant) [6] gewebsnekrotisierend [5]
In der Literatur erwähnte Symptomatik und Verlauf:	keine Angaben
In der Literatur erwähnte Maßnahmen:	**mit Behandlungserfolg:** – keine Fälle dokumentiert **ohne Behandlungserfolg:** – keine Fälle dokumentiert **ohne Angabe des Behandlungserfolges:** – 1500 IE Hyaluronidase s.c., Anwendung von Wärme und Druck [1] – Kühlung [5] 4 × täglich für 20 Minuten über 3–4 Tage [8] – keine spezifische Maßnahme erwähnt [2,4,6,7,9]
Besondere Hinweise:	Ergebnis der Literaturrecherche: keine klinischen Untersuchungen in Bezug auf Paravasation veröffentlicht tierexperimentell: keine bedeutsamen Lokalreaktionen nach paravasaler, i.a. oder i.m. Verabreichung einer wässrigen Lösung von 7,5 mg/ml beobachtet [3]
Conclusio:	obwohl Fludarabin in der Literatur auch als gewebsreizend/nekrotisierend eingestuft wird, ist kein klinischer Fall einer Gewebsschädigung nach Paravasation dokumentiert; die Einstufung erfolgt als nicht gewebsschädigend es sind keine substanzspezifischen Maßnahmen erforderlich

Fludarabin

Primärliteratur

–

Sekundärliteratur

[1] Stanley A: Managing complications of chemotherapy administration. In: Allwood M, Stanley A, Wright P (eds) The Cytotoxics Handbook. Radcliffe Medical Press, 4th edition: 119–193, 2002.
[2] van Gemmern R: Gewebstoxizität und Paravasatbehandlung neuer Zytostatika. Krankenhauspharmazie 17: 471–473, 1996.
[3] Fachinformation Fludara® (Österreich), Schering, Februar 2003.
[4] Gain M, Melzer S, Meyer-Jürshof A, et al: Allgemeiner Teil: Behandlung von Paravasaten. In: Gain M, et al (Hrsg) ADKA-Zytostatika-Handbuch, Pharmazeutisch-wissenschaftliche Monographien. Verlag Heiner Biller, Band 1, 2. Auflage: A42–44, 1997.
[5] Berdel WE, Schmoll HJ, Büchele T, et al: Prävention und Therapie von Paravasaten/Extravasaten. In: Schmoll HJ, Höffken K, Possinger K (Hrsg) Kompendium Internistische Onkologie. Standards in Diagnostik und Therapie. Springer, Teil 1, 3. Auflage: 1689–1701, 1999.
[6] Barth J: Paravasate und deren Behandlung. In: Barth J (Hrsg) Zytostatika-Herstellung in der Apotheke. Deutscher Apotheker Verlag, Kap. VI-3: 1–9, 2000.
[7] Jordan K, Grothe W, Schmoll HJ: Paravasation von Zytostatika: Prävention und Therapie. Dtsch Med Wochenschr 130: 33–37, 2005.
[8] Krämer I, Stützle M: Zytostatika-Paravasation – Wie ist vorzugehen? Krankenhauspharmazie 23: 261–268, 2002.
[9] Fenchel K, Karthaus M: Zytostatika-Paravasate – gibt es neue Empfehlungen zum therapeutischen Vorgehen? Wien Med Wochenschr 151: 44–46, 2001.

Zusätzlich wurden folgende Publikationen zum Literaturstudium herangezogen:

– Rauh J, Pluntke S, Müller C: Paravenöse Zytostatikainjektion: Prophylaxe und Sofortmaßnahmen im Notfall. MMW Fortschr Med 146: 682–686, 2004.
– Schrijvers DL: Extravasation: a dreaded complication of chemotherapy. Ann Oncol 14: iii26–iii30, 2003.

bearbeitet von Sabine Wassertheurer

5-Fluorouracil (z.B. 5-Fluorouracil „Ebewe", Ribofluor®)

KONSENSUS

Schädigungstyp: nicht gewebsschädigend
gewebsreizend bei unverdünnter Anwendung (pH-Wert)

Therapieempfehlung:
Allgemeine Maßnahmen:
1. Injektion/Infusion sofort stoppen
2. Paravasate-Set holen
3. (sterile) Handschuhe anziehen
4. Infusionsleitung bzw. Spritze durch eine 5 ml-Einmalspritze ersetzen und langsam soviel wie möglich vom Paravasat aspirieren; **Cave!** keinen Druck auf Paravasationsstelle ausüben
5. i.v. Zugang unter Aspirationsbedingungen entfernen
7. die betroffene Extremität hochlagern und ruhig stellen
6. bei Blasen: mit 1 ml-Spritze und s.c.-Kanüle aspirieren, für jeden Aspirationsversuch neues Besteck verwenden
8. Paravasate-Dokumentationsbogen ausfüllen (Ausdehnung des Paravasates angeben!)
9. Aufklärung und Instruktion des/der Patienten/in sowie der Angehörigen
10. regelmäßige Kontrollen (Nachsorge)

Substanzspezifische Maßnahmen: keine

Cave! nach Paravasation:
1. keine Spülungen des i.v. Zuganges
2. keine feuchten Umschläge
3. keine Alkoholumschläge
4. keine Okklusionsverbände

In der Literatur erwähnter Schädigungstyp:	nicht gewebsschädigend [15,20,23,26,29] schwach reizend (nicht vesikant) [27] inflammatorisch [18] gewebsreizend [25,31] und/oder schwach gewebsnekrotisierend in großen Mengen und hohen Konzentrationen [21] niedrige Nekrosewahrscheinlichkeit [19,28,30] gewebsnekrotisierend [3,5,7,16,22,24]
In der Literatur erwähnte Symptomatik und Verlauf:	**zentralvenöse kontinuierliche Applikation** (Hickman-Katheter bzw. Port-a-cath): **Initialsymptome:** leichtes Fieber, Pleuraschmerz (1 PatientIn) [1]; Brustschmerzen (1 PatientIn im Rahmen einer Kombinationschemotherapie mit Epirubicin) [2]; Schwellung über dem Zugang (1 PatientIn) [7]; Übererwärmung, Erythem, Schwellung (1 PatientIn) [11] **verzögert auftretende Symptome:** Pericarderguss und Tachykardien über Wochen bis Monate (1 PatientIn) [1]; verstärkte Brustschmerzen, Pleura- und Pericarderguss (1 PatientIn im Rahmen einer Kombinationschemotherapie mit Epirubicin) [2]; Brustschmerzen, Lungeninfiltrat (1 PatientIn) [5]; Hautnekrose (1 PatientIn) [7] **Residualbefund:** fibrotisch verkürzter Lungenlappen (1 PatientIn) [5] **Einzelfallbericht bei periphervenöser Applikation:** innerhalb einer Woche Rötung, Schmerzen; nach einer weiteren Woche Hyperpigmentation und 2 kleinere Ulzera, Abheilung mit Narbenbildung, Wiederherstellung der Gelenksmobilität (1 PatientIn) [3]

In der Literatur erwähnte Maßnahmen:	**mit Behandlungserfolg:** – 4 Tropfen DMSO (99%) pro 10 cm^2 Hautoberfläche lokal auftragen (Behandlungsfläche: doppelte Größe des Paravasatbereichs), alle 8 Stunden über 1 Woche bzw. bis zum vollständigen Abklingen der Beschwerden; lokale Kühlung über 60 Minuten, alle 8 Stunden über 3 Tage (Cold-Hot Pack) (5 PatintInnen) [6] – Kältekompressen über 24 Stunden (1 PatientIn) [13] – Kältepackung, Antibiotika oral (1 PatientIn) [11] – intraläsionale Steroidinjektionen (3 PatientInnen) [12] **ohne Behandlungserfolg:** – keine substanzspezifische Maßnahme erwähnt (jeweils 1 PatientIn) [3,5,7] **ohne Angabe des Behandlungserfolges:** – fakultativ lokale Infiltration von Corticosteroiden, warme Kompressen für 1 Stunde [15] – bei lokaler Symptomatik Hydrocortison (1%) oder Heparin topisch sowie kalte (entweder einmalig für 45 Minuten oder 20 Minuten pro Tag über 3 Tage) oder warme Kompressen [16] – je 100 mg Hydrocortison i.v. und s.c., zusätzlich Hydrocortison topisch, intermittierend Eispackungen über 24 Stunden, nach Abklingen der Lokalreaktion Anwendung von Wärme und Druck [18] – 100 mg Hydrocortison s.c. und i.v., Eis oder Kältepack 4 × täglich über 15–20 Minuten, Hydrocortison topisch [20,26] – Kühlung [24] 4 × täglich für 20 Minuten über 3–4 Tage [31]

– keine spezifische Maßnahme erwähnt [14 (32 PatientInnen),19,21–23, 27–30]

Besondere Hinweise: Ergebnis der Literaturrecherche: keine tierexperimentellen Untersuchungen in Bezug auf Paravasation veröffentlicht

bei kontinuierlicher zentralvenöser Applikation mit anschließender Pericarditis [1], Pneumonitis [2,5] und bei intraarterieller hepatischer Applikation mit anschließenden gastrointestinalen Blutungen [4] werden als Ursachen der Gefäßperforation neben substanzbedingten auch mechanische diskutiert; in einem Fall kam es bereits nach 3 Punktionen zur Perforation der Basisplatte eines dualen Ports [11]

aufgrund des hohen pH-Wertes kann eine irritierende Wirkung nicht ausgeschlossen werden [31]; vor allem bei kontinuierlicher zentralvenöser Applikation unverdünnter Lösungen

eine Ulkusbildung, im Rahmen einer periphervenösen Applikation, wird als idiosynkratische Reaktion bezeichnet [3]

Hypersensibilitätsreaktionen und Recall-Phänomen nach Radiatio sind beschrieben [32]

verzögerte Phlebitis an der Injektionsstelle [15], erythematöse Läsion über den Venen nach i.v. Applikation von 5-Fluorouracil (1 PatientIn) [10] sowie teilweise reversible Hyperpigmentation der Haut im Bereich der zur Infusion benützten Venen [8–10,15,17,32,33] stehen nicht im Zusammenhang mit einer Paravasation

Corticosteroide: positive Wirkung fraglich, Entzündung steht nicht im Vordergrund (siehe Kapitel „Histopathologische Untersuchungen")

DMSO und Kälte: Berichte über die positive Wirkung zur Verhinderung von Gewebsschäden liegen vor [6]

	Kälte allein: positive Wirkung nicht ausreichend belegt (2 PatientInnen) [11,13]
Conclusio:	die Zuordnung des Schädigungstyps von 5-Fluorouracil erfolgt in der Literatur kontroversiell; im Verhältnis zur Häufigkeit der Anwendung ist periphervenös nur 1 Fallbericht von Gewebsschädigung nach Paravasation dokumentiert; die Einstufung erfolgt als nicht gewebsschädigend im Rahmen einer periphervenösen Applikation
	bei unverdünnter zentralvenöser Dauertherapie von 5-Fluorouracil sind mehrere Fälle von Gewebsschädigungen dokumentiert [1,2,5,7]; die Einstufung erfolgt daher als gewebsreizend im Rahmen einer zentralvenösen Applikation
	es sind keine substanzspezifischen Maßnahmen wie z.B. DMSO und Kälte erforderlich

Primärliteratur

[1] Cathcart-Rake WF, Mowery WE: Intrapericardial infusion of 5-fluorouracil. An unusual complication of a Hickman catheter. Cancer 67: 735–737, 1991.
[2] Rodier JM, Malbec L, Lauraine EP, et al: Mediastinal infusion of epirubicin and 5-fluorouracil. A complication of totally implantable central venous systems. Report of a case. J Cancer Res Clin Oncol 122: 566–567, 1996.
[3] Teta JB, O'Connor L: Local tissue damage from 5-fluorouracil extravasation. Oncol Nurs Forum 11: 77, 1984.
[4] Ross WB, Morris DL, Clingan PR: Major upper gastrointestinal haemorrhage associated with hepatic arterial chemoperfusion. Aust N Z J Surg 66: 816–819, 1996.
[5] Manheimer F, Aranda CP, Smith RL: Necrotizing pneumonitis caused by 5-fluorouracil infusion. A complication of a Hickman catheter. Cancer 70: 554–556, 1992.
[6] Bertelli G, Gozza A, Forno GB, et al: Topical dimethylsulfoxide for the prevention of soft tissue injury after extravasation of vesicant cytotoxic drugs: a prospective clinical study. J Clin Oncol 13: 2851–2855, 1995.
[7] Reed WP, Newman KA, Applefeld MM, et al: Drug extravasation as a complication of venous access ports. Ann Intern Med 102: 788–790, 1985.
[8] Seyfer AE, Solimando DA: Toxic lesions of the hand associated with chemotherapy. J Hand Surg 8: 39–42, 1983.
[9] Hrushesky WJ: Serpentine supravenous 5-fluorouracil (NSC-19893) hyperpigmentation. Cancer Treat Rep 60: 639, 1976.

[10] Pujol RM, Rocamora V, Lopez-Pousa A, et al: Persistent supravenous erythematous eruption: a rare local complication of intravenous 5-fluorouracil therapy. J Am Acad Dermatol 39: 839–842, 1998.
[11] Nesti SP, Kavac R: 5-Fluorouracil extravasation following port failure. J Intrav Nurs 23: 176–180, 2000.
[12] Whang SW, Lee SH, Elias PM, et al: Intralesional steroids reduce inflammation from extravasated chemotherapeutic agents. Br J Dermatol 145: 680–682, 2001.
[13] Langstein HN, Duman H, Seelig D, et al: Retrospective study of the management of chemotherapeutic extravasation injury. Ann Plast Surg 49: 369–374, 2002.
[14] Krämer I: Zehn Jahre Dokumentation von Zytostatika-Paravasat-Ereignissen: Auswertung von 175 Paravasate-Dokumentationen. Krankenhauspharmazie 23: 269–274, 2002.

Sekundärliteratur

[15] Ignoffo RJ, Friedman MA: Therapy of local toxicities caused by extravasation of cancer chemotherapeutic drugs. Cancer Treat Rev 7: 17–27, 1980.
[16] Cox K, Stuart-Harris R, Abdini G, et al: The management of cytotoxic-drug extravasation: guide-lines drawn up by a working party for the Clinical Oncological Society of Australia. Med J Aust 148: 185–189, 1988.
[17] Krämer I: Zytostatika-Paravasate-Set. Krankenhauspharmazie 13: 154–160, 1992.
[18] Stanley A: Managing complications of chemotherapy administration. In: Allwood M, Stanley A, Wright P (eds) The Cytotoxics Handbook. Radcliffe Medical Press, 4th edition: 119–193, 2002.
[19] Schneider G: Paravasate von Zytostatika. Diagnostik und Therapie. Aina S. Schneider Verlag, 6. Auflage: 1–17, 1999.
[20] Gain M, Melzer S, Meyer-Jürshof A, et al: Allgemeiner Teil: Behandlung von Paravasaten. In: Gain M, et al (Hrsg) ADKA-Zytostatika-Handbuch, Pharmazeutisch-wissenschaftliche Monographien. Verlag Heiner Biller, Band 1, 2. Auflage: A42–44, 1997.
[21] Dorr RT: Pharmacologic management of vesicant chemotherapy extravasations. In: Dorr RT, Von Hoff DD (eds) Cancer Chemotherapy Handbook. Appleton & Lange, 2nd edition: 109–118, 1994.
[22] Bertelli G: Prevention and management of extravasation of cytotoxic drugs. Drug Safety 12: 245–255, 1995.
[23] Schneider SM, Distelhorst CW: Chemotherapy-induced emergencies. Semin Oncol 16: 572–578, 1989.
[24] Berdel WE, Schmoll HJ, Büchele T, et al: Prävention und Therapie von Paravasaten/Extravasaten. In: Schmoll HJ, Höffken K, Possinger K (Hrsg) Kompendium Internistische Onkologie. Standards in Diagnostik und Therapie. Springer, Teil 1, 3. Auflage: 1689–1701, 1999.
[25] Mullin S, Beckwith MC, Tyler LS: Prevention and management of antineoplastic extravasation injury. Hosp Pharm 35: 57–76, 2000.

[26] Gain M, Melzer S, Meyer-Jürshof A, et al: Fluorouracil: Behandlung von Paravasaten. In: Gain M, et al (Hrsg) ADKA-Zytostatika-Handbuch, Pharmazeutisch-wissenschaftliche Monographien. Verlag Heiner Biller, Band 1, 2. Auflage: 57, 1997.
[27] Barth J: Paravasate und deren Behandlung. In: Barth J (Hrsg) Zytostatika-Herstellung in der Apotheke. Deutscher Apotheker Verlag, Kap. VI-3: 1–9, 2000.
[28] Dorr RT: Antidotes to vesicant chemotherapy extravasations. Blood Rev 4: 41–60, 1990.
[29] Jordan K, Grothe W, Schmoll HJ: Paravasation von Zytostatika: Prävention und Therapie. Dtsch Med Wochenschr 130: 33–37, 2005.
[30] Ener RA, Meglathery SB, Styler M: Extravasation of systemic hemato-oncological therapies. Ann Oncol 15: 858–862, 2004.
[31] Krämer I, Stützle M: Zytostatika-Paravasation – Wie ist vorzugehen? Krankenhauspharmazie 23: 261–268, 2002.
[32] Koppel RA, Boh EE: Cutaneous reactions to chemotherapeutic agents. Am J Med Sci 321: 327–335, 2001.
[33] Alley E, Green R, Schuchter L: Cutaneous toxicities of cancer therapy. Curr Opin Oncol 14: 212–216, 2002.

Zusätzlich wurden folgende Publikationen zum Literaturstudium herangezogen:

– Fenchel K, Karthaus M: Zytostatika-Paravasate – gibt es neue Empfehlungen zum therapeutischen Vorgehen? Wien Med Wochenschr 151: 44–46, 2001.
– Rauh J, Pluntke S, Müller C: Paravenöse Zytostatikainjektion: Prophylaxe und Sofortmaßnahmen im Notfall. MMW Fortschr Med 146: 682–686, 2004.
– Schrijvers DL: Extravasation: a dreaded complication of chemotherapy. Ann Oncol 14: iii26–iii30, 2003.
– Schulmeister L, Camp-Sorrell D: Chemotherapy extravasation from implanted ports. Oncol Nurs Forum 27: 531–538, 2000.

bearbeitet von Sabine Wassertheurer

Fotemustin (z.B. Muphoran®)

KONSENSUS

Schädigungstyp: gewebsreizend

Therapieempfehlung:
Allgemeine Maßnahmen:
1. Injektion/Infusion sofort stoppen
2. Paravasate-Set holen
3. (sterile) Handschuhe anziehen
4. Infusionsleitung bzw. Spritze durch eine 5 ml-Einmalspritze ersetzen und langsam soviel wie möglich vom Paravasat aspirieren; **Cave!** keinen Druck auf Paravasationsstelle ausüben
5. i.v. Zugang unter Aspirationsbedingungen entfernen
6. bei Blasen: mit 1 ml-Spritze und s.c.-Kanüle aspirieren, für jeden Aspirationsversuch neues Besteck verwenden
7. die betroffene Extremität hochlagern und ruhig stellen
8. Paravasate-Dokumentationsbogen ausfüllen (Ausdehnung des Paravasates angeben!)
9. Aufklärung und Instruktion des/der Patienten/in sowie der Angehörigen
10. regelmäßige Kontrollen (Nachsorge)

Substanzspezifische Maßnahmen: keine

Cave! nach Paravasation:
1. keine Spülungen des i.v. Zuganges
2. keine feuchten Umschläge
3. keine Alkoholumschläge
4. keine Okklusionsverbände

In der Literatur erwähnter Schädigungstyp:	unbekanntes gewebstoxisches Potential [6] gewebsreizend [4,5,7]
In der Literatur erwähnte Symptomatik und Verlauf:	keine Angaben
In der Literatur erwähnte Maßnahmen:	**mit Behandlungserfolg:** – keine Fälle dokumentiert **ohne Behandlungserfolg:** – keine Fälle dokumentiert **ohne Angabe des Behandlungserfolges:** – Spülen der Vene mit Glucose 5%, Eiskühlung, Corticosteroide s.c. und i.d. bei allergischen Reaktionen [1,3,5] – Kühlung 4 × täglich für 20 Minuten über 3–4 Tage [6] – keine spezifische Maßnahme erwähnt [4,7]
Besondere Hinweise:	Ergebnis der Literaturrecherche: keine tierexperimentellen oder klinischen Untersuchungen in Bezug auf Paravasation veröffentlicht Phlebitis an der Einstichstelle [1,2] steht nicht im Zusammenhang mit einer Paravasation; die Symptome sind wahrscheinlich auf den Hilfsstoff Ethanol [2] in der rekonstituierten Lösung zurückzuführen eine Infusionsdauer unter 1 Stunde führt zu einer schlechteren Verträglichkeit, insbesondere zu einer Intimareizung an der Einstichstelle [2]
Conclusio:	obwohl Fotemustin in der Literatur als gewebsreizend eingestuft wird, ist kein klinischer Fall einer Gewebsreizung nach Paravasation dokumentiert; die Einstufung als gewebsreizend erfolgt aufgrund des Ethanolgehaltes in der rekonstituierten Arzneiform

positive Ergebnisse substanzspezifischer Maßnahmen wurden bisher in der Literatur nicht beschrieben; bis zum Vorliegen weiterer Daten können daher substanzspezifische Maßnahmen nicht empfohlen werden

Primärliteratur

–

Sekundärliteratur

[1] van Gemmern R: Gewebstoxizität und Paravasatbehandlung neuer Zytostatika. Krankenhauspharmazie 17: 471–473, 1996.
[2] Fachinformation Muphoran® (Österreich), Servier, Februar 1999.
[3] Servier Pharma, persönliche Mitteilung, September 1998.
[4] Gain M, Melzer S, Meyer-Jürshof A, et al: Allgemeiner Teil: Behandlung von Paravasaten. In: Gain M, et al (Hrsg) ADKA-Zytostatika-Handbuch, Pharmazeutisch-wissenschaftliche Monographien. Verlag Heiner Biller, Band 1, 2. Auflage: A42–44, 1997.
[5] Berdel WE, Schmoll HJ, Büchele T, et al: Prävention und Therapie von Paravasaten/Extravasaten. In: Schmoll HJ, Höffken K, Possinger K (Hrsg) Kompendium Internistische Onkologie. Standards in Diagnostik und Therapie. Springer, Teil 1, 3. Auflage: 1689–1701, 1999.
[6] Krämer I, Stützle M: Zytostatika-Paravasation – Wie ist vorzugehen? Krankenhauspharmazie 23: 261–268, 2002.
[7] Jordan K, Grothe W, Schmoll HJ: Paravasation von Zytostatika: Prävention und Therapie. Dtsch Med Wochenschr 130: 33–37, 2005.

Zusätzlich wurde folgende Publikation zum Literaturstudium herangezogen:

– Rauh J, Pluntke S, Müller C: Paravenöse Zytostatikainjektion: Prophylaxe und Sofortmaßnahmen im Notfall. MMW Fortschr Med 146: 682–686, 2004.

bearbeitet von Patrizia Fürst-Weger

Gemcitabine (z.B. Gemzar®)

KONSENSUS

Schädigungstyp: gewebsreizend

Therapieempfehlung:

Allgemeine Maßnahmen:
1. Injektion/Infusion sofort stoppen
2. Paravasate-Set holen
3. (sterile) Handschuhe anziehen
4. Infusionsleitung bzw. Spritze durch eine 5 ml-Einmalspritze ersetzen und langsam soviel wie möglich vom Paravasat aspirieren; **Cave!** keinen Druck auf Paravasationsstelle ausüben
5. i.v. Zugang unter Aspirationsbedingungen entfernen
6. bei Blasen: mit 1 ml-Spritze und s.c.-Kanüle aspirieren, für jeden Aspirationsversuch neues Besteck verwenden
7. die betroffene Extremität hochlagern und ruhig stellen
8. Paravasate-Dokumentationsbogen ausfüllen (Ausdehnung des Paravasates angeben!)
9. Aufklärung und Instruktion des/der Patienten/in sowie der Angehörigen
10. regelmäßige Kontrollen (Nachsorge)

Substanzspezifische Maßnahmen: keine

Cave! nach Paravasation:
1. keine Spülungen des i.v. Zuganges
2. keine feuchten Umschläge
3. keine Alkoholumschläge
4. keine Okklusionsverbände

In der Literatur erwähnter Schädigungstyp:	nicht gewebsschädigend [4] kein gewebstoxisches Potential [14] schwach reizend (nicht vesikant) [10] gewebsreizend [7–9,12,13] gewebsnekrotisierend [7]
In der Literatur erwähnte Symptomatik und Verlauf:	**Initialsymptome:** Schmerz, Rötung, Entzündung, Ödem [1] **verzögert auftretende Symptome:** keine Angaben **Residualbefunde:** keine Angaben
In der Literatur erwähnte Maßnahmen:	**mit Behandlungserfolg:** – kalte Kompressen über 24 Stunden (1 PatientIn) [2] **ohne Behandlungserfolg:** – keine Fälle dokumentiert **ohne Angabe des Behandlungserfolges:** – 1500 IE Hyaluronidase s.c., Anwendung von Wärme und Druck [4] – Kühlung [7] 4 × täglich für 20 Minuten über 3–4 Tage [14] – keine spezifische Maßnahme erwähnt [3,5,6, 8–13]
Besondere Hinweise:	Ergebnis der Literaturrecherche: keine tierexperimentellen Untersuchungen in Bezug auf Paravasation veröffentlicht bis Mai 2003 weltweit nach Paravasation keine Nekrose dokumentiert [6] Kälte: ein Bericht über positive Wirkung liegt vor [2]

Conclusio: obwohl Gemcitabine in der Literatur auch als nicht gewebsschädigend eingestuft wird, spricht das Auftreten von Phlebitiden [1,5] für ein gewebsreizendes Potential der Substanz; die Einstufung erfolgt daher als gewebsreizend

positive Ergebnisse substanzspezifischer Maßnahmen wie z.B. Kälte wurden bisher in der Literatur nicht ausreichend belegt; bis zum Vorliegen weiterer Daten können daher substanzspezifische Maßnahmen nicht empfohlen werden

Primärliteratur

[1] Aapro MS, Martin C, Hatty S: Gemcitabine – a safety review. Anti-Cancer Drugs 9: 191–201, 1998.
[2] Langstein HN, Duman H, Seelig D, et al: Retrospective study of the management of chemotherapeutic extravasation injury. Ann Plast Surg 49: 369–374, 2002.
[3] Krämer I: Zehn Jahre Dokumentation von Zytostatika-Paravasat-Ereignissen: Auswertung von 175 Paravasate-Dokumentationen. Krankenhauspharmazie 23: 269–274, 2002.

Sekundärliteratur

[4] Stanley A: Managing complications of chemotherapy administration. In: Allwood M, Stanley A, Wright P (eds) The Cytotoxics Handbook. Radcliffe Medical Press, 4th edition: 119–193, 2002.
[5] van Gemmern R: Gewebstoxizität und Paravasatbehandlung neuer Zytostatika. Krankenhauspharmazie 17: 471–473, 1996.
[6] Eli Lilly, persönliche Mitteilung, April 2005.
[7] Berdel WE, Schmoll HJ, Büchele T, et al: Prävention und Therapie von Paravasaten/Extravasaten. In: Schmoll HJ, Höffken K, Possinger K (Hrsg) Kompendium Internistische Onkologie. Standards in Diagnostik und Therapie. Springer, Teil 1, 3. Auflage: 1689–1701, 1999.
[8] Gain M, Melzer S, Meyer-Jürshof A, et al: Allgemeiner Teil: Behandlung von Paravasaten. In: Gain M, et al (Hrsg) ADKA-Zytostatika-Handbuch, Pharmazeutisch-wissenschaftliche Monographien. Verlag Heiner Biller, Band 1, 2. Auflage: A42–44, 1997.
[9] Mullin S, Beckwith MC, Tyler LS: Prevention and management of antineoplastic extravasation injury. Hosp Pharm 35: 57–76, 2000.
[10] Barth J: Paravasate und deren Behandlung. In: Barth J (Hrsg) Zytostatika-Herstellung in der Apotheke. Deutscher Apotheker Verlag, Kap. VI-3: 1–9, 2000.

[11] Gain M, Melzer S, Meyer-Jürshof A, et al: Gemcitabin: Behandlung von Paravasaten. In: Gain M, et al (Hrsg) ADKA-Zytostatika-Handbuch, Pharmazeutisch-wissenschaftliche Monographien. Verlag Heiner Biller, Band 5: 37–38, 2001.
[12] Jordan K, Grothe W, Schmoll HJ: Paravasation von Zytostatika: Prävention und Therapie. Dtsch Med Wochenschr 130: 33–37, 2005.
[13] Ener RA, Meglathery SB, Styler M: Extravasation of systemic hematooncological therapies. Ann Oncol 15: 858–862, 2004.
[14] Krämer I, Stützle M: Zytostatika-Paravasation – Wie ist vorzugehen? Krankenhauspharmazie 23: 261–268, 2002.

Zusätzlich wurden folgende Publikationen zum Literaturstudium herangezogen:

- Fenchel K, Karthaus M: Zytostatika-Paravasate – gibt es neue Empfehlungen zum therapeutischen Vorgehen? Wien Med Wochenschr 151: 44–46, 2001.
- Rauh J, Pluntke S, Müller C: Paravenöse Zytostatikainjektion: Prophylaxe und Sofortmaßnahmen im Notfall. MMW Fortschr Med 146: 682–686, 2004.
- Schrijvers DL: Extravasation: a dreaded complication of chemotherapy. Ann Oncol 14: iii26–iii30, 2003.

bearbeitet von Sabine Wassertheurer

Idarubicin (z.B. Zavedos®)

KONSENSUS

Schädigungstyp: gewebsnekrotisierend

Therapieempfehlung:

Allgemeine Maßnahmen:
1. Injektion/Infusion sofort stoppen
2. Paravasate-Set holen
3. (sterile) Handschuhe anziehen
4. Infusionsleitung bzw. Spritze durch eine 5 ml-Einmalspritze ersetzen und langsam soviel wie möglich vom Paravasat aspirieren; **Cave!** keinen Druck auf Paravasationsstelle ausüben
5. i.v. Zugang unter Aspirationsbedingungen entfernen
6. bei Blasen: mit 1 ml-Spritze und s.c.-Kanüle aspirieren, für jeden Aspirationsversuch neues Besteck verwenden
7. die betroffene Extremität hochlagern und ruhig stellen
8. **substanzspezifische Maßnahmen** einleiten
9. auf adäquate Schmerztherapie ist zu achten
10. Paravasate-Dokumentationsbogen ausfüllen (Ausdehnung des Paravasates angeben!)
11. Aufklärung und Instruktion des/der Patienten/in sowie der Angehörigen
12. regelmäßige Kontrollen (Nachsorge)
13. In jedem Fall so rasch wie möglich, längstens innerhalb von 24 Stunden einen (plastischen) Chirurgen konsultieren

Substanzspezifische Maßnahmen:
DMSO:
1. 99%ige DMSO-Lösung alle 8 Stunden steril (z.B. mit sterilem Kugeltupfer) ohne Druck auftragen
2. an der Luft trocknen lassen – **Cave!** nicht abdecken
3. Anwendung über mindestens 7 Tage

unmittelbar anschließend trockene Kälte:
1. initial mindestens 1 Stunde kühlen (z.B. mit Cold-Hot Pack)
2. weiterführend mehrmals täglich über jeweils 15 Minuten kühlen

Idarubicin

> **Cave! nach Paravasation:**
> 1. keine Spülungen des i.v. Zuganges
> 2. keine feuchten Umschläge
> 3. keine Alkoholumschläge
> 4. keine Okklusionsverbände

In der Literatur erwähnter Schädigungstyp:	gewebsnekrotisierend [5–12]
In der Literatur erwähnte Symptomatik und Verlauf:	keine Angaben

In der Literatur erwähnte Maßnahmen:

mit Behandlungserfolg:
– keine Fälle dokumentiert

ohne Behandlungserfolg:
– keine Fälle dokumentiert

ohne Angabe des Behandlungserfolges:
– DMSO topisch alle 6–8 Stunden über mindestens einige Tage, lokale Kühlung [5]

– DMSO (99%) mindestens alle 6 Stunden über 3–14 Tage, kalte Kompressen, sofort für 20 Minuten, danach 4 × täglich für 20 Minuten über 3–4 Tage [6]

– Eiskühlung 1–3 Tage, DMSO (70–100%) alle 3–4 Stunden über 3–14 Tage lokal auftragen, rechtzeitige Konsultation eines plastischen Chirurgen [7]

– am ersten Tag DMSO alle 2 Stunden, Hydrocortison (1%) topisch, kalte Kompressen für 30 Minuten; anschließend über 14 Tage alternierend DMSO bzw. Hydrocortison im Abstand von 3 Stunden verabreichen [8]

- 4 Tropfen DMSO (99%) auf je 10 cm² Hautoberfläche (Behandlungsfläche: doppelte Größe des Paravasatbereichs), alle 8 Stunden über mindestens 14 Tage, optional lokale Kühlung mittels Eispackungen sequentiell zur DMSO-Behandlung; bei persistierenden Schmerzen oder Entwicklung einer Hautnekrose bzw. Ulzeration chirurgisches Débridement erwägen [10,11]

- trockene Kälte initial für 1 Stunde, anschließend mehrmals täglich über 15 Minuten; DMSO (99%) alle 8 Stunden über 8 Tage; zwischen Kälte und DMSO therapiefreies Intervall einhalten [12]

- 1–2 ml DMSO (50–99%) auf Gebiet der doppelten Größe des Paravasates auftragen, alle 6–8 Stunden über 7–14 Tage, Eispackungen [13]

- keine spezifische Maßnahme erwähnt [9]

Besondere Hinweise: nach geringfügiger Paravasation bei 2 PatientInnen war eine chirurgische Intervention nicht notwendig – nähere Angaben über Verlauf und Therapie fehlen [1]

bezüglich Nekrosegefahr und Behandlung nach Paravasation wird in der Literatur häufig zwischen Doxorubicin, Daunorubicin, Epirubicin und Idarubicin nicht unterschieden [5–7]

Dexrazoxan: nach experimenteller Paravasation reduzierte die systemische Gabe von Dexrazoxan im Tierversuch die Größe der Hautläsion und verkürzte die Abheilungszeit [4]. Die Wirksamkeit der Anwendung von Dexrazoxane ist klinisch noch nicht ausreichend belegt, so dass eine standardisierte Vorgangsweise noch nicht definiert werden kann

Conclusio: Idarubicin wird analog der chemisch verwandten Verbindung Doxorubicin als gewebsnekrotisierend eingestuft daher werden die nach Doxorubicin-Paravasationen bewährten, nicht invasiven Maßnahmen DMSO und Kälte [2,3] empfohlen

Primärliteratur

[1] Lu K, Savaraj N, Kavanagh J, et al: Clinical pharmacology of 4-demethoxydaunorubicin (DMDR). Cancer Chemother Pharmacol 17: 143–148, 1986.
[2] Bertelli G, Gozza A, Forno GB, et al: Topical dimethylsulfoxide for the prevention of soft tissue injury after extravasation of vesicant cytotoxic drugs: a prospective clinical study. J Clin Oncol 13: 2851–2855, 1995.
[3] Bertelli G, Dini D, Forno G, et al: Dimethylsulphoxide and cooling after extravasation of antitumour agents. Lancet 341: 1098–1099, 1993.
[4] Langer SW, Sehested M, Jensen PB: Treatment of anthracycline extravasation with dexrazoxane. Clin Cancer Res 6: 3680–3686, 2000.

Sekundärliteratur

[5] Bertelli G: Prevention and management of extravasation of cytotoxic drugs. Drug Safety 12: 245–255, 1995.
[6] Krämer I, Stützle M: Zytostatika-Paravasation – Wie ist vorzugehen? Krankenhauspharmazie 23: 261–268, 2002.
[7] Schneider G: Paravasate von Zytostatika. Diagnostik und Therapie. Aina S. Schneider Verlag, 6. Auflage: 1–17, 1999.
[8] Stanley A: Managing complications of chemotherapy administration. In: Allwood M, Stanley A, Wright P (eds) The Cytotoxics Handbook. Radcliffe Medical Press, 4th edition: 119–193, 2002.
[9] Mullin S, Beckwith MC, Tyler LS: Prevention and management of antineoplastic extravasation injury. Hosp Pharm 35: 57–76, 2000.
[10] Gain M, Melzer S, Meyer-Jürshof A, et al: Idarubicin: Behandlung von Paravasaten In: Gain M, et al (Hrsg) ADKA-Zytostatika-Handbuch, Pharmazeutisch-wissenschaftliche Monographien. Verlag Heiner Biller, Band 7, 34–35, 2003.
[11] Kraft A, Weinig S, Edinger M, et al: Anthrazyklin-Extravasate. Der Onkologe 6: 674–686, 2000.
[12] Jordan K, Grothe W, Schmoll HJ: Paravasation von Zytostatika: Prävention und Therapie. Dtsch Med Wochenschr 130: 33–37, 2005.
[13] Ener RA, Meglathery SB, Styler M: Extravasation of systemic hematooncological therapies. Ann Oncol 15: 858–862, 2004.

Zusätzlich wurden folgende Publikationen zum Literaturstudium herangezogen:

– Alley E, Green R, Schuchter L: Cutaneous toxicities of cancer therapy. Curr Opin Oncol 14: 212–216, 2002.

- Fenchel K, Karthaus M: Zytostatika-Paravasate – gibt es neue Empfehlungen zum therapeutischen Vorgehen? Wien Med Wochenschr 151: 44–46, 2001.
- Krämer I: Onkologische Pharmazie. In: Jaehde U, Radziwill R, Mühlebach S, et al (Hrsg) Lehrbuch der Klinischen Pharmazie. Wissenschaftliche Verlagsgesellschaft mbH, 2. Auflage: 307–336, 2003.
- Kurul S, Saip P, Aydin T: Totally implantable venous-access ports: local problems and extravasation injury. Lancet Oncol 3: 684–692, 2002.
- Rauh J, Pluntke S, Müller C: Paravenöse Zytostatikainjektion: Prophylaxe und Sofortmaßnahmen im Notfall. MMW Fortschr Med 146: 682–686, 2004.
- Schrijvers DL: Extravasation: a dreaded complication of chemotherapy. Ann Oncol 14: iii26–iii30, 2003.

bearbeitet von Elisabeth Nogler-Semenitz

Ifosfamid (z.B. Holoxan®)

KONSENSUS

Schädigungstyp: nicht gewebsschädigend

Therapieempfehlung:

Allgemeine Maßnahmen
1. Injektion/Infusion sofort stoppen
2. Paravasate-Set holen
3. (sterile) Handschuhe anziehen
4. Infusionsleitung bzw. Spritze durch eine 5 ml-Einmalspritze ersetzen und langsam soviel wie möglich vom Paravasat aspirieren; Cave! keinen Druck auf Paravasationsstelle ausüben
5. i.v. Zugang unter Aspirationsbedingungen entfernen
6. die betroffene Extremität hochlagern und ruhig stellen
7. Paravasate-Dokumentationsbogen ausfüllen (Ausdehnung des Paravasates angeben!)
8. Aufklärung und Instruktion des/der Patienten/in sowie der Angehörigen
9. regelmäßige Kontrollen (Nachsorge)

Substanzspezifische Maßnahmen: keine

Cave! nach Paravasation:
1. keine Spülungen des i.v. Zuganges
2. keine feuchten Umschläge
3. keine Alkoholumschläge
4. keine Okklusionsverbände

In der Literatur erwähnter Schädigungstyp:	nicht gewebsschädigend [8–12]
	schwach reizend (nicht vesikant) [16]
	gewebsreizend [5,14,18,19]
In der Literatur erwähnte Symptomatik und Verlauf:	**Initialsymptome:** keine Angaben
	verzögert auftretende Symptome: einen Tag nach der Ifosfamidininfusion: Entzündung, Schmerzen (1 PatientIn) [5]
	Residualbefunde: keine Angaben

In der Literatur erwähnte Maßnahmen:

mit Behandlungserfolg:
- 4 Tropfen DMSO (99%) pro 10 cm^2 Hautoberfläche lokal auftragen (Behandlungsfläche: doppelte Größe des Paravasatbereichs), alle 8 Stunden über 1 Woche bzw. bis zum vollständigen Abklingen der Beschwerden; lokale Kühlung über 60 Minuten, alle 8 Stunden über 3 Tage (Cold-Hot Pack) (10 PatientInnen) [1] bzw. (8 PatientInnen) [3,13]

- 150 TRU Chondroitinsulfatase in 3 ml NaCl 0,9%: s.c. Injektionen von je 0,5 ml, 2 × im Abstand von 12 Stunden (1 PatientIn) [5]

- bei Paravasation im Rahmen einer Kombinations-Chemotherapie mit Ifosfamid, Cisplatin und Vinorelbin (ohne Angabe zur paravasal verabreichten Substanz): intraläsionale Steroidinjektionen (5 PatientInnen) [6]

ohne Behandlungserfolg:
- Diflucortolonvalerat (0,1%) topisch alle 6 Stunden: Schmerz verstärkte sich am nächsten Tag (1 PatientIn) [5]

ohne Angabe des Behandlungserfolges:
- bei Paravasation im Rahmen einer Kombinations-Chemotherapie mit Ifosfamid und Etoposid (ohne Angabe zur paravasal verabreichten Substanz): keine spezifische Maßnahme erwähnt (1 PatientIn) [7]

- 1500 IE Hyaluronidase s.c., Anwendung von Wärme und Druck [9]

- Kühlung 4 × täglich für 20 Minuten über 3–4 Tage [10]

- fakultativ lokale Infiltration von Corticosteroiden, warme Kompressen für 1 Stunde [11]

- keine spezifische Maßnahme erwähnt [7 (3 PatientInnen),12,14,16,18,19]

Besondere Hinweise: tierexperimentell: Blasenbildung bei i.d. Applikation von > 50 mg/ml, vollständige Abheilung nach 21 Tagen [2]; diese Literaturstelle enthält hinsichtlich der Konzentrationsabhängigkeit der Ulzerationen widersprüchliche Angaben

Ifosfamid ist ein atoxisches Prodrug und wird in der Leber aktiviert; es sind daher bei Paravasationen keine Probleme zu erwarten [4,8,15,17]

Phlebitis an der Injektionsstelle [15] steht nicht im Zusammenhang mit einer Paravasation

Chondroitinsulfatase: die positive Wirkung ist nicht ausreichend belegt – invasive Maßnahme!

Corticosteroide: positive Wirkung fraglich, Entzündung steht nicht im Vordergrund (siehe Kapitel „Histopathologische Untersuchungen")

DMSO und Kälte: Berichte über die positive Wirkung zur Verhinderung von Gewebsschäden liegen vor [1,3]

Conclusio: aufgrund der sehr geringen Anzahl (nur 1 Fallbericht) von dokumentierten Gewebsschädigungen nach Paravasation im Verhältnis zur Häufigkeit der Anwendung erfolgt die Einstufung von Ifosfamid als nicht gewebsschädigend

es sind daher keine substanzspezifischen Maßnahmen wie z.B. DMSO und Kälte erforderlich

Primärliteratur

[1] Bertelli G, Gozza A, Forno GB, et al: Topical dimethylsulfoxide for the prevention of soft tissue injury after extravasation of vesicant cytotoxic drugs: a prospective clinical study. J Clin Oncol 13: 2851–2855, 1995.
[2] Marnocha RS, Hutson PR: Intradermal carboplatin and ifosfamide extravasation in the mouse. Cancer 70: 850–853, 1992.
[3] Bertelli G, Dini D, Forno G, et al: Dimethylsulphoxide and cooling after extravasation of antitumour agents. Lancet 341: 1098–1099, 1993.
[4] Brock N, Hilgard P, Peukert M, et al: Basis and new developments in the field of oxazaphosphorines. Cancer Invest 6: 513–532, 1988.
[5] Mateu J, Alzamora M, Franco M, et al: Ifosfamide extravasation. Ann Pharmacother 28: 1243–1244, 1994.
[6] Whang SW, Lee SH, Elias PM, et al: Intralesional steroids reduce inflammation from extravasated chemotherapeutic agents. Br J Dermatol 145: 680–682, 2001.
[7] Krämer I: Zehn Jahre Dokumentation von Zytostatika-Paravasat-Ereignissen: Auswertung von 175 Paravasate-Dokumentationen. Krankenhauspharmazie 23: 269–274, 2002.

Sekundärliteratur

[8] Fachinformation Holoxan® (Deutschland), Baxter, Jänner 2002.
[9] Stanley A: Managing complications of chemotherapy administration. In: Allwood M, Stanley A, Wright P (eds) The Cytotoxics Handbook. Radcliffe Medical Press, 4th edition: 119–193, 2002.
[10] Krämer I, Stützle M: Zytostatika-Paravasation – Wie ist vorzugehen? Krankenhauspharmazie 23: 261–268, 2002.
[11] Ignoffo RJ, Friedman MA: Therapy of local toxicities caused by extravasation of cancer chemotherapeutic drugs. Cancer Treat Rev 7: 17–27, 1980.
[12] Gain M, Melzer S, Meyer-Jürshof A, et al: Allgemeiner Teil: Behandlung von Paravasaten. In: Gain M, et al (Hrsg) ADKA-Zytostatika-Handbuch, Pharmazeutisch-wissenschaftliche Monographien. Verlag Heiner Biller, Band 1, 2. Auflage: A42–44, 1997.
[13] Bertelli G: Prevention and management of extravasation of cytotoxic drugs. Drug Safety 12: 245–255, 1995.
[14] Mullin S, Beckwith MC, Tyler LS: Prevention and management of antineoplastic extravasation injury. Hosp Pharm 35: 57–76, 2000.
[15] Dorr RT, Von Hoff DD: Drug monographs: ifosfamide. In: Dorr RT, Von Hoff DD (eds) Cancer Chemotherapy Handbook. Appleton & Lange, 2nd edition: 558–563, 1994.
[16] Barth J: Paravasate und deren Behandlung. In: Barth J (Hrsg) Zytostatika-Herstellung in der Apotheke. Deutscher Apotheker Verlag, Kap. VI-3: 1–9, 2000.
[17] Gain M, Melzer S, Meyer-Jürshof A, et al: Ifosfamid: Behandlung von Paravasaten. In: Gain M, et al (Hrsg) ADKA-Zytostatika-Handbuch,

Pharmazeutisch-wissenschaftliche Monographien. Verlag Heiner Biller, Band 5: 26, 2001.
[18] Ener RA, Meglathery SB, Styler M: Extravasation of systemic hemato-oncological therapies. Ann Oncol 15: 858–862, 2004.
[19] Jordan K, Grothe W, Schmoll HJ: Paravasation von Zytostatika: Prävention und Therapie. Dtsch Med Wochenschr 130: 33–37, 2005.

Zusätzlich wurden folgende Publikationen zum Literaturstudium herangezogen:

– Fenchel K, Karthaus M: Zytostatika-Paravasate – gibt es neue Empfehlungen zum therapeutischen Vorgehen? Wien Med Wochenschr 151: 44–46, 2001.
– Kassner E: Evaluation and treatment of chemotherapy extravasation injuries. J Pediatr Oncol Nurs 17: 135–148, 2000.
– Rauh J, Pluntke S, Müller C: Paravenöse Zytostatikainjektion: Prophylaxe und Sofortmaßnahmen im Notfall. MMW Fortschr Med 146: 682–686, 2004.
– Schrijvers DL: Extravasation: a dreaded complication of chemotherapy. Ann Oncol 14: iii26–iii30, 2003.

bearbeitet von Patrizia Fürst-Weger

Irinotecan (z.B. Campto®)

KONSENSUS

Schädigungstyp: nicht gewebsschädigend

Therapieempfehlung:

Allgemeine Maßnahmen
1. Injektion/Infusion sofort stoppen
2. Paravasate-Set holen
3. (sterile) Handschuhe anziehen
4. Infusionsleitung bzw. Spritze durch eine 5 ml-Einmalspritze ersetzen und langsam soviel wie möglich vom Paravasat aspirieren; **Cave!** keinen Druck auf Paravasationsstelle ausüben
5. i.v. Zugang unter Aspirationsbedingungen entfernen
6. die betroffene Extremität hochlagern und ruhig stellen
7. Paravasate-Dokumentationsbogen ausfüllen (Ausdehnung des Paravasates angeben!)
8. Aufklärung und Instruktion des/der Patienten/in sowie der Angehörigen
9. regelmäßige Kontrollen (Nachsorge)

Substanzspezifische Maßnahmen: keine

Cave! nach Paravasation:
1. keine Spülungen des i.v. Zuganges
2. keine feuchten Umschläge
3. keine Alkoholumschläge
4. keine Okklusionsverbände

Irinotecan

In der Literatur erwähnter Schädigungstyp:	nicht gewebsschädigend [7,8] gewebsreizend [3,4,9] gewebsnekrotisierend [5]
In der Literatur erwähnte Symptomatik und Verlauf:	keine Angaben
In der Literatur erwähnte Maßnahmen:	**mit Behandlungserfolg:** – keine Fälle dokumentiert **ohne Behandlungserfolg:** – keine Fälle dokumentiert **ohne Angabe des Behandlungserfolges:** – Kühlung [1,5,6,8] – Behandlung mit Eis 15–20 Minuten alle 4–6 Stunden über 72 Stunden sowie Therapie mit DMSO oder Hyaluronidase [2] – Kühlung 4 × täglich für 20 Minuten über 3–4 Tage [8] – je 100 mg Hydrocortison i.v. und s.c., zusätzlich Hydrocortison topisch, Eispackung [9] – keine spezifische Maßnahme erwähnt [3,4,7]
Besondere Hinweise:	Ergebnis der Literaturrecherche: keine tierexperimentellen oder klinischen Untersuchungen in Bezug auf Paravasation veröffentlicht
Conclusio:	obwohl Irinotecan in der Literatur als gewebsreizend/nekrotisierend eingestuft wird, ist kein klinischer Fall einer Gewebsschädigung nach Paravasation dokumentiert; die Einstufung erfolgt daher als nicht gewebsschädigend

aufgrund geringer bis fehlender Erfahrungen mit Paravasationen von Irinotecan ist eine endgültige Bewertung des Schädigungstyps nicht möglich [7]

es können keine substanzspezifischen Maßnahmen empfohlen werden

Primärliteratur

–

Sekundärliteratur

[1] van Gemmern R: Gewebstoxizität und Paravasatbehandlung neuer Zytostatika. Krankenhauspharmazie 17: 471–473, 1996.
[2] Rhone-Poulenc Rorer, persönliche Mitteilung, August 1998.
[3] Mullin S, Beckwith MC, Tyler LS: Prevention and management of antineoplastic extravasation injury. Hosp Pharm 35: 57–76, 2000.
[4] Gain M, Melzer S, Meyer-Jürshof A, et al: Allgemeiner Teil: Behandlung von Paravasaten. In: Gain M, et al (Hrsg) ADKA-Zytostatika-Handbuch, Pharmazeutisch-wissenschaftliche Monographien. Verlag Heiner Biller, Band 1, 2. Auflage: A42–44, 1997.
[5] Berdel WE, Schmoll HJ, Büchele T, et al: Prävention und Therapie von Paravasaten/Extravasaten. In: Schmoll HJ, Höffken K, Possinger K (Hrsg) Kompendium Internistische Onkologie. Standards in Diagnostik und Therapie. Springer, Teil 1, 3. Auflage: 1689–1701, 1999.
[6] Gain M, Melzer S, Meyer-Jürshof A, et al: Irinotecan: Behandlung von Paravasaten. In: Gain M, et al (Hrsg) ADKA-Zytostatika-Handbuch, Pharmazeutisch-wissenschaftliche Monographien. Verlag Heiner Biller, Band 6: 1–46, 2002.
[7] Jordan K, Grothe W, Schmoll HJ: Paravasation von Zytostatika: Prävention und Therapie. Dtsch Med Wochenschr 130: 33–37, 2005.
[8] Krämer I, Stützle M: Zytostatika-Paravasation – Wie ist vorzugehen? Krankenhauspharmazie 23: 261–268, 2002.
[9] Stanley A: Managing complications of chemotherapy administration. In: Allwood M, Stanley A, Wright P (eds) The Cytotoxics Handbook. Radcliffe Medical Press, 4th edition: 119–193, 2002.

Zusätzlich wurden folgende Publikationen zum Literaturstudium herangezogen:

– Ener RA, Meglathery SB, Styler M: Extravasation of systemic hematooncological therapies. Ann Oncol 15: 858–862, 2004.
– Fachinformation Campto® (Deutschland), Pfizer, Dezember 2004.
– Fenchel K, Karthaus M: Zytostatika-Paravasate – gibt es neue Empfehlungen zum therapeutischen Vorgehen? Wien Med Wochenschr 151: 44–46, 2001.

- Rauh J, Pluntke S, Müller C: Paravenöse Zytostatikainjektion: Prophylaxe und Sofortmaßnahmen im Notfall. MMW Fortschr Med 146: 682–686, 2004.
- Schrijvers DL: Extravasation: a dreaded complication of chemotherapy. Ann Oncol 14: iii26–iii30, 2003.

bearbeitet von Ines Mader

Melphalan (z.B. Alkeran®)

KONSENSUS

Schädigungstyp: gewebsreizend

Therapieempfehlung:

Allgemeine Maßnahmen:
1. Injektion/Infusion sofort stoppen
2. Paravasate-Set holen
3. (sterile) Handschuhe anziehen
4. Infusionsleitung bzw. Spritze durch eine 5 ml-Einmalspritze ersetzen und langsam soviel wie möglich vom Paravasat aspirieren; **Cave!** keinen Druck auf Paravasationsstelle ausüben
5. i.v. Zugang unter Aspirationsbedingungen entfernen
6. bei Blasen: mit 1 ml-Spritze und s.c.-Kanüle aspirieren, für jeden Aspirationsversuch neues Besteck verwenden
7. die betroffene Extremität hochlagern und ruhig stellen
8. Paravasate-Dokumentationsbogen ausfüllen (Ausdehnung des Paravasates angeben!)
9. Aufklärung und Instruktion des/der Patienten/in sowie der Angehörigen
10. regelmäßige Kontrollen (Nachsorge)

Substanzspezifische Maßnahmen: keine

Cave! nach Paravasation:
1. keine Spülungen des i.v. Zuganges
2. keine feuchten Umschläge
3. keine Alkoholumschläge
4. keine Okklusionsverbände

In der Literatur erwähnter Schädigungstyp:	nicht gewebsschädigend [2,3,7,14]
	gewebsreizend [15,16]
	keine Nekrosewahrscheinlichkeit [4,5]
	gewebsnekrotisierend [8]
In der Literatur erwähnte Symptomatik und Verlauf:	**Initialsymptome:** keine Angaben
	verzögert auftretende Symptome: laut Fachinformation lokale Gewebsschäden [9] – keine näheren Angaben
	Residualbefunde: keine Angaben
In der Literatur erwähnte Maßnahmen:	**mit Behandlungserfolg:** – keine Fälle dokumentiert
	ohne Behandlungserfolg: – keine Fälle dokumentiert
	ohne Angaben des Behandlungserfolges: – 1500 IE Hyaluronidase s.c., Anwendung von Wärme und Druck [3]
	– Kühlung, entzündungshemmende Umschläge, NaCl 0,9% (ohne Angabe der Applikationsart); bei Entzündungen Steroide [6]
	– Kühlung 4 × täglich für 20 Minuten über 3–4 Tage [14]
	– keine spezifische Maßnahme erwähnt [2,4,5,7,8,15,16]
Besondere Hinweise:	Ergebnis der Literaturrecherche: keine klinischen Untersuchungen in Bezug auf Paravasation veröffentlicht
	tierexperimentell: bei unverdünnter i.d. Applikation wurden Ulzerationen beobachtet [1]
	Schmerzen, Phlebitis und Rötungen an der Injektionsstelle bei Bolusapplikationen unverdünnter

Melphalanlösungen (35 PatientInnen) [10] stehen nicht im Zusammenhang mit einer Paravasation; diese Symptome sind wahrscheinlich auf die Hilfsstoffe in der rekonstituierten Lösung (z.B. Ethanol [9]) zurückzuführen

Hypersensibilitätsreaktionen mit einer Inzidenz von 2–3% [4,11], Radiosensibilisierung [13] und Recall-Phänomen nach Radiatio [12,13] sind beschrieben

Conclusio: obwohl Melphalan in der Literatur auch als gewebsnekrotisierend eingestuft wird, ist kein klinischer Fall einer Nekrose nach Paravasation dokumentiert; die Einstufung als gewebsreizend erfolgt aufgrund der Hilfsstoffe in der gelösten Arzneiform

positive Ergebnisse substanzspezifischer Maßnahmen wurden bisher in der Literatur nicht beschrieben; bis zum Vorliegen weiterer Daten können daher substanzspezifische Maßnahmen nicht empfohlen werden

Primärliteratur

[1] Dorr RT, Alberts DS, Soble M: Lack of experimental vesicant activity for the anticancer agents cisplatin, melphalan, and mitoxantrone. Cancer Chemother Pharmacol 16: 91–94, 1986.

Sekundärliteratur

[2] Dorr RT: Pharmacologic management of vesicant chemotherapy extravasations. In: Dorr RT, Von Hoff DD (eds) Cancer Chemotherapy Handbook. Appleton & Lange, 2nd edition: 109–118, 1994.
[3] Stanley A: Managing complications of chemotherapy administration. In: Allwood M, Stanley A, Wright P (eds) The Cytotoxics Handbook. Radcliffe Medical Press, 4th edition: 119–193, 2002.
[4] Schneider G: Paravasate von Zytostatika. Diagnostik und Therapie. Aina S. Schneider Verlag, 6. Auflage: 1–17, 1999.
[5] Dorr RT: Antidotes to vesicant chemotherapy extravasations. Blood Rev 4: 41–60, 1990.
[6] Glaxo-Wellcome, persönliche Mitteilung, Oktober 1998.
[7] Gain M, Melzer S, Meyer-Jürshof A, et al: Allgemeiner Teil: Behandlung von Paravasaten. In: Gain M, et al (Hrsg) ADKA-Zytostatika-Handbuch,

Pharmazeutisch-wissenschaftliche Monographien. Verlag Heiner Biller, Band 1, 2. Auflage: A42–44, 1997.
[8] Mullin S, Beckwith MC, Tyler LS: Prevention and management of antineoplastic extravasation injury. Hosp Pharm 35: 57–76, 2000.
[9] Fachinformation Alkeran® (Deutschland), GlaxoSmithKline, April 2004.
[10] Glaxo Wellcome, persönliche Mitteilung, Oktober 1999.
[11] Schneider SM, Distelhorst CW: Chemotherapy-induced emergencies. Semin Oncol 16: 572–578, 1989.
[12] Koppel RA, Boh EE: Cutaneous reactions to chemotherapeutic agents. Am J Med Sci 321: 327–335, 2001.
[13] Alley E, Green R, Schuchter L: Cutaneous toxicities of cancer therapy. Curr Opin Oncol 14: 212–216, 2002.
[14] Krämer I, Stützle M: Zytostatika-Paravasation – Wie ist vorzugehen? Krankenhauspharmazie 23: 261–268, 2002.
[15] Ener RA, Meglathery SB, Styler M: Extravasation of systemic hematooncological therapies. Ann Oncol 15: 858–862, 2004.
[16] Jordan K, Grothe W, Schmoll HJ: Paravasation von Zytostatika: Prävention und Therapie. Dtsch Med Wochenschr 130: 33–37, 2005.

Zusätzlich wurden folgende Publikationen zum Literaturstudium herangezogen:

– Fenchel K, Karthaus M: Zytostatika-Paravasate – gibt es neue Empfehlungen zum therapeutischen Vorgehen? Wien Med Wochenschr 151: 44–46, 2001.
– Rauh J, Pluntke S, Müller C: Paravenöse Zytostatikainjektion: Prophylaxe und Sofortmaßnahmen im Notfall. MMW Fortschr Med 146: 682–686, 2004.
– Schrijvers DL: Extravasation: a dreaded complication of chemotherapy. Ann Oncol 14: iii26–iii30, 2003.

bearbeitet von Patrizia Fürst-Weger

Methotrexat (z.B. Methotrexat „Ebewe", Methotrexat „Lederle")

KONSENSUS

Schädigungstyp: nicht gewebsschädigend

Therapieempfehlung:
Allgemeine Maßnahmen:
1. Injektion/Infusion sofort stoppen
2. Paravasate-Set holen
3. (sterile) Handschuhe anziehen
4. Infusionsleitung bzw. Spritze durch eine 5 ml-Einmalspritze ersetzen und langsam soviel wie möglich vom Paravasat aspirieren; **Cave!** keinen Druck auf Paravasationsstelle ausüben
5. i.v. Zugang unter Aspirationsbedingungen entfernen
6. die betroffene Extremität hochlagern und ruhig stellen
7. Paravasate-Dokumentationsbogen ausfüllen (Ausdehnung des Paravasates angeben!)
8. Aufklärung und Instruktion des/der Patienten/in sowie der Angehörigen
9. regelmäßige Kontrollen (Nachsorge)

Substanzspezifische Maßnahmen: keine

Cave! nach Paravasation:
1. keine Spülungen des i.v. Zuganges
2. keine feuchten Umschläge
3. keine Alkoholumschläge
4. keine Okklusionsverbände

In der Literatur erwähnter Schädigungstyp:	nicht gewebsschädigend [7,11,12,14,20] kein gewebstoxisches Potential [21] schwach reizend (nicht vesikant) [19] inflammatorisch [8] gewebsreizend [10] keine Nekrosewahrscheinlichkeit [9,18] gewebsnekrotisierend [15,16]
In der Literatur erwähnte Symptomatik und Verlauf:	**Initialsymptome:** keine Angaben **verzögert auftretende Symptome:** keine Angaben **Residualbefunde:** Steifheit, Streckmuskelverlust an den Fingern (1 PatientIn, MOP-Protokoll) [1]; keine bleibende Gewebsschädigung (2 PatientInnen) [6]
In der Literatur erwähnte Maßnahmen:	**mit Behandlungserfolg:** – Eispackungen über 15 Minuten 4 × täglich 1–2 Tage (2 PatientInnen) [6] **ohne Behandlungserfolg:** – 40 Tage nach Paravasation: eine chirurgische Intervention war notwendig (1 PatientIn) [1] **ohne Angabe des Behandlungserfolges:** – bei Paravasation im Rahmen einer Kombinations-Chemotherapie mit Methotrexat und Vinblastin (ohne Angabe zur paravasal verabreichten Substanz): Hyaluronidase und Dexamethason i.d., Kälte (1 PatientIn) [5] – 100 mg Hydrocortison s.c., i.v. und Hydrocortison topisch, Eis oder Kältepack 4 × täglich über 15–20 Minuten [10,16] bzw. intermittierend Eispackungen über 24 Stunden und nach Abklingen der Lokalreaktion Anwendung von Wärme und Druck [8]

- bei lokaler Symptomatik Hydrocortison (1%) oder Heparin topisch [11]

- fakultativ lokale Infiltration von Corticosteroiden, warme Kompressen für 1 Stunde [12]

- Kühlung [15] 4 × täglich für 20 Minuten über 3–4 Tage [21]

- Folsäure (3 mg/5 ml) [24] (keine näheren Angaben zur Applikationsart)

- keine spezifische Maßnahme erwähnt [7,9,14, 18–20]

Besondere Hinweise: ein „Nekrosefall" am Handrücken [1] im Rahmen der Applikation eines MOP-Protokolls – es ist fraglich, ob die entstandene Gewebsschädigung auf Methotrexat zurückzuführen ist

Paravasation größerer Volumina konzentrierter Lösungen (6,65 mg/ml und 13 mg/ml) verlief ohne bleibende Gewebsschädigung (2 PatientInnen) [6]

tierexperimentell: keine Lokalreaktionen nach s.c. und i.d. Applikation von Methotrexat [4]

Hypersensibilitätsreaktionen [22], vor allem bei Hochdosis-Methotrexat-Applikationen [2,3], und Recall-Phänomen nach Radiatio [22,23] stehen nicht im Zusammenhang mit einer Paravasation

Kälte: positive Wirkung für 2 PatientInnen beschrieben [6]

Conclusio: da Methotrexat auch i.m. appliziert wird [13], ist eine gewebsschädigende Wirkung unwahrscheinlich; die Einstufung erfolgt als nicht gewebsschädigend, obwohl Methotrexat in der Literatur auch als gewebsreizend/nekrotisierend eingestuft wird

es sind keine substanzspezifischen Maßnahmen erforderlich

Primärliteratur

[1] Upton J, Mulliken JB, Murray JE: Major intravenous extravasation injuries. Am J Surg 137: 497–506, 1979.
[2] Gluck-Kuyt I, Irwin LE: Anaphylactic reaction to high-dose methotrexate. Cancer Treat Rep 63: 797–798, 1979.
[3] Goldberg NH, Romolo JL, Austin EH, et al: Anaphylactoid type reactions in two patients receiving high dose intravenous methotrexate. Cancer 41: 52–55, 1978.
[4] Barr RD, Benton SG, Belbeck LW: Soft-tissue necrosis induced by extravasated cancer chemotherapeutic agents. J Natl Cancer Inst 66: 1129–1136, 1981.
[5] Krämer I: Zehn Jahre Dokumentation von Zytostatika-Paravasat-Ereignissen: Auswertung von 175 Paravasate-Dokumentationen. Krankenhauspharmazie 23: 269–274, 2002.
[6] Ang TS, Siderov J: Extravasation of high-dose methotrexate: a case of nothing. Aust J Hosp Pharm 28: 430–431, 1998.

Sekundärliteratur

[7] Dorr RT: Pharmacologic management of vesicant chemotherapy extravasations. In: Dorr RT, Von Hoff DD (eds) Cancer Chemotherapy Handbook. Appleton & Lange, 2nd edition: 109–118, 1994.
[8] Stanley A: Managing complications of chemotherapy administration. In: Allwood M, Stanley A, Wright P (eds) The Cytotoxics Handbook. Radcliffe Medical Press, 4th edition: 119–193, 2002.
[9] Schneider G: Paravasate von Zytostatika. Diagnostik und Therapie. Aina S. Schneider Verlag, 6. Auflage: 1–17, 1999.
[10] Gain M, Melzer S, Meyer-Jürshof A, et al: Allgemeiner Teil: Behandlung von Paravasaten. In: Gain M, et al (Hrsg) ADKA-Zytostatika-Handbuch, Pharmazeutisch-wissenschaftliche Monographien. Verlag Heiner Biller, Band 1, 2. Auflage: A42–44, 1997.
[11] Cox K, Stuart-Harris R, Abdini G, et al: The management of cytotoxic-drug extravasation: guide-lines drawn up by a working party for the Clinical Oncological Society of Australia. Med J Aust 148: 185–189, 1988.
[12] Ignoffo RJ, Friedman MA: Therapy of local toxicities caused by extravasation of cancer chemotherapeutic drugs. Cancer Treat Rev 7: 17–27, 1980.
[13] Fachinformation Methotrexat „Ebewe"10mg/ml (Österreich), Ebewe, Juli 2004.
[14] Schneider SM, Distelhorst CW: Chemotherapy-induced emergencies. Semin Oncol 16: 572–578, 1989.
[15] Berdel WE, Schmoll HJ, Büchele T, et al: Prävention und Therapie von Paravasaten/Extravasaten. In: Schmoll HJ, Höffken K, Possinger K (Hrsg) Kompendium Internistische Onkologie. Standards in Diagnostik und Therapie. Springer, Teil 1, 3. Auflage: 1689–1701, 1999.
[16] Donislawski S, Gain M, Meyer-Jürshof A, et al: Methotrexat: Behandlung von Paravasaten. In: Donislawski S, et al (Hrsg) ADKA-Zytostatika-Hand-

buch, Pharmazeutisch-wissenschaftliche Monographien. Verlag Heiner Biller, Band 2: 43, 1994.
[17] Dorr RT, Von Hoff DD: Drug monographs: methotrexate. In: Dorr RT, Von Hoff DD (eds) Cancer Chemotherapy Handbook. Appleton & Lange, 2nd edition: 692–705, 1994.
[18] Dorr RT: Antidotes to vesicant chemotherapy extravasations. Blood Rev 4: 41–60, 1990.
[19] Barth J: Paravasate und deren Behandlung. In: Barth J (Hrsg) Zytostatika-Herstellung in der Apotheke. Deutscher Apotheker Verlag, Kap. VI-3: 1–9, 2000.
[20] Jordan K, Grothe W, Schmoll HJ: Paravasation von Zytostatika: Prävention und Therapie. Dtsch Med Wochenschr 130: 33–37, 2005.
[21] Krämer I, Stützle M: Zytostatika-Paravasation – Wie ist vorzugehen? Krankenhauspharmazie 23: 261–268, 2002.
[22] Koppel RA, Boh EE: Cutaneous reactions to chemotherapeutic agents. Am J Med Sci 321: 327–335, 2001.
[23] Alley E, Green R, Schuchter L: Cutaneous toxicities of cancer therapy. Curr Opin Oncol 14: 212–216, 2002.
[24] Otto J, Goebell PJ, Otto T: Urologischer Notfall in der Onkologie. Der Onkologe 10: 351–357, 2004.

Zusätzlich wurden folgende Publikationen zum Literaturstudium herangezogen:

– Fenchel K, Karthaus M: Zytostatika-Paravasate – gibt es neue Empfehlungen zum therapeutischen Vorgehen? Wien Med Wochenschr 151: 44–46, 2001.
– Khan MS, Holmes JD: Reducing the morbidity from extravasation injuries. Ann Plast Surg 48: 628–632, 2002.
– Rauh J, Pluntke S, Müller C: Paravenöse Zytostatikainjektion: Prophylaxe und Sofortmaßnahmen im Notfall. MMW Fortschr Med 146: 682–686, 2004.
– Schrijvers DL: Extravasation: a dreaded complication of chemotherapy. Ann Oncol 14: iii26–iii30, 2003.

bearbeitet von Sabine Wassertheurer

Mitomycin C (z.B. Mitomycin C „Kyowa")

KONSENSUS

Schädigungstyp: gewebsnekrotisierend

Therapieempfehlung:

Allgemeine Maßnahmen:
1. Injektion/Infusion sofort stoppen
2. Paravasate-Set holen
3. (sterile) Handschuhe anziehen
4. Infusionsleitung bzw. Spritze durch eine 5 ml-Einmalspritze ersetzen und langsam soviel wie möglich vom Paravasat aspirieren; **Cave!** keinen Druck auf Paravasationsstelle ausüben
5. i.v. Zugang unter Aspirationsbedingungen entfernen
6. bei Blasen: mit 1 ml-Spritze und s.c.-Kanüle aspirieren, für jeden Aspirationsversuch neues Besteck verwenden
7. die betroffene Extremität hochlagern und ruhig stellen
8. **substanzspezifische Maßnahmen** einleiten
9. auf adäquate Schmerztherapie ist zu achten
10. Paravasate-Dokumentationsbogen ausfüllen (Ausdehnung des Paravasates angeben!)
11. Aufklärung und Instruktion des/der Patienten/in sowie der Angehörigen
12. regelmäßige Kontrollen (Nachsorge)
13. in jedem Fall so rasch wie möglich, längstens innerhalb von 24 Stunden einen (plastischen) Chirurgen konsultieren

Substanzspezifische Maßnahmen:

DMSO:
1. 99%ige DMSO-Lösung alle 8 Stunden steril (z.B. mit sterilem Kugeltuper) ohne Druck auftragen
2. an der Luft trocknen lassen – **Cave!** nicht abdecken
3. Anwendung über mindestens 7 Tage

unmittelbar anschließend trockene Kälte:
1. initial mindestens 1 Stunde kühlen (z.B. mit Cold-Hot Pack)
2. weiterführend mehrmals täglich über jeweils 15 Minuten kühlen

> **Cave! nach Paravasation:**
> 1. keine Spülungen des i.v. Zuganges
> 2. keine feuchten Umschläge
> 3. keine Alkoholumschläge
> 4. keine Okklusionsverbände

In der Literatur erwähnter Schädigungstyp:	gewebsnekrotisierend [1,2,8–12,17–28,30,31]
In der Literatur erwähnte Symptomatik und Verlauf:	**Initialsymptome:** keine Schmerzen, Erythem (1 PatientIn) [14] **verzögert auftretende Symptome:** schmerzhafte Zellulitis (1 PatientIn) [3], nach 7 Tagen Blasenbildung, Erythem, Ulzeration (1 PatientIn) [14], Nekrosen (14 PatientInnen) [1,2,8,10], Symptome manchmal erst nach Monaten, selten Läsionen distal der Injektionsstelle, die sich über Wochen ausbreiten [31] **Residualbefunde:** Induration (1 PatientIn) [4]
In der Literatur erwähnte Maßnahmen:	**mit Behandlungserfolg:** – Infiltration von Pyridoxinhydrochlorid (10%) (ca. 6 PatientInnen), bei verzögertem Therapiebeginn Ausbildung einer Nekrose (2 PatientInnen) [1] – 4 Tropfen DMSO (99%) pro 10 cm² Hautoberfläche lokal auftragen (Behandlungsfläche: doppelte Größe des Paravasatbereichs), alle 8 Stunden über 1 Woche bzw. bis zum vollständigen Abklingen der Beschwerden; lokale Kühlung über 60 Minuten, alle 8 Stunden über 3 Tage (Cold-Hot Pack) (4 PatientInnen [3,17] bzw. 5 PatientInnen [4]) – 5–90 Minuten nach Paravasation: Infiltration von 500 mg Hydrocortison, Applikation von Betamethason-Gentamicin-Salbe alle 12 Stunden über 2 Tage, dann alle 24 Stunden bis zur

vollständigen Abheilung (3 bzw. 4 PatientInnen) [5, 6]; mehr als 5 Tage nach Paravasation: Applikation einer keratolytischen salicylsäurehältigen Salbe über 5 Stunden (2 PatientInnen) [5]; zusätzliche Infiltration von Natriumthiosulfat-Lösung (2%) mit anschließendem Einmassieren verkürzte die Zeit des Abheilens von 11 auf 4 Tage (3 PatientInnen) [6]

- DMSO (90%) und α-Tocopherol (10%) topisch alle 12 Stunden über 48 Stunden (1 PatientIn) [7]

- 100 mg Hydrocortison s.c. [10]

- DMSO (99%) 2 × täglich über 7–14 Tage (2 PatientInnen) [12]

- Hydrocortison, Eispackung [14]

ohne Behandlungserfolg:
- Injektion von 300 mg Hydrocortison, Applikation von Kenalog (Squibb) 0,1% 3 × täglich, Polyethylen-Verband; eine chirurgische Intervention war notwendig (1 PatientIn) [2]

- konservative Maßnahmen (Antibiotika, lokale Corticosteroide) nicht ausreichend, chirurgische Interventionen erforderlich, teilweise bleibende Funktionseinschränkungen (8 PatientInnen) [8]

- 2 ml DMSO einmalig auftragen; eine chirurgische Intervention war notwendig (1 PatientIn) [14]

ohne Angabe des Behandlungserfolges:
- DMSO topisch alle 6–8 Stunden über mindestens einige Tage [17]

- Eiskühlung 1–3 Tage, DMSO (70–100%) alle 3–4 Stunden über 3–14 Tage lokal auftragen, rechtzeitige Konsultation eines plastischen Chirurgen [18]

- DMSO alle 6 Stunden über 1–2 Wochen lokal auftragen [19]

- Infiltration von 4 ml Natriumthiosulfat (4%) oder 1 ml Ascorbinsäure-Lösung (5%), fakultativ lokale Infiltration von Corticosteroiden, warme Kompressen für 1 Stunde [20]

- Infiltration von 5000 IE Heparin in 5 ml NaCl 0,9%; DMSO topisch alle 6 Stunden über einige Tage [21]

- 1,5 ml DMSO (50–99%) alle 6 Stunden über 14 Tage lokal auftragen [22,26]

- am ersten Tag DMSO alle 2 Stunden, Hydrocortison (1%) topisch, kalte Kompressen für 30 Minuten, anschließend über 14 Tage alternierend DMSO bzw. Hydrocortison im Abstand von 3 Stunden verabreichen [23]

- DMSO (99%) auf Gebiet der doppelten Größe des Paravasates auftragen, alle 6 Stunden über 14 Tage, eventuell Eispackung für 15 Minuten alle 6 Stunden für 2 Tage [24]

- 1–2 ml DMSO (50–100%) einmalig lokal auftragen [25]

- 100 mg Hydrocortison s.c. und i.v., DMSO (70–100%) alle 3–4 Stunden über 14 Tage (mindestens 3 Tage) lokal auftragen, Eis oder Kältepack 4× täglich über 15–20 Minuten, Hydrocortison topisch [27]

- trockene Kälte initial für 1 Stunde, anschließend mehrmals täglich über 15 Minuten; DMSO (99%) alle 8 Stunden über 8 Tage; zwischen Kälte und DMSO therapiefreies Intervall einhalten [30]

- 1–2 ml DMSO (50–99%) auf Gebiet der doppelten Größe des Paravasates auftragen, alle 6–8 Stunden über 7–14 Tage [31]

Mitomycin C

- 5–6 ml Natriumthiosulfat (4%) durch den Zugang, 0,4–0,8 ml pro Injektionsstelle periläsional s.c., nach einigen Stunden s.c. Gabe wiederholen, Nachbehandlung mit DMSO (70–90%) alle 6 Stunden über 3–14 Tage [28]

- 1,6 ml Natriumthiosulfat (25%) in 3 ml Aqua ad inj., kalte Kompressen [29]

- kalte Kompressen über 24 Stunden (1 PatientIn) [34]

Besondere Hinweise: verzögertes Auftreten von Ulzerationen:
- 3 Monate nach Paravasation, eventuell durch starke Sonnenbestrahlung [10] oder durch Genuss von Alkohol [13] ausgelöst

- Wochen nach Paravasation entwickelte sich nach einer weiteren Mitomycin C-Infusion an anderer Applikationsstelle erneut eine Ulzeration (Recall-Phänomen) [2,12]

- Ulzerationen und Nekrosen Tage bis Wochen nach unauffällig verlaufener Applikation ohne Hinweise auf Paravasat (8 bzw. 2 PatientInnen) [15,16]

Photosensibilisierung [32,33], Radiosensibilisierung sowie Recall-Phänomen nach Radiatio, Recall der Hauttoxizität [32] beschrieben

Hyperpigmentationen [16] und Hypersensitivitätsreaktionen [33] stehen nicht im Zusammenhang mit einer Paravasation

Corticosteroide: positive Wirkung fraglich, Entzündung steht nicht im Vordergrund [17,18], zum Teil Ausbleiben des Behandlungserfolges bei alleiniger Anwendung [2] (siehe Kapitel „Histopathologische Untersuchungen")

DMSO und Kälte: Berichte über die positive Wirkung zur Verhinderung von Nekrosen liegen vor [3,4]

Gentamicin: lediglich Sekundärinfektionsprophylaxe, keine kausale Paravasatetherapie

Natriumthiosulfat: positive Wirkung nicht ausreichend belegt – invasive Maßnahme! [5]

Pyridoxinhydrochlorid: Injektionen sind besonders schmerzhaft; positive Wirkung von DMSO (und Kälte) besser belegt [3,4,12]

α-Tocopherol: positive Wirkung nicht ausreichend belegt [7]

Conclusio: aufgrund zahlreicher Berichte über Nekrosen wird Mitomycin C als gewebsnekrotisierend eingestuft

es werden die bewährten, nicht invasiven Maßnahmen DMSO und Kälte empfohlen

Primärliteratur

[1] Rentschler R, Wilbur D: Pyridoxine: a potential local antidote for mitomycin-C extravasation. J Surg Oncol 37: 269–271, 1988.
[2] Argenta LC, Manders EK: Mitomycin C extravasation injuries. Cancer 51: 1080–1082, 1983.
[3] Bertelli G, Dini D, Forno G, et al: Dimethylsulphoxide and cooling after extravasation of antitumour agents. Lancet 341: 1098–1099, 1993.
[4] Bertelli G, Gozza A, Forno GB, et al: Topical dimethylsulfoxide for the prevention of soft tissue injury after extravasation of vesicant cytotoxic drugs: a prospective clinical study. J Clin Oncol 13: 2851–2855, 1995.
[5] Tsavaris NB, Komitsopoulou P, Karagiaouris P, et al: Prevention of tissue necrosis due to accidental extravasation of cytostatic drugs by a conservative approach. Cancer Chemother Pharmacol 30: 330–333, 1992.
[6] Tsavaris NB, Karagiaouris P, Tzannou I, et al: Conservative approach to the treatment of chemotherapy-induced extravasation. J Dermatol Surg Oncol 16: 519–522, 1990.
[7] Ludwig CU, Stoll HR, Obrist R, et al: Prevention of cytotoxic drug induced skin ulcers with dimethyl sulfoxide (DMSO) and α-tocopherole. Eur J Cancer Clin Oncol 23: 327–329, 1987.
[8] Khanna AK, Khanna A, Asthana AK, et al: Mitomycin C extravasation ulcers. J Surg Oncol 28: 108–110, 1985.
[9] Bowers DG, Lynch JB: Adriamycin extravasation. Plast Reconstr Surg 61: 86–92, 1978.

[10] Fuller B, Lind M, Bonomi P: Mitomycin C extravasation exacerbated by sunlight. Ann Intern Med 94: 542, 1981.
[11] Moertel CG, Reitemeier RJ, Hahn RG: Mitomycin C therapy in advanced gastrointestinal cancer. JAMA 204: 111–114, 1968.
[12] Alberts DS, Dorr RT: Case report: topical DMSO for mitomycin-C-induced skin ulceration. Oncol Nurs Forum 18: 693–695, 1991.
[13] Aizawa H, Tagami H: Delayed tissue necrosis due to mitomycin C. Acta Derm Venereol 67: 364–366, 1987.
[14] Herrera D, Burnham N: DMSO and extravasation of mitomycin. Oncol Nurs Forum 16: 155, 1989.
[15] Wood HA, Ellerhorst-Ryan JM: Delayed adverse skin reactions associated with mitomycin-C administration. Oncol Nurs Forum 11: 14–18, 1984.
[16] Bartkowski-Dodds L, Reville B: Extensive tissue ulceration due to apparent sensitivity reactions to mitomycin. Cancer Treat Rep 69: 925–927, 1985.

Sekundärliteratur

[17] Bertelli G: Prevention and management of extravasation of cytotoxic drugs. Drug Safety 12: 245–255, 1995.
[18] Schneider G: Paravasate von Zytostatika. Diagnostik und Therapie. Aina S. Schneider Verlag, 6. Auflage: 1–17, 1999.
[19] Krämer I, Stützle M: Zytostatika-Paravasation – Wie ist vorzugehen? Krankenhauspharmazie 23: 261–268, 2002.
[20] Ignoffo RJ, Friedman MA: Therapy of local toxicities caused by extravasation of cancer chemotherapeutic drugs. Cancer Treat Rev 7: 17–27, 1980.
[21] Gain M, Melzer S, Meyer-Jürshof A, et al: Mitomycin: Behandlung von Paravasaten. In: Gain M, et al (Hrsg) ADKA-Zytostatika-Handbuch, Pharmazeutisch-wissenschaftliche Monographien. Verlag Heiner Biller, Band 1, 2. Auflage: 35, 1997.
[22] Dorr RT: Pharmacologic management of vesicant chemotherapy extravasations. In: Dorr RT, Von Hoff DD (eds) Cancer Chemotherapy Handbook. Appleton & Lange, 2nd edition: 109–118, 1994.
[23] Stanley A: Managing complications of chemotherapy administration. In: Allwood M, Stanley A, Wright P (eds) The Cytotoxics Handbook. Radcliffe Medical Press, 4th edition: 119–193, 2002.
[24] Mullin S, Beckwith MC, Tyler LS: Prevention and management of antineoplastic extravasation injury. Hosp Pharm 35: 57–76, 2000.
[25] Schneider SM, Distelhorst CW: Chemotherapy-induced emergencies. Semin Oncol 16: 572–578, 1989.
[26] Dorr RT: Antidotes to vesicant chemotherapy extravasations. Blood Rev 4: 41–60, 1990.
[27] Gain M, Melzer S, Meyer-Jürshof A, et al: Allgemeiner Teil: Behandlung von Paravasaten. In: Gain M, et al (Hrsg) ADKA-Zytostatika-Handbuch, Pharmazeutisch-wissenschaftliche Monographien. Verlag Heiner Biller, Band 1, 2. Auflage: A42–44, 1997.

[28] Barth J: Paravasate und deren Behandlung. In: Barth J (Hrsg) Zytostatika-Herstellung in der Apotheke. Deutscher Apotheker Verlag, Kap. VI-3: 1–9, 2000.
[29] Cox K, Stuart-Harris R, Abdini G, et al: The management of cytotoxic-drug extravasation: guidelines drawn up by a working party for the Clinical Oncological Society of Australia. Med J Aust 148: 185–189, 1988.
[30] Jordan K, Grothe W, Schmoll HJ: Paravasation von Zytostatika: Prävention und Therapie. Dtsch Med Wochenschr 130: 33–37, 2005.
[31] Ener RA, Meglathery SB, Styler M: Extravasation of systemic hemato-oncological therapies. Ann Oncol 15: 858–862, 2004.
[32] Koppel RA, Boh EE: Cutaneous reactions to chemotherapeutic agents. Am J Med Sci 321: 327–335, 2001.
[33] Alley E, Green R, Schuchter L: Cutaneous toxicities of cancer therapy. Curr Opin Oncol 14: 212–216, 2002.
[34] Langstein HN, Duman H, Seelig D, et al: Retrospective study of the management of chemotherapeutic injury. Ann Plast Surg 49: 369–374, 2002.

Zusätzlich wurden folgende Publikationen zum Literaturstudium herangezogen:

– Averbuch SD, Boldt M, Gaudiano G, et al: Experimental chemotherapy-induced skin nekrosis in swine. J Clin Invest 81: 142–148, 1988.
– Dorr RT, Soble MJ, Liddil JD, et al: Mitomycin C skin toxicity studies in mice: reduced ulceration and altered pharmacokinetics with topical dimethyl sulfoxide. J Clin Oncol 4: 1399–1404, 1986.
– Fenchel K, Karthaus M: Zytostatika-Paravasate – gibt es neue Empfehlungen zum therapeutischen Vorgehen? Wien Med Wochenschr 151: 44–46, 2001.
– Hahn SM, Sullivan FJ, De Luca AM, et al: Protection of mitomycin C induced skin extravasation with the nitroxide, 3-carbamoyl-proxyl (3-CP). Int J Oncol 10: 119–123, 1997.
– Ignoffo RJ, Tomlin W, Rubinstein E, et al: A model for skin toxicity of antineoplastic drugs: doxorubicin (DOX), mitomycin-C (MMC), and vincristine (VCR). Clin Res 29: 437A, 1981.
– Johnston-Early A, Cohen MH: Mitomycin C-induced skin ulceration remote from infusion site. Cancer Treat Rep 65: 529, 1981.
– Kassner E: Evaluation and treatment of chemotherapy extravasation injuries. J Pediatr Oncol Nurs 17: 135–148, 2000.
– Krämer I: Zehn Jahre Dokumentation von Zytostatika-Paravasat-Ereignissen: Auswertung von 175 Paravasate-Dokumentationen. Krankenhauspharmazie 23: 269–274, 2002.
– Krämer I: Onkologische Pharmazie. In: Jaehde U, Radziwill R, Mühlebach S, et al (Hrsg) Lehrbuch der Klinischen Pharmazie. Wissenschaftliche Verlagsgesellschaft mbH, 2. Auflage: 307–336, 2003.
– Kurul S, Saip P, Aydin T: Totally implantable venous-access ports: local problems and extravasation injury. Lancet Oncol 3: 684–692, 2002.

- Loth TS, Eversmann WW: Treatment methods for extravasations of chemotherapeutic agents: a comparative study. J Hand Surg 11A: 388–396, 1986.
- Otto J, Goebell PJ, Otto T: Urologischer Notfall in der Onkologie. Der Onkologe 10: 351–357, 2004.
- Rauh J, Pluntke S, Müller C: Paravenöse Zytostatikainjektion: Prophylaxe und Sofortmaßnahmen im Notfall. MMW Fortschr Med 146: 682–686, 2004.
- Schrijvers DL: Extravasation: a dreaded complication of chemotherapy. Ann Oncol 14: iii26–iii30, 2003.

bearbeitet von Elisabeth Nogler-Semenitz

Mitoxantron (z.B. Mitoxantron „Ebewe", Novantron®)

KONSENSUS

Schädigungstyp: gewebsnekrotisierend

Therapieempfehlung:

Allgemeine Maßnahmen:
1. Injektion/Infusion sofort stoppen
2. Paravasate-Set holen
3. (sterile) Handschuhe anziehen
4. Infusionsleitung bzw. Spritze durch eine 5 ml-Einmalspritze ersetzen und langsam soviel wie möglich vom Paravasat aspirieren; **Cave!** keinen Druck auf Paravasationsstelle ausüben
5. i.v. Zugang unter Aspirationsbedingungen entfernen
6. bei Blasen: mit 1 ml-Spritze und s.c.-Kanüle aspirieren, für jeden Aspirationsversuch neues Besteck verwenden
7. die betroffene Extremität hochlagern und ruhig stellen
8. **substanzspezifische Maßnahmen** einleiten
9. auf adäquate Schmerztherapie ist zu achten
10. Paravasate-Dokumentationsbogen ausfüllen (Ausdehnung des Paravasates angeben!)
11. Aufklärung und Instruktion des/der Patienten/in sowie der Angehörigen
12. regelmäßige Kontrollen (Nachsorge)
13. in jedem Fall so rasch wie möglich, längstens innerhalb von 24 Stunden einen (plastischen) Chirurgen konsultieren.

Substanzspezifische Maßnahmen:

DMSO:
1. 99%ige DMSO-Lösung alle 8 Stunden steril (z.B. mit sterilem Kugeltupfer) ohne Druck auftragen
2. an der Luft trocknen lassen – **Cave!** nicht abdecken
3. Anwendung über mindestens 7 Tage

unmittelbar anschließend trockene Kälte:
1. initial mindestens 1 Stunde kühlen (z.B. mit Cold-Hot Pack)
2. weiterführend mehrmals täglich über jeweils 15 Minuten kühlen

> **Cave! nach Paravasation:**
> 1. keine Spülungen des i.v. Zuganges
> 2. keine feuchten Umschläge
> 3. keine Alkoholumschläge
> 4. keine Okklusionsverbände

In der Literatur erwähnter Schädigungstyp:	nicht gewebsschädigend [18]
	gewebsreizend [12] und/oder schwach gewebsnekrotisierend in großen Mengen und hohen Konzentrationen [16]
	gewebsreizend, selten nekrotisierend [15]
	„exfoliant" [13]
	niedrige Nekrosewahrscheinlichkeit [11,14,22]
	gewebsnekrotisierend [1,2,6,10,19]
In der Literatur erwähnte Symptomatik und Verlauf:	**Initialsymptome:** Schwellung [2 (1 PatientIn),9], Erythem [9]
	verzögert auftretende Symptome: am Tag nach der Paravasation Schmerzen, nach (1 bzw. 3) Woche(n) Nekrose (jeweils 1 PatientIn) [1,2,6], reversible Blaufärbung der Haut [14 (1 PatientIn),8]
	Residualbefunde: keine Angaben
	Einzelfallbericht: keine Reaktionen bei sehr geringer Dosierung von 1,2 mg/m^2 in einer Phase I-Studie (1 PatientIn) [7]
In der Literatur erwähnte Maßnahmen:	**mit Behandlungserfolg:** – 4 Tropfen DMSO (99%) pro 10 cm^2 Hautoberfläche lokal auftragen (Behandlungsfläche: doppelte Größe des Paravasatbereichs), alle 8 Stunden über 1 Woche bzw. bis zum vollständigen Abklingen der Beschwerden; lokale Kühlung über 60 Minuten, alle 8 Stunden über 3 Tage (Cold-Hot-Pack) (12 PatientInnen [3] bzw. 10 PatientInnen [4,10])

- 5–90 Minuten nach Paravasation: Infiltration von 500 mg Hydrocortison, Applikation von Betamethason-Gentamicin-Salbe alle 12 Stunden über 2 Tage, dann alle 24 Stunden bis zur vollständigen Abheilung (5 PatientInnen) [5]; mehr als 5 Tage nach Paravasation: Applikation einer keratolytischen salicylsäurehältigen Salbe über 5 Stunden (2 PatientInnen) [5]

ohne Behandlungserfolg:
- Verabreichung von 10 ml NaCl 0,9% durch liegenden Katheter (1 PatientIn) [1]

- keine Maßnahmen; einige Wochen nach Paravasation war eine chirurgische Intervention notwendig [2,14]

- Eispackung (1 PatientIn) [6]

ohne Angabe des Behandlungserfolges:
- 100 mg Hydrocortison s.c. und i.v., Hydrocortison topisch, Eispackungen. DMSO 4 × täglich über 5–7 Tage, kann alternierend mit Hydrocortison topisch verabreicht werden [13]

- bei lokaler Symptomatik Hydrocortison (1%) oder Heparin topisch sowie kalte (entweder einmalig über 45 Minuten oder 20 Minuten pro Tag über 3 Tage) oder warme Kompressen [19]

- Kühlung 4 × täglich für 20 Minuten über 3–4 Tage [20]

- trockene Kälte initial für 1 Stunde, anschließend mehrmals täglich über 15 Minuten; DMSO (99%) alle 8 Stunden über 8 Tage; zwischen Kälte und DMSO therapiefreies Intervall einhalten [21]

- Hydrocortison i.v., s.c. und topisch, Kühlung oder DMSO lokal und intermittierende Kühlung [12]

- keine spezifische Maßnahme erwähnt [11,14–16,18]

Besondere Hinweise: das Auftreten einer Phlebitis ist möglich [7,17] und steht nicht im Zusammenhang mit einer Paravasation

Hypersensitivitätsreaktionen [23] stehen nicht in Zusammenhang mit einer Paravasation

Corticosteroide: positive Wirkung fraglich, Entzündung steht nicht im Vordergrund [10,11] (siehe Kapitel „Histopathologische Untersuchungen")

DMSO und Kälte: Berichte über die positive Wirkung zur Verhinderung von Nekrosen liegen vor [3,4] Cave! lokale Kälteanwendung allein ist nicht ausreichend [6]

Gentamicin: lediglich Sekundärinfektionsprophylaxe, keine kausale Paravasatetherapie

Conclusio: die Zuordnung des Schädigungstyps von Mitoxantron erfolgt in der Literatur kontroversiell; im Fall des Ausbleibens von therapeutischen Interventionen [2] oder aufgrund nicht adäquater Maßnahmen [1,6] sind jedoch schwerwiegende Nekrosen beschrieben; die Einstufung erfolgt daher als gewebsnekrotisierend

aufgrund der positiven Erfahrungen mit DMSO und Kälte nach Paravasationen bei anderen DNA-interkalierenden Substanzen werden als substanzspezifische, nicht invasive Maßnahmen DMSO und Kälte empfohlen

Primärliteratur

[1] Levin M, Caravone D, Geiser C: Mitoxantrone extravasation and tissue necrosis. Am J Health-Syst Pharm 53: 1192–1194, 1996.
[2] Peters FT, Beijnen JH, Huinink WW: Mitoxantrone extravasation injury. Cancer Treat Rep 71: 992–993 1987.
[3] Bertelli G, Gozza A, Forno GB, et al: Topical dimethylsulfoxide for the prevention of soft tissue injury after extravasation of vesicant cytotoxic drugs: a prospective clinical study. J Clin Oncol 13: 2851–2855, 1995.

[4] Bertelli G, Dini D, Forno G, et al: Dimethylsulphoxide and cooling after extravasation of antitumour agents. Lancet 341: 1098–1099, 1993.
[5] Tsavaris NB, Karagiaouris P, Tzannou I, et al: Conservative approach to the treatment of chemotherapy-induced extravasation. J Dermatol Surg Oncol 16: 519–522, 1990.
[6] Kara M, Ross DC: Severe soft tissue necrosis after extravasation of mitoxantrone: case report. Can J Plast Surg 6: 204–206, 1998.
[7] Von Hoff DD, Pollard E, Kuhn J, et al: Phase I clinical investigation of 1,4-dihydroxy-5,8-bis {{{2-[(2-hydroxyethyl)amino]ethyl}amino}}-9,10-anthracenedione dihydrochloride (NSC 301739), a new anthracenedione. Cancer Res 40: 1516–1518, 1980.
[8] Alberts DS, Griffith KS, Goodman GE, et al: Phase I clinical trial of mitoxantrone: a new anthracenedione anticancer drug. Cancer Chemother Pharmacol 5: 11–15, 1980.

Sekundärliteratur

[9] Posner LE, Dukart G, Goldberg J, et al: Mitoxantrone: an overview of safety and toxicity. Invest New Drugs 3: 123–132, 1985.
[10] Bertelli G: Prevention and management of extravasation of cytotoxic drugs. Drug Safety 12: 245–255, 1995.
[11] Schneider G: Paravasate von Zytostatika. Diagnostik und Therapie. Aina S. Schneider Verlag, 6. Auflage: 1–17, 1999.
[12] Gain M, Melzer S, Meyer-Jürshof A, et al: Mitoxantron: Behandlung von Paravasaten. In: Gain M, et al (Hrsg) ADKA-Zytostatika-Handbuch, Pharmazeutisch-wissenschaftliche Monographien. Verlag Heiner Biller, Band 7, 38: 2003.
[13] Stanley A: Managing complications of chemotherapy administration. In: Allwood M, Stanley A, Wright P (eds) The Cytotoxics Handbook. Radcliffe Medical Press, 4th edition: 119–193, 2002.
[14] Dorr RT: Antidotes to vesicant chemotherapy extravasations. Blood Rev 4: 41–60, 1990.
[15] Mullin S, Beckwith MC, Tyler LS: Prevention and management of antineoplastic extravasation injury. Hosp Pharm 35: 57–76, 2000.
[16] Dorr RT: Pharmacologic management of vesicant chemotherapy extravasations. In: Dorr RT, Von Hoff DD (eds) Cancer Chemotherapy Handbook. Appleton & Lange, 2nd edition: 109–118, 1994.
[17] Dorr RT, Von Hoff DD: Drug monographs: mitoxantrone hydrochloride. In: Dorr RT, Von Hoff DD (eds) Cancer Chemotherapy Handbook. Appleton & Lange, 2nd edition: 730–735, 1994.
[18] Schneider SM, Distelhorst CW: Chemotherapy-induced emergencies. Semin Oncol 16: 572–578, 1989.
[19] Cox K, Stuart-Harris R, Abdini G, et al: The management of cytotoxic-drug extravasation: guide-lines drawn up by a working party for the Clinical Oncological Society of Australia. Med J Aust 148: 185–189, 1988.

[20] Krämer I, Stützle M: Zytostatika-Paravasation – Wie ist vorzugehen? Krankenhauspharmazie 23: 261–268, 2002.
[21] Jordan K, Grothe W, Schmoll HJ: Paravasation von Zytostatika: Prävention und Therapie. Dtsch Med Wochenschr 130: 33–37, 2005.
[22] Ener RA, Meglathery SB, Styler M: Extravasation of systemic hemato-oncological therapies. Ann Oncol 15: 858–862, 2004.
[23] Alley E, Green R, Schuchter L: Cutaneous toxicities of cancer therapy. Curr Opin Oncol 14: 212–216, 2002.

Zusätzlich wurden folgende Publikationen zum Literaturstudium herangezogen:

- Albanell J, Baselga J: Systemic therapy emergencies. Semin Oncol 27: 347–361, 2000.
- Dorr RT, Alberts DS, Soble M: Lack of experimental vesicant activity for the anticancer agents cisplatin, melphalan, and mitoxantrone. Cancer Chemother Pharmacol 16: 91–94, 1986.
- Fenchel K, Karthaus M: Zytostatika-Paravasate – gibt es neue Empfehlungen zum therapeutischen Vorgehen? Wien Med Wochenschr 151: 44–46, 2001.
- Koppel RA, Boh EE: Cutaneous reactions to chemotherapeutic agents. Am J Med Sci 321: 327–335, 2001.
- Krämer I: Zehn Jahre Dokumentation von Zytostatika-Paravasat-Ereignissen: Auswertung von 175 Paravasate-Dokumentationen. Krankenhauspharmazie 23: 269–274, 2002.
- Krämer I: Onkologische Pharmazie. In: Jaehde U, Radziwill R, Mühlebach S, et al (Hrsg) Lehrbuch der Klinischen Pharmazie. Wissenschaftliche Verlagsgesellschaft mbH, 2. Auflage: 307–336, 2003.
- Kurul S, Saip P, Aydin T: Totally implantable venous-access ports: local problems and extravasation injury. Lancet Oncol 3: 684–692, 2002.
- Rauh J, Pluntke S, Müller C: Paravenöse Zytostatikainjektion: Prophylaxe und Sofortmaßnahmen im Notfall. MMW Fortschr Med 146: 682–686, 2004.

bearbeitet von Elisbeth Nogler-Semenitz

Nimustin (z.B. ACNU®)

KONSENSUS

Schädigungstyp: nicht gewebsschädigend

Therapieempfehlung:

Allgemeine Maßnahmen
1. Injektion/Infusion sofort stoppen
2. Paravasate-Set holen
3. (sterile) Handschuhe anziehen
4. Infusionsleitung bzw. Spritze durch eine 5 ml-Einmalspritze ersetzen und langsam soviel wie möglich vom Paravasat aspirieren; **Cave!** keinen Druck auf Paravasationsstelle ausüben
5. i.v. Zugang unter Aspirationsbedingungen entfernen
6. die betroffene Extremität hochlagern und ruhig stellen
7. Paravasate-Dokumentationsbogen ausfüllen (Ausdehnung des Paravasates angeben!)
8. Aufklärung und Instruktion des/der Patienten/in sowie der Angehörigen
9. regelmäßige Kontrollen (Nachsorge)

Substanzspezifische Maßnahmen: keine

Cave! nach Paravasation:
1. keine Spülungen des i.v. Zuganges
2. keine feuchten Umschläge
3. keine Alkoholumschläge
4. keine Okklusionsverbände

In der Literatur erwähnter Schädigungstyp:	unbekanntes gewebstoxisches Potential [2] nicht gewebsschädigend [1,4]
In der Literatur erwähnte Symptomatik und Verlauf:	keine Angaben
In der Literatur erwähnte Maßnahmen:	**mit Behandlungserfolg:** – keine Fälle dokumentiert **ohne Behandlungserfolg:** – keine Fälle dokumentiert **ohne Angabe des Behandlungserfolges:** – Kühlung 4 × täglich für 20 Minuten über 3–4 Tage [2] – keine spezifische Maßnahme erwähnt [4]
Besondere Hinweise:	Ergebnis der Literaturrecherche: keine tierexperimentellen oder klinischen Untersuchungen in Bezug auf Paravasation veröffentlicht Intimareizungen [3] stehen nicht im Zusammenhang mit einer Paravasation
Conclusio:	da in der Literatur kein klinischer Fall einer Gewebsschädigung nach Paravasation dokumentiert ist, erfolgt die Einstufung von Nimustin als nicht gewebsschädigend aufgrund geringer bis fehlender Erfahrungen mit Paravasationen von Nimustin ist eine endgültige Bewertung des Schädigungstyps nicht möglich es können keine substanzspezifischen Maßnahmen empfohlen werden

Primärliteratur

–

Sekundärliteratur

[1] Asta Medica, persönliche Mitteilung, November 1998.
[2] Krämer I, Stützle M: Zytostatika-Paravasation – Wie ist vorzugehen? Krankenhauspharmazie 23: 261–268, 2002.
[3] Fachinformation ACNU® (Deutschland), Baxter, Jänner 2002.
[4] Jordan K, Grothe W, Schmoll HJ: Paravasation von Zytostatika: Prävention und Therapie. Dtsch Med Wochenschr 130: 33–37, 2005.

bearbeitet von Patrizia Fürst-Weger

Oxaliplatin (z.B. Eloxatin®)

KONSENSUS

Schädigungstyp: gewebsnekrotisierend

Therapieempfehlung:
Allgemeine Maßnahmen:
1. Injektion/Infusion sofort stoppen
2. Paravasate-Set holen
3. (sterile) Handschuhe anziehen
4. Infusionsleitung bzw. Spritze durch eine 5 ml-Einmalspritze ersetzen und langsam soviel wie möglich vom Paravasat aspirieren; **Cave!** keinen Druck auf Paravasationsstelle ausüben
5. i.v. Zugang unter Aspirationsbedingungen entfernen
6. bei Blasen: mit 1 ml-Spritze und s.c.-Kanüle aspirieren, für jeden Aspirationsversuch neues Besteck verwenden
7. die betroffene Extremität hochlagern und ruhig stellen
8. **substanzspezifische Maßnahmen** einleiten
9. auf adäquate Schmerztherapie ist zu achten
10. Paravasate-Dokumentationsbogen ausfüllen (Ausdehnung des Paravasates angeben!)
11. Aufklärung und Instruktion des/der Patienten/in sowie der Angehörigen
12. regelmäßige Kontrollen (Nachsorge)
13. in jedem Fall so rasch wie möglich, längstens innerhalb von 24 Stunden einen (plastischen) Chirurgen konsultieren

Substanzspezifische Maßnahmen: nicht empfohlen aufgrund der derzeitigen Datenlage
    Cave! keine Kälteanwendungen

Cave! nach Paravasation:
1. keine Spülungen des i.v. Zuganges
2. keine feuchten Umschläge
3. keine Alkoholumschläge
4. keine Okklusionsverbände

In der Literatur erwähnter Schädigungstyp:	nicht gewebsschädigend [9] nicht oder wenig gewebsschädigend [11] gewebsreizend [15,18] „exfoliant" [14] niedriges Nekrosepotential [16] gewebsnekrotisierend [2,6,7,13]
In der Literatur erwähnte Symptomatik und Verlauf:	**Initialsymptome:** Schmerzen, Brennen und Schwellung (13 PatientInnen) [5–7] **verzögert auftretende Symptome:** Rötung (6 PatientInnen) [5,6], Fieber (1 PatientIn) [5], Abszess in der Leiste (1 PatientIn) [3], Sensibilitätsstörungen (1 PatientIn) [7], Hautsklerose (2 PatientInnen) [2,7], Bewegungseinschränkungen von Schulter bzw. Arm (5 PatientInnen) [2,5–7], (Muskel-)Nekrosen (2 PatientInnen) [2,6] **Residualbefunde:** Sensibilitätsstörungen (1 PatientIn) [7], Fibrose (1 PatientIn) [7], Restnekrose (1 PatientIn) [2] **Einzelfallbericht:** sofort nach Paravasation von 104 mg Oxaliplatin über einen Port-Katheter: Schwellung der linken Brust; nach einer Woche: Rötung, Schwellung und Schmerzen; nach 2 Wochen: progressive Entzündung, vergleichbar mit einer Gewebsnekrose, aber ohne Hautläsionen und Fieber; ab der 3. Woche: Abklingen der Schmerzen und Schwellung; während der folgenden 4 Monate entwickelte sich eine flächige Induration mit Tendenz zur Fibrosierung (1 PatientIn) [8]
In der Literatur erwähnte Maßnahmen:	**mit Behandlungserfolg:** – keine Fälle dokumentiert **ohne Behandlungserfolg:** – sofort nach Paravasation: Spülung mit NaCl 0,9%, Kältepack, aescin- und salicylathältiges

Gel topisch, Analgetika p.o.; 9 Tage nach Paravasation: Amoxicillin p.o., Lymphdrainagen und physikalische Therapie, Topfenumschläge [2]

- Kälte, Indometacin oral (1 PatientIn); Kälte, Indometacin oral, Diclofenac topisch, Morphin oral, Clindamycin (1 PatientIn); Dexamethason oral, Indometacin, Kälte (2 PatientInnen); Clindamycin, DMSO lokal (1 PatientIn) [5]

- Kältepackungen sofort nach Paravasation; einige Tage später: Vancomycin i.v., physikalische Therapie, warme Kompressen und Celecoxib (1 PatientIn) [6]

- kalte Kompressen und 0,3% Heparinsalbe, Tage später: antibiotische und antiinflammatorische Medikation (ohne Angabe der Applikationsart) (1 PatientIn) [7]

ohne Angabe des Behandlungserfolges:
- warme Umschläge [9]

- 100 mg Hydrocortison s.c. und i.v., Eis oder Kältepack 4 × täglich über 15–20 Minuten, Hydrocortison topisch [11,12]

- Kühlung [13]

- 1500 IE Hyaluronidase, subcutane Infusion von 500 ml Glucose 5% mit 1500 IE Hyaluronidase, Wärme [14]

- Glucocorticoide topisch [15]

- keine spezifische Maßnahme erwähnt [16,18]

Besondere Hinweise: Ergebnis der Literaturrecherche: keine tierexperimentellen Untersuchungen in Bezug auf Paravasation veröffentlicht

das gewebsnekrotisierende Potential von Oxaliplatin ist geringer einzustufen als das der Anthrazykline und Vincaalkaloide [5]

Inzidenz der Hypersensibilitätsreaktionen: 2% [1]

Corticosteroide: für den in der rezenten Literatur [5,16,20] als positiv bewerteten Einsatz von oralen Steroiden gibt es keine ausreichende klinische Evidenz

Kälte: keine Kälteanwendung, da Kälteexposition sensorische Neuropathien auslösen kann [7,9,10,17]

NaCl 0,9%: eine Instillation wird nicht empfohlen, weil jede Mischung von NaCl mit Oxaliplatin vermieden werden soll [4] wegen Auskristallisationsgefahr [14]

Conclusio: da mehrere Berichte über Nekrosen beschrieben sind, erfolgt die Einstufung als gewebsnekrotisierend

positive Ergebnisse substanzspezifischer Maßnahmen wurden bisher in der Literatur nicht beschrieben; bis zum Vorliegen weiterer Daten können daher substanzspezifische Maßnahmen nicht empfohlen werden

Primärliteratur

[1] Tournigand C, Maindrault-Goebel F, Louvet C, et al: Severe anaphylactic reactions to oxaliplatin. Eur J Cancer 34: 1297–1298, 1998.
[2] Baur M, Kienzer HR, Rath T, et al: Extravasation of oxaliplatin (Eloxatin®) – clinical course. Onkologie 23: 468–471, 2000.
[3] Zelek L, Cottu P, Tubiana-Hulin M, et al: Phase II study of oxaliplatin and fluorouracil in taxane- and anthracycline-pretreated breast cancer patients. J Clin Oncol 20: 2551–2558, 2002.
[4] Kretzschmar A, Thuss-Patience PC, Pink D, et al: Extravasations of oxaliplatin. Proc Am Soc Clin Oncol 21: 270b, 2002.
[5] Kretzschmar A, Pink D, Thuss-Patience P, et al: Extravasations of oxaliplatin. J Clin Oncol 21: 4068–4069, 2003.
[6] Kennedy JG, Donahue JP, Hoang B, et al: Vesicant characteristics of oxaliplatin following antecubital extravasation. Clin Oncol 15: 237–239, 2003.
[7] Foo KF, Michael M, Toner G, et al: A case report of oxaliplatin extravasation. Ann Oncol 14: 961–962, 2003.
[8] Eckert R, Maier KP: Necrotizing panniculitis after extravasation of oxaliplatin. Ann Oncol 13 (Suppl 5): 29, 2002.

Sekundärliteratur

[9] Sanofi-Whintrop, persönliche Mitteilung, November 1998.
[10] Dorr RT, Von Hoff DD: Drug monographs: oxaliplatin. In: Dorr RT, Von Hoff DD (eds) Cancer Chemotherapy Handbook. Appleton & Lange, 2nd edition: 758–761, 1994.
[11] Gain M, Melzer S, Meyer-Jürshof A, et al: Oxaliplatin: Behandlung von Paravasaten. In: Gain M, et al (Hrsg) ADKA-Zytostatika-Handbuch, Pharmazeutisch-wissenschaftliche Monographien. Verlag Heiner Biller, Band 4: 30, 2000.
[12] Gain M, Melzer S, Meyer-Jürshof A, et al: Allgemeiner Teil: Behandlung von Paravasaten. In: Gain M, et al (Hrsg) ADKA-Zytostatika-Handbuch, Pharmazeutisch-wissenschaftliche Monographien. Verlag Heiner Biller, Band 1, 2. Auflage: A42–44, 1997.
[13] Berdel WE, Schmoll HJ, Büchele T, et al: Prävention und Therapie von Paravasaten/Extravasaten. In: Schmoll HJ, Höffken K, Possinger K (Hrsg) Kompendium Internistische Onkologie. Standards in Diagnostik und Therapie. Springer, Teil 1, 3. Auflage: 1689–1701, 1999.
[14] Stanley A: Managing complications of chemotherapy administration. In: Allwood M, Stanley A, Wright P (eds) The Cytotoxics Handbook. Radcliffe Medical Press, 4th edition: 119–193, 2002.
[15] Krämer I, Stützle M: Zytostatika-Paravasation – Wie ist vorzugehen? Krankenhauspharmazie 23: 261–268, 2002.
[16] Ener RA, Meglathery SB, Styler M: Extravasation of systemic hematooncological therapies. Ann Oncol 15: 858–862, 2004.
[17] Fachinformation Eloxatin® (Deutschland), Sanofi-Synthelabo, September 2004.
[18] Jordan K, Grothe W, Schmoll HJ, et al: Paravasation von Zytostatika: Prävention und Therapie. Dtsch Med Wochenschr 130: 33–37, 2005.

Zusätzlich wurden folgende Publikationen zum Literaturstudium herangezogen:

- Cazin JL, Gosselin P, Demaille MC: Conduite à tenir devant une extravasation d'anticancéreux. J Pharm Clin 22: 5–7, 2003.
- Fenchel K, Karthaus M: Zytostatika-Paravasate – gibt es neue Empfehlungen zum therapeutischen Vorgehen? Wien Med Wochenschr 151: 44–46, 2001.
- Rauh J, Pluntke S, Müller C: Paravenöse Zytostatikainjektion: Prophylaxe und Sofortmaßnahmen im Notfall. MMW Fortschr Med 146: 682–686, 2004.
- Schrijvers DL: Extravasation: a dreaded complication of chemotherapy. Ann Oncol 14: iii26–iii30, 2003.

bearbeitet von Patrizia Fürst-Weger

Paclitaxel (z.B. Ebetaxel®, Taxol®)

KONSENSUS:

Schädigungstyp: gewebsnekrotisierend

Therapieempfehlung:
Allgemeine Maßnahmen:
1. Injektion/Infusion sofort stoppen
2. Paravasate-Set holen
3. (sterile) Handschuhe anziehen
4. Infusionsleitung bzw. Spritze durch eine 5 ml-Einmalspritze ersetzen und langsam soviel wie möglich vom Paravasat aspirieren; **Cave!** keinen Druck auf Paravasationsstelle ausüben
5. i.v. Zugang unter Aspirationsbedingungen entfernen
6. bei Blasen: mit 1 ml-Spritze und s.c.-Kanüle aspirieren, für jeden Aspirationsversuch neues Besteck verwenden
7. die betroffene Extremität hochlagern und ruhig stellen
8. **substanzspezifische Maßnahmen** einleiten
9. auf adäquate Schmerztherapie ist zu achten
10. Paravasate-Dokumentationsbogen ausfüllen (Ausdehnung des Paravasates angeben!)
11. Aufklärung und Instruktion des/der Patienten/in sowie der Angehörigen
12. regelmäßige Kontrollen (Nachsorge)
13. in jedem Fall so rasch wie möglich, längstens innerhalb von 24 Stunden einen (plastischen) Chirurgen konsultieren

Substanzspezifische Maßnahmen:
Hyaluronidase:

betroffene Stelle in Abhängigkeit von der Größe des Paravasates mit bis zu 1500 IE Hyaluronidase s.c. umspritzen; **Cave!** Lokale Analgesie wird empfohlen

Cave! nach Paravasation:
1. keine Spülungen des i.v. Zuganges
2. keine feuchten Umschläge
3. keine Alkoholumschläge
4. keine Okklusionsverbände

In der Literatur erwähnter Schädigungstyp:	nicht gewebsschädigend [24]
	gewebsreizend [8,16,33,36]
	gewebsreizend/nekrotisierend [31]
	gewebsnekrotisierend bei Paravasation von großen Mengen und hohen Konzentrationen [25, 27]
	gewebsnekrotisierend [3,5–7,9–11,14,17,22,23,26, 28,30,32,38–40]
In der Literatur erwähnte Symptomatik und Verlauf:	**Initialsymptome:** Schmerz, Rötung, Schwellung, Berührungsempfindlichkeit (55 PatientInnen) [2, 5–10,12,14,16,17,21], lokale Überwärmung (2 PatientInnen) [14,17], Blasenbildung (17 PatientInnen) [5,10–12,16], Fieber und Somnolenz (1 Patient) [11]
	verzögert auftretende Symptome: Verstärkung der Schmerzen (2 PatientInnen) [11], Zellulitis (9 PatientInnen) [5,7,12,14,16,17], Hyperpigmentation (20 PatientInnen) [4,5,8,17], Induration (18 PatientInnen) [4,8,9,12,16,17,20,21] und Ulzerationen über Monate persistierend (4 PatientInnen) [5], Nekrosen (6 PatientInnen) [3,6,7,9,10, 20], Recall Reaction (Wiederauftreten bzw. Verstärkung der initialen Symptomatik nach erneuter Verabreichung von Paclitaxel an anderer Stelle) (4 PatientInnen) [1,10,12,15], Hautpeeling (3 PatientInnen) [4,10,16]
	Residualbefunde: Discoloration (16 PatientInnen) [4,5,11,17], Induration (15 PatientInnen) [5, 16,17], Narbenbildung (2 PatientInnen) [19,20], Sensibilitätsstörungen (1 PatientInnen) [11], persistierende Läsion nach 12 Monaten (1 PatientIn) [5]
	Fallberichte: – Schmerzen, Parästhesie, Empfindungsverlust und motorische Schwäche im Sinne einer loka-

len Neurotoxizität eine Woche nach Paravasation mit Verstärkung der Symptomatik in der darauffolgenden Woche (1 PatientIn) [15]

– Paravasation bei zentralvenöser Applikation: initial Ödem, Erythem und Überwärmung der linken Brust, keine Nekrose; Residualbefund nach 6 Monaten: braune Verfärbung und Fibrosierung des betroffenen Areals mit zentraler Narbe (1 PatientIn) [19]

In der Literatur erwähnte Maßnahmen:	mit Behandlungserfolg: – ohne spezifische Maßnahme: vollständige Abheilung innerhalb von 10 Tagen (1 PatientIn) [3], bzw. innerhalb von 59 bis 73 Tagen (3 PatientInnen) [9]

– 250 IE Hyaluronidase in 6 ml NaCl 0,9% s.c. ohne lokale Wärme- oder Kälteanwendung (5 PatientInnen) [2, 25]

– lokale Kälteanwendung für 3 Stunden (2 PatientInnen) [8] und Hyaluronidase s.c. (2 PatientInnen) [8] (Rückbildung der Symptome bei Kombinationstherapie mit Hyaluronidase langsamer als bei Monotherapie mit Kälte allein)

– lokale Applikation einer Corticosteroid-Creme, Kühlung, Verabreichung von Analgetika, Antibiotika, Katecholaminen und G-CSF (1 PatientIn) [11]

– 500 mg Cloxacillin 4 × täglich über 14 Tage, lokale Kälteanwendung (1 PatientIn) [17]

– tierexperimentell: Hyaluronidase i.d. [18]

ohne Behandlungserfolg:
– lokale feuchte Wärme führte unter anderem zu Blasenbildung und Eruptionen (1 PatientIn) [4]

- am Tag 1 lokale Kälte-, an den Tagen 5 und 6 Wärmeanwendung (1 PatientIn) [6]

- 250 mg Cephalexin 4 × täglich, Silber-Sulfadiazin topisch 2 × täglich, eine chirurgische Intervention war notwendig (1 PatientIn) [7]

- Betamethason topisch (1 PatientIn) [16]

- wechselnde lokale Applikation von Wärme und Kälte (1 PatientIn) [17]

- tierexperimentell: lokale Anwendung von Kälte oder Wärme [18]

ohne Angabe des Behandlungserfolges:
- Wärme [14,20,22,30,33,38], (17 PatientInnen) [5,21]

- lokale Wärmeanwendung, Glucocorticoid topisch und intradermal (1 PatientIn) [21]

- lokale Anwendung von Kälte [23,38], (2 PatientInnen) [5]

- lokale Kälteanwendung (6 PatientInnen), mit intradermaler Injektion eines Glucocorticoids (2 PatientInnen) oder einem Glucocorticoid topisch (4 PatientInnen) [21]

- nichtsteroidale antiinflammatorische Medikation (1 PatientIn) [19]

- s.c. Infiltration von 1–3 ml einer Mischung aus 100 mg Hydrocortison und 10 mg Chlorpheniramin in 10 ml, 1500 IE Hyaluronidase, warme Kompressen; anschließend wechselweise warme Kompressen und topische Applikation von Mepyramin oder einem anderen Antihistaminikum über 3 Tage; in schweren Fällen Gabe von 1 g Chromoglycinsäure p.o. gefolgt von 200 mg 4 × täglich über die folgenden 3 Tage [26]

- 100 mg Hydrocortison s.c. und i.v., Wärmeanwendung, Hydrocortison topisch [32]

- s.c. Gabe einer Mischung von 10 mg Dexamethason, 5 mg Chlorpheniramin, 25 mg Ranitidin sowie 1 g Na-Cromoglycinat p.o.; nach 30 Minuten 1500 IE Hyaluronidase s.c., intermittierend warme Kompressen für 20 Minuten über 24 Stunden, 4 × täglich Hydrocortison (1%) topisch [36]

- 1500 IE Hyaluronidase s.c., periläsionale Gabe, ggf. Analgetika [39]

- 150–900 IE Hyaluronidase i.v. oder s.c., Wiederholung innerhalb der nächsten 3–4 Stunden, Applikation von Kälte [40]

- keine spezifische Maßnahme erwähnt [28,31] bzw. keine lokale Therapie (1 PatientIn) [5]

Besondere Hinweise: ein verzögertes Auftreten der Symptomatik nach Paravasation wird begünstigt durch das hohe Molekulargewicht, die hohe Gewebsproteinbindung und die damit verbundene verlängerte Persistenz von Paclitaxel im Gewebe [14]

das gewebsnekrotisierende Potential des Wirkstoffes Paclitaxel wird durch die ebenfalls als gewebsnekrotisierend eingestuften Hilfsstoffe (z.B. Cremophor) verstärkt [14]

Phlebitiden [5,41] und Hypersensibilitätsreaktionen [5,13,29,33,41–43] stehen nicht im Zusammenhang mit einer Paravasation; diese Symptome sind wahrscheinlich auf die Hilfsstoffe in der Arzneiform (Chremophor EL und Ethanol) zurückzuführen

Recall-Phänomen nicht nur nach Radiatio [34,41,42] sondern auch nach vorangegangener Paravasation von Paclitaxel beschrieben [22,28–30,35,38,41,43], (jeweils 1 PatientIn) [1,10,12,15]

lokale Ulzerationen entstehen nicht nur in Fällen des Austretens von großen Mengen bzw. hochkonzentrierten Infusionslösungen [25] sondern sind davon unabhängig [37]

Analgetika, G-CSF und Katecholamine: keine kausale Paravasatetherapie

Antibiotika: lediglich Sekundärinfektionsprophylaxe, keine kausale Paravasatetherapie

Corticosteroide: positive Wirkung fraglich, Entzündung steht nicht im Vordergrund (siehe Kapitel „Histopathologische Untersuchungen")

Hyaluronidase: klinische Berichte über die positive Wirkung zur Verhinderung von Nekrosen liegen vor [2]; im Tierexperiment zeigte sich die eindeutige Überlegenheit der Verabreichung von Hyaluronidase im Vergleich zur alleinigen Anwendung von Wärme oder Kälte

da die s.c. Applikation von Hyaluronidase in der Regel mit starken Schmerzen für den Patienten verbunden ist, wird eine lokalanalgetische Begleitmaßnahme empfohlen [39]

Hyaluronidase und Kälte: Kombination aus theoretischer Sicht nicht sinnvoll [38]

Wärme oder Kälte: obwohl keine positive Wirkung bei alleiniger Anwendung im Tierexperiment beobachtet [18] werden konnte, gibt es Berichte über die erfolgreiche Anwendung von lokaler Kühlung

Conclusio: obwohl Paclitaxel in der Literatur auch als nicht gewebsschädigend und gewebsreizend eingestuft wird, sind mehrere klinische Fälle einer Nekrose dokumentiert; die Einstufung erfolgt daher als gewebsnekrotisierend

es wird die alleinige Anwendung von Hyaluronidase empfohlen

Primärliteratur

[1] Du Bois A, Kommoss FG, Pfisterer J, et al: Paclitaxel-induced „recall" soft tissue ulcerations occuring at the site of previous subcutaneous administration of paclitaxel in low doses. Gynecol Oncol 60: 94–96, 1996.
[2] Bertelli G, Cafferata MA, Ardizzoni A, et al: Skin ulceration potential of paclitaxel in a mouse skin model in vivo. Cancer 79: 2266–2268, 1997.
[3] Raymond E, Cartier S, Canuel C, et al: Extravasation de paclitaxel (Taxol®). Rev Méd Interne 16: 141–142, 1995.
[4] Goodman M, Stewart I, Lydon J, et al: Use caution when managing paclitaxel and taxotere infiltrations. Oncol Nurs Forum 23: 541–542, 1996.
[5] Bicher A, Levenback C, Burke TW, et al: Infusion site soft-tissue injury after paclitaxel administration. Cancer 76: 116–120, 1995.
[6] Kane MP, Medina PJ, Aisner J: Vesicant reaction to paclitaxel extravasation. J Oncol Pharm Practice 4: 45, 1998.
[7] Herrington JD, Figueroa JA: Severe necrosis due to paclitaxel extravasation. Pharmacotherapy 17: 163–165, 1997.
[8] Du Bois A, Fehr MK, Bochtler H, et al: Clinical course and management of paclitaxel extravasation. Oncol Rep 3: 973–974, 1996.
[9] Ajani JA, Dodd LG, Daugherty K, et al: Taxol-induced soft-tissue injury secondary to extravasation: characterization by histopathology and clinical course. J Natl Cancer Inst 86: 51–53, 1994.
[10] Meehan JL, Sporn JR: Case report of taxol administration via central vein producing a recall reaction at a site of prior taxol extravasation. J Natl Cancer Inst 86: 1250–1251, 1994.
[11] Riedel U, Serke M, Schönfeld N, et al: Extravasation of paclitaxel (Taxol®) – clinical course. Onkologie 22: 318–320, 1999.
[12] Shapiro J, Richardson GE: Paclitaxel-induced "recall" soft tissue injury occuring at the site of previous extravasation with subsequent intravenous treatment in a different limb. J Clin Oncol 12: 2237–2238, 1994.
[13] Panday VR, Huizing MT, Huinink WW, et al: Hypersensitivity reactions to the taxanes paclitaxel and docetaxel. Clin Drug Invest 14: 418–427, 1997.
[14] Stein ME, Drumea K, Abu-Rasmi R, et al: Taxol-induced cellulitis after extravasation: a rarely reported event. Am J Clin Oncol 20: 540, 1997.
[15] Hidalgo M, Benito J, Colomer R, et al: Recall reaction of a severe local peripheral neuropathy after paclitaxel extravasation. J Natl Cancer Inst 88: 1320, 1996.
[16] Berghmans T, Klastersky J: Paclitaxel-induced cutaneous toxicity. Support Care Cancer 3: 203–204, 1995.
[17] Bailey WL, Crump RM: Taxol extravasation: a case report. Can Oncol Nurs J 7: 96–99, 1997.
[18] Dorr RT, Snead K, Liddil JD: Skin ulceration potential of paclitaxel in a mouse skin model in vivo. Cancer 78: 152–156, 1996.
[19] Barutca S, Kadikoylu G, Bolaman Z, et al: Extravasation of paclitaxel into breast tissue from central catheter port. Support Cancer Care 10: 563–565, 2002.

[20] Link CJ, Sarosy GA, Kohn EC, et al: Cutaneous manifestations of Taxol® therapy. Investigational New Drugs 13: 261–261, 1995.
[21] Krämer I: Zehn Jahre Dokumentation von Zytostatika-Paravasat-Ereignissen: Auswertung von 175 Paravasate-Dokumentationen. Krankenhauspharmazie 23: 269–274, 2002.

Sekundärliteratur

[22] van Gemmern R: Gewebstoxizität und Paravasatbehandlung neuer Zytostatika. Krankenhauspharmazie 17: 471–473, 1996.
[23] Bristol-Myers Squibb, persönliche Mitteilung, November 1998.
[24] Gain M, Melzer S, Meyer-Jürshof A, et al: Paclitaxel: Behandlung von Paravasaten. In: Gain M, et al (Hrsg) ADKA-Zytostatika-Handbuch, Pharmazeutisch-wissenschaftliche Monographien. Verlag Heiner Biller, Band 3: 41, 1998.
[25] Dorr RT: Author reply to: Bertelli G, et al: Skin ulceration potential of paclitaxel in a mouse skin model in vivo. Cancer 79: 2268–2269, 1997.
[26] Stanley A: Managing complications of chemotherapy administration. In: Allwood M, Stanley A, Wright P (eds) The Cytotoxics Handbook. Radcliffe Medical Press, 4th edition: 119–193, 2002.
[27] Schneider G: Paravasate von Zytostatika. Diagnostik und Therapie. Aina S. Schneider Verlag, 6. Auflage: 1–17, 1999.
[28] Bertelli G: Prevention and management of extravasation of cytotoxic drugs. Drug Safety 12: 245–255, 1995.
[29] Bokemeyer C: Dermatoxizität antineoplastischer Substanzen. In: Schmoll HJ, Höffken K, Possinger K (Hrsg) Kompendium Internistische Onkologie. Standards in Diagnostik und Therapie. Springer, Teil 1, 3. Auflage: 1411–1426, 1999.
[30] Berdel WE, Schmoll HJ, Büchele T, et al: Prävention und Therapie von Paravasaten/Extravasaten. In: Schmoll HJ, Höffken K, Possinger K (Hrsg) Kompendium Internistische Onkologie. Standards in Diagnostik und Therapie. Springer, Teil 1, 3. Auflage: 1689–1701, 1999.
[31] Mullin S, Beckwith MC, Tyler LS: Prevention and management of antineoplastic extravasation injury. Hosp Pharm 35: 57–76, 2000.
[32] Gain M, Melzer S, Meyer-Jürshof A, et al: Allgemeiner Teil: Behandlung von Paravasaten. In: Gain M, et al (Hrsg) ADKA-Zytostatika-Handbuch, Pharmazeutisch-wissenschaftliche Monographien. Verlag Heiner Biller, Band 1, 2. Auflage: A42–44, 1997.
[33] Rogers BB: Nursing implications in the administration of paclitaxel (Taxol®). Semin Oncol Nurs 9: 11–15, 1993.
[34] Raghavan VT, Bloomer WD, Merkel DE: Taxol and radiation recall dermatitis. Lancet 341: 1354, 1993.
[35] Rowinsky EK, Eisenhauer EA, Chaudhry V, et al: Clinical toxicities encountered with paclitaxel (Taxol®). Semin Oncol 20 (Suppl 3): 1–15, 1993.

[36] Barth J: Paravasate und deren Behandlung. In: Barth J (Hrsg) Zytostatika-Herstellung in der Apotheke. Deutscher Apotheker Verlag, Kap. VI-3: 1–9, 2000.
[37] Stanford BL, Hardwicke F: A review of clinical experience with paclitaxel extravasations. Support Cancer Care 11: 270–277, 2003.
[38] Krämer I, Stützle M: Zytostatika-Paravasation – Wie ist vorzugehen? Krankenhauspharmazie 23: 261–268, 2002.
[39] Jordan K, Grothe W, Schmoll HJ: Paravasation von Zytostatika: Prävention und Therapie. Dtsch Med Wochenschr 130: 33–37, 2005.
[40] Ener RA, Meglathery SB, Styler M: Extravasation of systemic hemato-oncological therapies. Ann Oncol 15: 858–862, 2004.
[41] Koppel RA, Boh EE: Cutaneous reactions to chemotherapeutic agents. Am J Med Sci 321: 327–335, 2001.
[42] Alley E, Green R, Schuchter L: Cutaneous toxicities of cancer therapy. Curr Opin Oncol 14: 212–216, 2002.
[43] Fachinformation Taxol® (Österreich), Bristol-Myers Squibb, März 2005.

Zusätzlich wurden folgende Publikationen zum Literaturstudium herangezogen:

– Albanell J, Baselga J: Systemic therapy emergencies. Semin Oncol 27: 347–361, 2000.
– Fenchel K, Karthaus M: Zytostatika-Paravasate – gibt es neue Empfehlungen zum therapeutischen Vorgehen? Wien Med Wochenschr 151: 44–46, 2001.
– Khan MS, Holmes JD: Reducing the morbidity from extravasation injuries. Ann Plast Surg 48: 628–632, 2002.
– Krämer I: Onkologische Pharmazie. In: Jaehde U, Radziwill R, Mühlebach S, et al (Hrsg) Lehrbuch der Klinischen Pharmazie. Wissenschaftliche Verlagsgesellschaft mbH, 2. Auflage: 307–336, 2003.
– Langstein HN, Duman H, Seelig D, et al: Retrospective study of the management of chemotherapeutic extravasation injury. Ann Plast Surg 49: 369–374, 2002.
– Lorenz W, Reimann HJ, Schmal A, et al: Histamine release in dogs by cremophor EL and its derivatives: oxethylated oleic acid is the most effective constituent. Agents Actions 7: 63–67, 1977.
– Noone MH, McCabe MS, Denicoff AM, et al: Nursing management of the patient receiving taxol therapy. J Natl Cancer Inst Monogr 15: 149–154, 1993.
– Rauh J, Pluntke S, Müller C: Paravenöse Zytostatikainjektion: Prophylaxe und Sofortmaßnahmen im Notfall. MMW Fortschr Med 146: 682–686, 2004.
– Schrijvers DL: Extravasation: a dreaded complication of chemotherapy. Ann Oncol 14: iii26–iii30, 2003.

bearbeitet von Ines Mader

Pegaspargase (z.B. Oncaspar®)

KONSENSUS

Schädigungstyp: nicht gewebsschädigend

Therapieempfehlung:

Allgemeine Maßnahmen:
1. Injektion/Infusion sofort stoppen
2. Paravasate-Set holen
3. (sterile) Handschuhe anziehen
4. Infusionsleitung bzw. Spritze durch eine 5 ml-Einmalspritze ersetzen und langsam soviel wie möglich vom Paravasat aspirieren; **Cave!** keinen Druck auf Paravasationsstelle ausüben
5. i.v. Zugang unter Aspirationsbedingungen entfernen
6. die betroffene Extremität hochlagern und ruhig stellen
7. Paravasate-Dokumentationsbogen ausfüllen (Ausdehnung des Paravasates angeben!)
8. Aufklärung und Instruktion des/der Patienten/in sowie der Angehörigen
9. regelmäßige Kontrollen (Nachsorge)

Substanzspezifische Maßnahmen: keine

Cave! nach Paravasation:
1. keine Spülungen des i.v. Zuganges
2. keine feuchten Umschläge
3. keine Alkoholumschläge
4. keine Okklusionsverbände

In der Literatur erwähnter Schädigungstyp:	keine Angaben
In der Literatur erwähnte Symptomatik und Verlauf:	keine Angaben
In der Literatur erwähnte Maßnahmen:	keine Angaben
Besondere Hinweise:	Ergebnis der Literaturrecherche: keine tierexperimentellen oder klinischen Untersuchungen in Bezug auf Paravasation veröffentlicht
	durch die Bindung an Polyethylenglykol (PEG) geringeres immunogenes Potential als Asparaginase [1–3]
Conclusio:	da Pegaspargase auch i.m. [3, 4] appliziert wird, ist eine gewebsschädigende Wirkung unwahrscheinlich; die Einstufung erfolgt daher als nicht gewebsschädigend
	es sind keine substanzspezifischen Maßnahmen erforderlich

Primärliteratur

–

Sekundärliteratur

[1] Fuxius S, Unger C: Pegaspargase. Arzneimitteltherapie 16: 170–173, 1998.
[2] Dorr RT, Von Hoff DD: Drug monographs: asparaginase. In: Dorr RT, Von Hoff DD (eds) Cancer Chemotherapy Handbook. Appleton & Lange, 2nd edition: 201–209, 1994.
[3] Albanell J, Baselga J: Systemic therapy emergencies. Semin Oncol 27: 347–361, 2000.
[4] Fachinformation Oncaspar® (Deutschland), medac, Mai 2002.

bearbeitet von Patrizia Fürst-Weger

Pemetrexed (z.B. Alimta®)

KONSENSUS

Schädigungstyp: nicht gewebsschädigend

Therapieempfehlung:

Allgemeine Maßnahmen
1. Injektion/Infusion sofort stoppen
2. Paravasate-Set holen
3. (sterile) Handschuhe anziehen
4. Infusionsleitung bzw. Spritze durch eine 5 ml-Einmalspritze ersetzen und langsam soviel wie möglich vom Paravasat aspirieren; **Cave!** keinen Druck auf Paravasationsstelle ausüben
5. i.v. Zugang unter Aspirationsbedingungen entfernen
6. die betroffene Extremität hochlagern und ruhig stellen
7. Paravasate-Dokumentationsbogen ausfüllen (Ausdehnung des Paravasates angeben!)
8. Aufklärung und Instruktion des/der Patienten/in sowie der Angehörigen
9. regelmäßige Kontrollen (Nachsorge)

Substanzspezifische Maßnahmen: keine

Cave! nach Paravasation:
1. keine Spülungen des i.v. Zuganges
2. keine feuchten Umschläge
3. keine Alkoholumschläge
4. keine Okklusionsverbände

In der Literatur erwähnter Schädigungstyp:	nicht blasenbildend [1] nicht gewebsschädigend [2]
In der Literatur erwähnte Symptomatik und Verlauf:	keine Angaben
In der Literatur erwähnte Maßnahmen:	**mit Behandlungserfolg:** – keine Fälle dokumentiert **ohne Behandlungserfolg:** – keine Fälle dokumentiert **ohne Angabe des Behandlungserfolges:** – keine spezifische Maßnahme erwähnt [2]
Besondere Hinweise:	Ergebnis der Literaturrecherche: keine tierexperimentellen Untersuchungen in Bezug auf Paravasation veröffentlicht bis Jänner 2005 ist nur ein klinischer Fall einer Paravasation dokumentiert, der als nicht bedenklich bewertet wurde [2]
Conclusio:	da in der Literatur kein klinischer Fall einer Gewebsschädigung nach Paravasation dokumentiert ist, erfolgt die Einstufung von Pemetrexed als nicht gewebsschädigend aufgrund geringer bis fehlender Erfahrungen mit Paravasationen von Pemetrexed ist eine endgültige Bewertung des Schädigungstyps derzeit nicht möglich es sind keine substanzspezifischen Maßnahmen erforderlich

Primärliteratur

–

Sekundärliteratur

[1] Produktinformation Alimta® (Österreich), Lilly, Oktober 2004.
[2] Lilly Research Laboratories, unveröffentlichte Daten, Jänner 2005.

bearbeitet von Sabine Wassertheurer

Pentostatin (z.B. Nipent®)

KONSENSUS

Schädigungstyp: nicht gewebsschädigend

Therapieempfehlung:
Allgemeine Maßnahmen:
1. Injektion/Infusion sofort stoppen
2. Paravasate-Set holen
3. (sterile) Handschuhe anziehen
4. Infusionsleitung bzw. Spritze durch eine 5 ml-Einmalspritze ersetzen und langsam soviel wie möglich vom Paravasat aspirieren; **Cave!** keinen Druck auf Paravasationsstelle ausüben
5. i.v. Zugang unter Aspirationsbedingungen entfernen
6. die betroffene Extremität hochlagern und ruhig stellen
7. Paravasate-Dokumentationsbogen ausfüllen (Ausdehnung des Paravasates angeben!)
8. Aufklärung und Instruktion des/der Patienten/in sowie der Angehörigen
9. regelmäßige Kontrollen (Nachsorge)

Substanzspezifische Maßnahmen: keine

Cave! nach Paravasation:
1. keine Spülungen des i.v. Zuganges
2. keine feuchten Umschläge
3. keine Alkoholumschläge
4. keine Okklusionsverbände

In der Literatur erwähnter Schädigungstyp:	nicht gewebsschädigend [3,4,6,8] kein gewebstoxisches Potential [12] schwach reizend (nicht vesikant) [9] gewebsreizend [5,7,10,11] gewebsnekrotisierend [7]
In der Literatur erwähnte Symptomatik und Verlauf:	keine Angaben
In der Literatur erwähnte Maßnahmen:	**mit Behandlungserfolg:** – keine Fälle dokumentiert **ohne Behandlungserfolg:** – keine Fälle dokumentiert **ohne Angabe des Behandlungserfolges:** – 1500 IE Hyaluronidase s.c., Anwendung von Wärme und Druck [4] – Kühlung [7] 4 × täglich für 20 Minuten über 3–4 Tage [12] – keine spezifische Maßnahme erwähnt [3,5,8,9–11]
Besondere Hinweise:	tierexperimentell: bei wöchentlicher i.a. und i.v. Applikation von 1 mg/ml und 5 mg/ml traten keine Gefäßirritationen auf, bei mehrfach täglicher Applikation sind lokale Irritationen möglich [1,2] in klinischen Prüfungen wurde keine Gewebsschädigung nach Paravasation beobachtet [6] rekonstituierte Lösungen von Pentostatin besitzen einen pH-Wert bis maximal 8,5 und können zu Reizungen mit Erythem, Schmerzen und Phlebitis führen [5]

Conclusio: obwohl Pentostatin in der Literatur auch als gewebsreizend/nekrotisierend eingestuft wird, ist kein klinischer Fall einer Gewebsschädigung nach Paravasation dokumentiert; die Einstufung erfolgt daher als nicht gewebsschädigend

es sind keine substanzspezifischen Maßnahmen erforderlich

Primärliteratur

[1] Field KJ (Parke-Davis): Intraarterial irritation study in rabbits with CI-825. Expert's Report RR 745-01429, 1989.
[2] Field KJ (Parke-Davis): Intravenous irritation study in rabbits with CI-825. Expert's Report RR 745-01420, 1989.

Sekundärliteratur

[3] Dorr RT: Pharmacologic management of vesicant chemotherapy extravasations. In: Dorr RT, Von Hoff DD (eds) Cancer Chemotherapy Handbook. Appleton & Lange, 2nd edition: 109–118, 1994.
[4] Stanley A: Managing complications of chemotherapy administration. In: Allwood M, Stanley A, Wright P (eds) The Cytotoxics Handbook. Radcliffe Medical Press, 4th edition: 119–193, 2002.
[5] van Gemmern R: Gewebstoxizität und Paravasatbehandlung neuer Zytostatika. Krankenhauspharmazie 17: 471–473, 1996.
[6] Fachinformation Nipent® (Deutschland), Wyeth Pharma, November 2002.
[7] Berdel WE, Schmoll HJ, Büchele T, et al: Prävention und Therapie von Paravasaten/Extravasaten. In: Schmoll HJ, Höffken K, Possinger K (Hrsg) Kompendium Internistische Onkologie. Standards in Diagnostik und Therapie. Springer, Teil 1, 3. Auflage: 1689–1701, 1999.
[8] Gain M, Melzer S, Meyer-Jürshof A, et al: Allgemeiner Teil: Behandlung von Paravasaten. In: Gain M, et al (Hrsg) ADKA-Zytostatika-Handbuch, Pharmazeutisch-wissenschaftliche Monographien. Verlag Heiner Biller, Band 1, 2. Auflage: A42–44, 1997.
[9] Barth J: Paravasate und deren Behandlung. In: Barth J (Hrsg) Zytostatika-Herstellung in der Apotheke. Deutscher Apotheker Verlag, Kap. VI-3: 1–9, 2000.
[10] Jordan K, Grothe W, Schmoll HJ: Paravasation von Zytostatika: Prävention und Therapie. Dtsch Med Wochenschr 130: 33–37, 2005.
[11] Ener RA, Meglathery SB, Styler M: Extravasation of systemic hemato-oncological therapies. Ann Oncol 15: 858–862, 2004.
[12] Krämer I, Stützle M: Zytostatika-Paravasation – Wie ist vorzugehen? Krankenhauspharmazie 23: 261–268, 2002.

Zusätzlich wurde folgende Publikation zum Literaturstudium herangezogen:

- Fenchel K, Karthaus M: Zytostatika-Paravasate – gibt es neue Empfehlungen zum therapeutischen Vorgehen? Wien Med Wochenschr 151: 44–46, 2001.

bearbeitet von Sabine Wassertheurer

Raltitrexed (z.B. Tomudex®)

KONSENSUS

Schädigungstyp: nicht gewebsschädigend

Therapieempfehlung:

Allgemeine Maßnahmen:
1. Injektion/Infusion sofort stoppen
2. Paravasate-Set holen
3. (sterile) Handschuhe anziehen
4. Infusionsleitung bzw. Spritze durch eine 5 ml-Einmalspritze ersetzen und langsam soviel wie möglich vom Paravasat aspirieren; **Cave!** keinen Druck auf Paravasationsstelle ausüben
5. i.v. Zugang unter Aspirationsbedingungen entfernen
6. die betroffene Extremität hochlagern und ruhig stellen
7. Paravasate-Dokumentationsbogen ausfüllen (Ausdehnung des Paravasates angeben!)
8. Aufklärung und Instruktion des/der Patienten/in sowie der Angehörigen
9. regelmäßige Kontrollen (Nachsorge)

Substanzspezifische Maßnahmen: keine

Cave! nach Paravasation:
1. keine Spülungen des i.v. Zuganges
2. keine feuchten Umschläge
3. keine Alkoholumschläge
4. keine Okklusionsverbände

Raltitrexed

In der Literatur erwähnter Schädigungstyp:	nicht gewebsschädigend [2,6]

kein gewebsschädigendes Potential [7]

schwach reizend (nicht vesikant) [3]

inflammatorisch [1] |
| In der Literatur erwähnte Symptomatik und Verlauf: | keine Angaben |
| In der Literatur erwähnte Maßnahmen: | **mit Behandlungserfolg:**
– keine Fälle dokumentiert

ohne Behandlungserfolg:
– keine Fälle dokumentiert

ohne Angabe des Behandlungserfolges:
– je 100 mg Hydrocortison i.v. und s.c., zusätzlich Hydrocortison topisch, intermittierend Eispackungen über 24 Stunden, nach Abklingen der Lokalreaktion Anwendung von Wärme und Druck [1]

– Kühlung 4 × täglich für 20 Minuten über 3–4 Tage [7]

– keine spezifische Maßnahme erwähnt [6] |
| Besondere Hinweise: | Ergebnis der Literaturrecherche: keine klinischen Untersuchungen in Bezug auf Paravasation veröffentlicht

tierexperimentell: perivaskulär [2,4,5] und intraarteriell [2] wurden keine Gewebsreizungen beobachtet |
| Conclusio: | obwohl Raltitrexed in der Literatur auch als gewebsreizend eingestuft wird, ist kein klinischer Fall einer Gewebsreizung nach Paravasation dokumentiert; die Einstufung erfolgt daher als nicht gewebsschädigend |

es sind keine substanzspezifischen Maßnahmen erforderlich

Primärliteratur

–

Sekundärliteratur

[1]   Stanley A: Managing complications of chemotherapy administration. In: Allwood M, Stanley A, Wright P (eds) The Cytotoxics Handbook. Radcliffe Medical Press, 4th edition: 119–193, 2002.
[2]   AstraZeneca, unveröffentlichte Daten, März 1999.
[3]   Barth J: Paravasate und deren Behandlung. In: Barth J (Hrsg) Zytostatika-Herstellung in der Apotheke. Deutscher Apotheker Verlag, Kap. VI-3: 1–9, 2000.
[4]   Stanley A: Chemotherapeutic agents: raltitrexed. In: Allwood M, Stanley A, Wright P (eds) The Cytotoxics Handbook. Radcliffe Medical Press, 4th edition: 403–404, 2002.
[5]   Fachinformation Tomudex® (Schweiz), AstraZeneca, Oktober 2003.
[6]   Jordan K, Grothe W, Schmoll HJ: Paravasation von Zytostatika: Prävention und Therapie. Dtsch Med Wochenschr 130: 33–37, 2005.
[7]   Krämer I, Stützle M: Zytostatika-Paravasation – Wie ist vorzugehen? Krankenhauspharmazie 23: 261–268, 2002.

Zusätzlich wurde folgende Publikation zum Literaturstudium herangezogen:

–   Schrijvers DL: Extravasation: a dreaded complication of chemotherapy. Ann Oncol 14: iii26–iii30, 2003.

bearbeitet von Sabine Wassertheurer

Streptozocin (z.B. Zanosar®)

KONSENSUS

Schädigungstyp: gewebsreizend

Therapieempfehlung:
Allgemeine Maßnahmen:
1. Injektion/Infusion sofort stoppen
2. Paravasate-Set holen
3. (sterile) Handschuhe anziehen
4. Infusionsleitung bzw. Spritze durch eine 5 ml-Einmalspritze ersetzen und langsam soviel wie möglich vom Paravasat aspirieren; **Cave!** keinen Druck auf Paravasationsstelle ausüben
5. i.v. Zugang unter Aspirationsbedingungen entfernen
6. bei Blasen: mit 1 ml-Spritze und s.c.-Kanüle aspirieren, für jeden Aspirationsversuch neues Besteck verwenden
7. die betroffene Extremität hochlagern und ruhig stellen
8. Paravasate-Dokumentationsbogen ausfüllen (Ausdehnung des Paravasates angeben!)
9. Aufklärung und Instruktion des/der Patienten/in sowie der Angehörigen
10. regelmäßige Kontrollen (Nachsorge)

Substanzspezifische Maßnahmen: keine

Cave! nach Paravasation:
1. keine Spülungen des i.v. Zuganges
2. keine feuchten Umschläge
3. keine Alkoholumschläge
4. keine Okklusionsverbände

In der Literatur erwähnter Schädigungstyp:	gewebsreizend [2,6–8,12] gewebsnekrotisierend [3–5,9,13]
In der Literatur erwähnte Symptomatik und Verlauf:	**Initialsymptome:** keine Angaben **verzögert auftretende Symptome:** laut Fachinformation schwere Gewebsschäden und Nekrosen möglich [10] – keine näheren Angaben **Residualbefunde:** keine Angaben
In der Literatur erwähnte Maßnahmen:	**mit Behandlungserfolg:** – keine Fälle dokumentiert **ohne Behandlungserfolg:** – keine Fälle dokumentiert **ohne Angabe des Behandlungserfolges:** – am ersten Tag DMSO alle 2 Stunden, Hydrocortison (1%) topisch, kalte Kompressen für 30 Minuten; anschließend über 7–10 Tage alternierend DMSO bzw. Hydrocortison im Abstand von 3 Stunden topisch verabreichen [3] – fakultativ lokale Infiltration von Corticosteroiden, warme Kompressen für 1 Stunde [4] – Kühlung 4 × täglich für 20 Minuten über 3–4 Tage [5] – bei lokaler Symptomatik Hydrocortison (1%) oder Heparin topisch [7] – keine spezifische Maßnahme erwähnt [2,6,8,9,12,13]
Besondere Hinweise:	Ergebnis der Literaturrecherche: keine tierexperimentellen oder klinischen Untersuchungen in Bezug auf Paravasation veröffentlicht sofortiges Brennen entlang der Vene während der Applikation [1,11] und Gewebsreizungen an der Einstichstelle [10] stehen nicht im Zusammen-

hang mit einer Paravasation; diese Reaktionen sind wahrscheinlich auf den sauren pH-Wert von 3,5–4,5 der rekonstituierten Lösung [10,11] zurückzuführen

Conclusio: obwohl Streptozocin in der Literatur als gewebsreizend/nekrotisierend eingestuft wird, ist kein klinischer Fall einer Gewebsschädigung nach Paravasation dokumentiert; die Einstufung als gewebsreizend erfolgt aufgrund des sauren pH-Wertes der gelösten Arzneiform

die in der Sekundärliteratur erwähnten Symptome wie schwere Gewebsschäden und Nekrosen konnten in klinischen Fallberichten nicht verifiziert werden

aufgrund geringer bis fehlender Erfahrungen mit Paravasationen von Streptozocin ist eine endgültige Bewertung des Schädigungstyps nicht möglich

positive Ergebnisse substanzspezifischer Maßnahmen wurden bisher in der Literatur nicht beschrieben; bis zum Vorliegen weiterer Daten können daher substanzspezifische Maßnahmen nicht empfohlen werden

Primärliteratur

[1] DuPriest RW, Huntington MC, Massey WH, et al: Streptozotocin therapy in 22 cancer patients. Cancer 35: 358–367, 1975.

Sekundärliteratur

[2] Ener RA, Meglathery SB, Styler M: Extravasation of systemic hematooncological therapies. Ann Oncol 15: 858–862, 2004.
[3] Stanley A: Managing complications of chemotherapy administration. In: Allwood M, Stanley A, Wright P (eds) The Cytotoxics Handbook. Radcliffe Medical Press, 4th edition: 119–193, 2002.
[4] Ignoffo RJ, Friedman MA: Therapy of local toxicities caused by extravasation of cancer chemotherapeutic drugs. Cancer Treat Rev 7: 17–27, 1980.
[5] Krämer I, Stützle M: Zytostatika-Paravasation – Wie ist vorzugehen? Krankenhauspharmazie 23: 261–268, 2002.
[6] Mullin S, Beckwith MC, Tyler LS: Prevention and management of antineoplastic extravasation injury. Hosp Pharm 35: 57–76, 2000.

[7] Cox K, Stuart-Harris R, Abdini G, et al: The management of cytotoxic-drug extravasation: guide-lines drawn up by a working party for the Clinical Oncological Society of Australia. Med J Aust 148: 185–189, 1988.
[8] Schneider SM, Distelhorst CW: Chemotherapy-induced emergencies. Semin Oncol 16: 572–578, 1989.
[9] Gain M, Melzer S, Meyer-Jürshof A, et al: Allgemeiner Teil: Behandlung von Paravasaten. In: Gain M, et al (Hrsg) ADKA-Zytostatika-Handbuch, Pharmazeutisch-wissenschaftliche Monographien. Verlag Heiner Biller, Band 1, 2. Auflage: A42–44, 1997.
[10] Fachinformation Zanosar® (USA), Pharmacia & Upjohn, Februar 2003.
[11] Dorr RT, Von Hoff DD: Drug monographs: streptozocin. In: Dorr RT, Von Hoff DD (eds) Cancer Chemotherapy Handbook. Appleton & Lange, 2nd edition: 850–856, 1994.
[12] Holmes BC: Administration of cancer chemotherapy agents. In: Dorr RT, Von Hoff DD (eds) Cancer Chemotherapy Handbook. Appleton & Lange, 2nd edition: 57–94, 1994.
[13] Jordan K, Grothe W, Schmoll HJ: Paravasation von Zytostatika: Prävention und Therapie. Dtsch Med Wochenschr 130: 33–37, 2005.

Zusätzlich wurden folgende Publikationen zum Literaturstudium herangezogen:

– Fenchel K, Karthaus M: Zytostatika-Paravasate – gibt es neue Empfehlungen zum therapeutischen Vorgehen? Wien Med Wochenschr 151: 44–46, 2001.
– Rauh J, Pluntke S, Müller C: Paravenöse Zytostatikainjektion: Prophylaxe und Sofortmaßnahmen im Notfall. MMW Fortschr Med 146: 682–686, 2004.

bearbeitet von Patrizia Fürst-Weger

Teniposid (z.B. Vumon®, VM 26-Bristol)

KONSENSUS

Schädigungstyp: gewebsreizend

Therapieempfehlung:
Allgemeine Maßnahmen:
1. Injektion/Infusion sofort stoppen
2. Paravasate-Set holen
3. (sterile) Handschuhe anziehen
4. Infusionsleitung bzw. Spritze durch eine 5 ml-Einmalspritze ersetzen und langsam soviel wie möglich vom Paravasat aspirieren; **Cave!** keinen Druck auf Paravasationsstelle ausüben
5. i.v. Zugang unter Aspirationsbedingungen entfernen
6. bei Blasen: mit 1 ml-Spritze und s.c.-Kanüle aspirieren, für jeden Aspirationsversuch neues Besteck verwenden
7. die betroffene Extremität hochlagern und ruhig stellen
8. Paravasate-Dokumentationsbogen ausfüllen (Ausdehnung des Paravasates angeben!)
9. Aufklärung und Instruktion des/der Patienten/in sowie der Angehörigen
10. regelmäßige Kontrollen (Nachsorge)

Substanzspezifische Maßnahmen: keine

Cave! nach Paravasation:
1. keine Spülungen des i.v. Zuganges
2. keine feuchten Umschläge
3. keine Alkoholumschläge
4. keine Okklusionsverbände

In der Literatur erwähnter Schädigungstyp:	nicht gewebsschädigend [10]
	schwach reizend (nicht vesikant) [15]
	gewebsreizend [2,6,9,11,13,14,16,22,24] und/oder schwach gewebsnekrotisierend in großen Mengen und hohen Konzentrationen [5]
	keine Nekrosewahrscheinlichkeit [3,4]
	gewebsnekrotisierend [8,12]
In der Literatur erwähnte Symptomatik und Verlauf:	**Initialsymptome:** keine Angaben
	verzögert auftretende Symptome: laut Fachinformation selten Nekrosen [17]
	Residualbefunde: keine Angaben
In der Literatur erwähnte Maßnahmen:	**mit Behandlungserfolg:** – tierexperimentell: NaCl 0,9% oder Hyaluronidase i.d. [1]
	ohne Behandlungserfolg: – keine Fälle dokumentiert
	ohne Angabe des Behandlungserfolges: – 150 IE Hyaluronidase in 1–3 ml NaCl 0,9% s.c. [2,3,14]
	– milde, trockene Wärme über 1–2 Stunden, 150–900 IE Hyaluronidase s.c., alternativ: DMSO alle 3–4 Stunden über 1–3 Tage lokal auftragen [4]
	– warme Kompressen sofort für 30–60 Minuten, danach bis 24 Stunden in 15-minütigem Wechsel (mit/ohne Kompresse), 150 IE Hyaluronidase s.c. [5]
	– lokal milde Wärme für 1–2 Stunden, in schweren Fällen zusätzlich 150 IE Hyaluronidase s.c. [6]
	– 150–900 IE Hyaluronidase s.c. oder i.d. [8] und warme Kompressen [13]

– 150–900 IE Hyaluronidase i.v. oder s.c., mehrfache Gabe über 3–4 Stunden, lokale Applikation von Wärme [19]

– 150 IE Hyaluronidase s.c. bei Paravasation von ≥ 50% der geplanten Gesamtdosis [20]

– fakultativ lokale Infiltration von Corticosteroiden, warme Kompressen für 1 Stunde [10]

– je 100mg Hydrocortison i.v.und s.c., zusätzlich Hydrocortison topisch, Eispackung [16]

– keine spezifische Maßnahme erwähnt [11,15]

Besondere Hinweise: Ergebnis der Literaturrecherche: keine klinischen Untersuchungen in Bezug auf Paravasation veröffentlicht

tierexperimentell: Ulzerationen bei unverdünnter i.d. Gabe sind auf die Hilfsstoffe der Arzneiform zurückzuführen; geringere ulzerogene Wirkung bei verdünnten Lösungen [1,3]

Phlebitiden [3–5,16,24] und Hypersensibilitätsreaktionen [7,17,18] stehen nicht im Zusammenhang mit einer Paravasation; diese Symptome sind wahrscheinlich auf die Hilfsstoffe der Arzneiform (Cremophor EL, Ethanol und Benzylalkohol [17,18]) zurückzuführen

bei Formulierungen, die Benzylalkohol enthalten, kann eine Paravasation von Teniposid zunächst unbemerkt und schmerzlos verlaufen (lokalanästhetische Wirkung) [6]

Hyaluronidase und NaCl 0,9%: positive Wirkung nur im Tierexperiment beschrieben [1] – invasive Maßnahme!

für die in der rezenten Literatur erwähnte Anwendung von Hyaluronidase nach Paravasation von Teniposid gibt es keine klinische Evidenz [6,16]

Conclusio: obwohl Teniposid in der Literatur auch als gewebsnekrotisierend eingestuft wird, ist kein klinischer Fall einer Nekrose nach Paravasation dokumentiert; die Einstufung als gewebsreizend erfolgt aufgrund der Hilfsstoffe in der Arzneiform in der **Sekundärliteratur** beschriebene Nekrosen konnten in klinischen Fallberichten (Primärliteratur) nicht verifiziert werden

positive Ergebnisse substanzspezifischer Maßnahmen wurden bisher in der Literatur nicht beschrieben; bis zum Vorliegen weiterer Daten können daher substanzspezifische Maßnahmen nicht empfohlen werden

Primärliteratur

[1] Dorr RT, Alberts DS: Skin ulceration potential without therapeutic anticancer activity for epipodophyllotoxin commercial diluents. Invest New Drugs 1: 151–159, 1983.

Sekundärliteratur

[2] Gain M, Melzer S, Meyer-Jürshof A, et al: Teniposid: Behandlung von Paravasaten. In: Gain M, et al (Hrsg) ADKA-Zytostatika-Handbuch, Pharmazeutisch-wissenschaftliche Monographien. Verlag Heiner Biller, Band 3: 34, 1998.
[3] Dorr RT: Antidotes to vesicant chemotherapy extravasations. Blood Rev 4: 41–60, 1990.
[4] Schneider G: Paravasate von Zytostatika. Diagnostik und Therapie. Aina S. Schneider Verlag, 6. Auflage: 1–17, 1999.
[5] Dorr RT: Pharmacologic management of vesicant chemotherapy extravasations. In: Dorr RT, Von Hoff DD (eds) Cancer Chemotherapy Handbook. Appleton & Lange, 2nd edition: 109–118, 1994.
[6] Krämer I, Stützle M: Zytostatika-Paravasation – Wie ist vorzugehen? Krankenhauspharmazie 23: 261–268, 2002.
[7] Bokemeyer C: Dermatoxizität antineoplastischer Substanzen. In: Schmoll HJ, Höffken K, Possinger K (Hrsg) Kompendium Internistische Onkologie. Standards in Diagnostik und Therapie. Springer, Teil 1, 3. Auflage: 1411–1426, 1999.
[8] Bertelli G: Prevention and management of extravasation of cytotoxic drugs. Drug Safety 12: 245–255, 1995.
[9] Gain M, Melzer S, Meyer-Jürshof A, et al: Allgemeiner Teil: Behandlung von Paravasaten. In: Gain M, et al (Hrsg) ADKA-Zytostatika-Handbuch, Pharmazeutisch-wissenschaftliche Monographien. Verlag Heiner Biller, Band 1, 2. Auflage: A42–44, 1997.
[10] Ignoffo RJ, Friedman MA: Therapy of local toxicities caused by extravasation of cancer chemotherapeutic drugs. Cancer Treat Rev 7: 17–27, 1980.
[11] Mullin S, Beckwith MC, Tyler LS: Prevention and management of antineoplastic extravasation injury. Hosp Pharm 35: 57–76, 2000.

[12] Myers P: Investigational drugs: teniposide. In: Allwood M, Stanley A, Wright P (eds) The Cytotoxics Handbook. Radcliffe Medical Press, 4th edition: 407–409, 2002.
[13] Schneider SM, Distelhorst CW: Chemotherapy-induced emergencies. Semin Oncol 16: 572–578, 1989.
[14] Bristol-Myers Squibb, persönliche Mitteilung, Jänner 1999.
[15] Barth J: Paravasate und deren Behandlung. In: Barth J (Hrsg) Zytostatika-Herstellung in der Apotheke. Deutscher Apotheker Verlag, Kap. VI-3: 1–9, 2000.
[16] Stanley A: Managing complications of chemotherapy administration. In: Allwood M, Stanley A, Wright P (eds) The Cytotoxics Handbook. Radcliffe Medical Press, 4th edition: 119–193, 2002.
[17] Fachinformation VM 26–Bristol (Deutschland), Bristol-Myers Squibb, Februar 2005.
[18] Alley E, Green R, Schuchter L: Cutaneous toxicities of cancer therapy. Curr Opin Oncol 14: 212–216, 2002.
[19] Ener RA, Meglathery SB, Styler M: Extravasation of systemic hemato-oncological therapies. Ann Oncol 15: 858–862, 2004.
[20] Albanell J, Baselga J: Systemic therapy emergencies. Semin Oncol 27: 347–361, 2000.

Zusätzlich wurden folgende Publikationen zum Literaturstudium herangezogen:

- Fenchel K, Karthaus M: Zytostatika-Paravasate – gibt es neue Empfehlungen zum therapeutischen Vorgehen? Wien Med Wochenschr 151: 44–46, 2001.
- Jordan K, Grothe W, Schmoll HJ: Paravasation von Zytostatika: Prävention und Therapie. Dtsch Med Wochenschr 130: 33–37, 2005.
- Kassner E: Evaluation and treatment of chemotherapy extravasation injuries. J Pediatr Oncol Nurs 17: 135–148, 2000.
- Krämer I: Onkologische Pharmazie. In: Jaehde U, Radziwill R, Mühlebach S, et al (Hrsg) Lehrbuch der Klinischen Pharmazie. Wissenschaftliche Verlagsgesellschaft mbH, 2. Auflage: 307–336, 2003.
- Langstein HN, Duman H, Seelig D, et al: Retrospective study of the management of chemotherapeutic extravasation injury. Ann Plast Surg 49: 369–374, 2002.
- Lorenz W, Reimann HJ, Schmal A, et al: Histamine release in dogs by cremophor EL and its derivatives: oxethylated oleic acid is the most effective constituent. Agents Actions 7: 63–67, 1977.
- Rauh J, Pluntke S, Müller C: Paravenöse Zytostatikainjektion: Prophylaxe und Sofortmaßnahmen im Notfall. MMW Fortschr Med 146: 682–686, 2004.
- Whang SW, Lee SH, Elias PM, et al: Intralesional steroids reduce inflammation from extravasated chemotherapeutic agents. Br J Dermatol 145: 680–682, 2001.

bearbeitet von Ines Mader

Thiotepa (z.B. Thio-Tepa „Torrex", Thiotepa „Lederle")

KONSENSUS

Schädigungstyp: nicht gewebsschädigend

Therapieempfehlung:
Allgemeine Maßnahmen:
1. Injektion/Infusion sofort stoppen
2. Paravasate-Set holen
3. (sterile) Handschuhe anziehen
4. Infusionsleitung bzw. Spritze durch eine 5 ml-Einmalspritze ersetzen und langsam soviel wie möglich vom Paravasat aspirieren; **Cave!** keinen Druck auf Paravasationsstelle ausüben
5. i.v. Zugang unter Aspirationsbedingungen entfernen
6. die betroffene Extremität hochlagern und ruhig stellen
7. Paravasate-Dokumentationsbogen ausfüllen (Ausdehnung des Paravasates angeben!)
8. Aufklärung und Instruktion des/der Patienten/in sowie der Angehörigen
9. regelmäßige Kontrollen (Nachsorge)

Substanzspezifische Maßnahmen: keine

Cave! nach Paravasation:
1. keine Spülungen des i.v. Zuganges
2. keine feuchten Umschläge
3. keine Alkoholumschläge
4. keine Okklusionsverbände

Thiotepa

In der Literatur erwähnter Schädigungstyp:	nicht gewebsschädigend [1–3,6–8,10,14] gewebsreizend [4,5,9]
In der Literatur erwähnte Symptomatik und Verlauf:	keine Angaben
In der Literatur erwähnte Maßnahmen:	**mit Behandlungserfolg:** – keine Fälle dokumentiert **ohne Behandlungserfolg:** – keine Fälle dokumentiert **ohne Angabe des Behandlungserfolges:** – 1500 IE Hyaluronidase s.c., Anwendung von Wärme und Druck [2] – fakultativ lokale Infiltration von Corticosteroiden, warme Kompressen für 1 Stunde [4] – bei lokaler Symptomatik Hydrocortison (1%) oder Heparin topisch [5] – 100 mg Hydrocortison s.c. und i.v., Eis oder Kältepack 4 × täglich über 15–20 Minuten, Hydrocortison topisch [6,7] – Kühlung 4 × täglich für 20 Minuten über 3–4 Tage [10] – keine spezifische Maßnahme erwähnt [1,3,8,9,14]
Besondere Hinweise:	Ergebnis der Literaturrecherche: keine tierexperimentellen oder klinischen Untersuchungen in Bezug auf Paravasation veröffentlicht Schmerzen und Phlebitis sind bei i.v-Applikationen nicht zu erwarten [3] Hypersensibilitätsreaktionen [11] und Hyperpigmentation der Haut [11–13] stehen nicht im Zusammenhang mit einer Paravasation

Conclusio:	obwohl Thiotepa in der Literatur auch als gewebsreizend eingestuft wird, ist kein klinischer Fall einer Gewebsreizung nach Paravasation dokumentiert; da Thiotepa auch i.m. oder s.c. [3] appliziert werden kann, ist eine gewebsschädigende Wirkung unwahrscheinlich; die Einstufung erfolgt daher als nicht gewebsschädigend
	es sind keine substanzspezifischen Maßnahmen erforderlich

Primärliteratur

–

Sekundärliteratur

[1] Wyeth-Lederle Pharma, persönliche Mitteilung, November 1998.
[2] Stanley A: Managing complications of chemotherapy administration. In: Allwood M, Stanley A, Wright P (eds) The Cytotoxics Handbook. Radcliffe Medical Press, 4th edition: 119–193, 2002.
[3] Dorr RT, Von Hoff DD: Drug monographs: thiotepa. In: Dorr RT, Von Hoff DD (eds) Cancer Chemotherapy Handbook. Appleton & Lange, 2nd edition: 898–905, 1994.
[4] Ignoffo RJ, Friedman MA: Therapy of local toxicities caused by extravasation of cancer chemotherapeutic drugs. Cancer Treat Rev 7: 17–27, 1980.
[5] Cox K, Stuart-Harris R, Abdini G, et al: The management of cytotoxic-drug extravasation: guide-lines drawn up by a working party for the Clinical Oncological Society of Australia. Med J Aust 148: 185–189, 1988.
[6] Gain M, Melzer S, Meyer-Jürshof A, et al: Thiotepa: Behandlung von Paravasaten. In: Gain M, et al (Hrsg) ADKA-Zytostatika-Handbuch, Pharmazeutisch-wissenschaftliche Monographien. Verlag Heiner Biller, Band 3: 24, 1998.
[7] Gain M, Melzer S, Meyer-Jürshof A, et al: Allgemeiner Teil: Behandlung von Paravasaten. In: Gain M, et al (Hrsg) ADKA-Zytostatika-Handbuch, Pharmazeutisch-wissenschaftliche Monographien. Verlag Heiner Biller, Band 1, 2. Auflage: A42–44, 1997.
[8] Schneider SM, Distelhorst CW: Chemotherapy-induced emergencies. Semin Oncol 16: 572–578, 1989.
[9] Mullin S, Beckwith MC, Tyler LS: Prevention and management of antineoplastic extravasation injury. Hosp Pharm 35: 57–76, 2000.
[10] Krämer I, Stützle M: Zytostatika-Paravasation – Wie ist vorzugehen? Krankenhauspharmazie 23: 261–268, 2002.
[11] Koppel RA, Boh EE: Cutaneous reactions to chemotherapeutic agents. Am J Med Sci 321: 327–335, 2001.

[12] Alley E, Green R, Schuchter L: Cutaneous toxicities of cancer therapy. Curr Opin Oncol 14: 212–216, 2002.
[13] Fachinformation Thiotepa „Lederle" (Deutschland), Riemser Arzneimittel, Februar 2003.
[14] Jordan K, Grothe W, Schmoll HJ: Paravasation von Zytostatika: Prävention und Therapie. Dtsch Med Wochenschr 130: 33–37, 2005.

Zusätzlich wurden folgende Publikationen zum Literaturstudium herangezogen:

– Rauh J, Pluntke S, Müller C: Paravenöse Zytostatikainjektion: Prophylaxe und Sofortmaßnahmen im Notfall. MMW Fortschr Med 146: 682–686, 2004.
– Schrijvers DL: Extravasation: a dreaded complication of chemotherapy. Ann Oncol 14: iii26–iii30, 2003.

bearbeitet von Patrizia Fürst-Weger

Topotecan (z.B. Hycamtin®)

KONSENSUS

Schädigungstyp: nicht gewebsschädigend

Therapieempfehlung:
Allgemeine Maßnahmen:
1. Injektion/Infusion sofort stoppen
2. Paravasate-Set holen
3. (sterile) Handschuhe anziehen
4. Infusionsleitung bzw. Spritze durch eine 5 ml-Einmalspritze ersetzen und langsam soviel wie möglich vom Paravasat aspirieren; **Cave!** keinen Druck auf Paravasationsstelle ausüben
5. i.v. Zugang unter Aspirationsbedingungen entfernen
6. die betroffene Extremität hochlagern und ruhig stellen
7. Paravasate-Dokumentationsbogen ausfüllen (Ausdehnung des Paravasates angeben!)
8. Aufklärung und Instruktion des/der Patienten/in sowie der Angehörigen
9. regelmäßige Kontrollen (Nachsorge)

Substanzspezifische Maßnahmen: keine

Cave! nach Paravasation:
1. keine Spülungen des i.v. Zuganges
2. keine feuchten Umschläge
3. keine Alkoholumschläge
4. keine Okklusionsverbände

In der Literatur erwähnter Schädigungstyp:	nicht gewebsschädigend [1,2,7]
	gewebsreizend [5,6]
	„exfoliant" [8]
	gewebsnekrotisierend [4]
In der Literatur erwähnte Symptomatik und Verlauf:	**Initialsymptome:** Schwellung, leichte Schmerzen (2 PatientInnen) [1], leicht entzündliche Reaktion (9 PatientInnen) [8]
	verzögert auftretende Symptome: keine Angaben
	Residualbefunde: keine Angaben
	keine Ulzeration [1]
In der Literatur erwähnte Maßnahmen:	**mit Behandlungserfolg:** – Kühlung (1 PatientIn) [1] – keine Maßnahmen (1 PatientIn) [1], (9 PatientInnen) [8] – Antibiotikabehandlung [2] **ohne Behandlungserfolg:** – keine Fälle dokumentiert **ohne Angabe des Behandlungserfolges:** – Kühlung [4,7] – Infiltration von Natriumbikarbonat (1% oder 2,1%) [8] – keine spezifische Maßnahme erwähnt [2,3,5,6]
Besondere Hinweise:	Ergebnis der Literaturrecherche: 11 klinische Fallberichte in Bezug auf Paravasation veröffentlicht
	Antibiotika: lediglich Sekundärinfektionsprophylaxe, keine kausale Paravasatetherapie
Conclusio:	obwohl Topotecan in der Literatur auch als gewebsreizend/nekrotisierend eingestuft wird, ist kein klinischer Fall einer Gewebsschädigung nach

Paravasation dokumentiert; die Einstufung erfolgt als nicht gewebsschädigend

es sind keine substanzspezifischen Maßnahmen z.B. trockene Kälte erforderlich

Primärliteratur

[1] Oostweegel LM, van Warmerdam LJ, Schot M, et al: Extravasation of topotecan, a report of two cases. J Oncol Pharm Practice 3: 115–116, 1997.

Sekundärliteratur

[2] van Gemmern R: Gewebstoxizität und Paravasatbehandlung neuer Zytostatika. Krankenhauspharmazie 17: 471–473, 1996.
[3] Fachinformation Hycamtin® (Österreich), GlaxoSmithKline, Juli 2002.
[4] Berdel WE, Schmoll HJ, Büchele T, et al: Prävention und Therapie von Paravasaten/Extravasaten. In: Schmoll HJ, Höffken K, Possinger K (Hrsg) Kompendium Internistische Onkologie. Standards in Diagnostik und Therapie. Springer, Teil 1, 3. Auflage: 1689–1701, 1999.
[5] Mullin S, Beckwith MC, Tyler LS: Prevention and management of antineoplastic extravasation injury. Hosp Pharm 35: 57–76, 2000.
[6] Gain M, Melzer S, Meyer-Jürshof A, et al: Allgemeiner Teil: Behandlung von Paravasaten. In: Gain M, et al (Hrsg) ADKA-Zytostatika-Handbuch, Pharmazeutisch-wissenschaftliche Monographien. Verlag Heiner Biller, Band 1, 2. Auflage: A42–44, 1997.
[7] Krämer I, Stützle M: Zytostatika-Paravasation – Wie ist vorzugehen? Krankenhauspharmazie 23: 261–268, 2002.
[8] Stanley A: Managing complications of chemotherapy administration. In: Allwood M, Stanley A, Wright P (eds) The Cytotoxics Handbook. Radcliffe Medical Press, 4th edition: 119–193, 2002.

Zusätzlich wurden folgende Publikationen zum Literaturstudium herangezogen:

– Ener RA, Meglathery SB, Styler M: Extravasation of systemic hemato-oncological therapies. Ann Oncol 15: 858–862, 2004.
– Fenchel K, Karthaus M: Zytostatika-Paravasate – gibt es neue Empfehlungen zum therapeutischen Vorgehen? Wien Med Wochenschr 151: 44–46, 2001.
– Jordan K, Grothe W, Schmoll HJ: Paravasation von Zytostatika: Prävention und Therapie. Dtsch Med Wochenschr 130: 33–37, 2005.
– Rauh J, Pluntke S, Müller C: Paravenöse Zytostatikainjektion: Prophylaxe und Sofortmaßnahmen im Notfall. MMW Fortschr Med 146: 682–686, 2004.

bearbeitet von Ines Mader

Treosulfan (z.B. Ovastat®)

KONSENSUS

Schädigungstyp: gewebsreizend

Therapieempfehlung:

Allgemeine Maßnahmen:
1. Injektion/Infusion sofort stoppen
2. Paravasate-Set holen
3. (sterile) Handschuhe anziehen
4. Infusionsleitung bzw. Spritze durch eine 5 ml-Einmalspritze ersetzen und langsam soviel wie möglich vom Paravasat aspirieren; **Cave!** keinen Druck auf Paravasationsstelle ausüben
5. i.v. Zugang unter Aspirationsbedingungen entfernen
6. bei Blasen: mit 1 ml-Spritze und s.c.-Kanüle aspirieren, für jeden Aspirationsversuch neues Besteck verwenden
7. die betroffene Extremität hochlagern und ruhig stellen
8. Paravasate-Dokumentationsbogen ausfüllen (Ausdehnung des Paravasates angeben!)
9. Aufklärung und Instruktion des/der Patienten/in sowie der Angehörigen
10. regelmäßige Kontrollen (Nachsorge)

Substanzspezifische Maßnahmen: keine

Cave! nach Paravasation:
1. keine Spülungen des i.v. Zuganges
2. keine feuchten Umschläge
3. keine Alkoholumschläge
4. keine Okklusionsverbände

In der Literatur erwähnter Schädigungstyp:	unbekanntes gewebstoxisches Potential [5] gewebsreizend [4,9,14] gewebsnekrotisierend [3,8,12]
In der Literatur erwähnte Symptomatik und Verlauf:	**Initialsymptome:** keine Angaben **verzögert auftretende Symptome:** laut Fachinformation Schmerzen, Entzündungen und Gewebszerstörung [8] – keine näheren Angaben **Residualbefunde:** keine Angaben Einzelfallberichte: – 1 Woche nach Paravasation von 50 ml Treosulfanlösung: Rötung, Schwellung und Schmerzen, Wundheilung ohne Narbenbildung (1 PatientIn) [9] – nach Paravasation von 100 ml Treosulfanlösung (4%): Schwellung, Rötung, keine Nekrose (1 PatientIn) [9]
In der Literatur erwähnte Maßnahmen:	mit Behandlungserfolg: – Kühlung, Cortison s.c., Cortison-, Heparin-, NaCl- und Scandicain-Verbände (1 PatientIn) [9] – DMSO-Applikationen stündlich über 3,5 Tage, 2 × täglich Topisolon-Lotio, Kühlung mit Gelkissen, 24 mg Urbason p.o. über 3 Tage, 1 × täglich Fragmin s.c. zur Thromboseprophylaxe (1 PatientIn) [9] ohne Behandlungserfolg: – keine Fälle dokumentiert ohne Angabe des Behandlungserfolges: – Kühlung, eventuell DMSO topisch [2] – Infiltration von 1–3 ml Natriumbicarbonatlösung (1% oder 2,1%), Aspiration nach 2 Minuten, warme Kompressen [3] – 100 mg Hydrocortison s.c. und i.v., Eis oder Kältepack 4 × täglich über 15–20 Minuten, Hydrocortison topisch [4,7]

	– Kühlung 4 × täglich für 20 Minuten über 3–4 Tage [5]
	– keine spezifische Maßnahme erwähnt [1 (1 PatientIn),14]
Besondere Hinweise:	Ergebnis der Literaturrecherche: keine tierexperimentellen Untersuchungen in Bezug auf Paravasation veröffentlicht
	mit dem Auftreten akuter Unverträglichkeitsreaktionen ist nicht zu rechnen, weil Treosulfan als zytotoxisch unwirksames Prodrug [6,13] vorliegt
	Unverträglichkeitsreaktionen erst nach großen Paravasatmengen [6]
	Corticosteroide: positive Wirkung fraglich, Entzündung steht nicht im Vordergrund (siehe Kapitel „Histopathologische Untersuchungen")
	DMSO: positive Wirkung ist nicht ausreichend belegt (1 PatientIn) [9]
	Heparin: positive Wirkung ist nicht ausreichend belegt (1 PatientIn) [9]
	Kälte: positive Wirkung ist nicht ausreichend belegt (2 PatientInnen) [9]
Conclusio:	obwohl Treosulfan in der Literatur auch als gewebsnekrotisierend eingestuft wird, ist kein klinischer Fall einer Nekrose nach Paravasation dokumentiert; es liegen nur Berichte über Gewebsreizungen vor, die wahrscheinlich auf den sauren pH-Wert von 3,5 der rekonstituierten Lösung [13] zurückzuführen sind; die Einstufung erfolgt daher als gewebsreizend
	aufgrund des seltenen Einsatzes und dadurch geringer Erfahrung mit Paravasationen von Treosulfan ist eine endgültige Bewertung des Schädigungstyps nicht möglich
	positive Ergebnisse substanzspezifischer Maßnahmen wurden bisher in der Literatur nicht ausreichend beschrieben (nur 2 PatientInnen); bis zum

Vorliegen weiterer Daten können daher substanzspezifische Maßnahmen nicht empfohlen werden

Primärliteratur

[1] Krämer I: Zehn Jahre Dokumentation von Zytostatika-Paravasat-Ereignissen: Auswertung von 175 Paravasate-Dokumentationen. Krankenhauspharmazie 23: 269–274, 2002.

Sekundärliteratur

[2] Torrex Pharma, persönliche Mitteilung, November 1998.
[3] Stanley A: Managing complications of chemotherapy administration. In: Allwood M, Stanley A, Wright P (eds) The Cytotoxics Handbook. Radcliffe Medical Press, 4th edition: 119–193, 2002.
[4] Donislawski S, Gain M, Meyer-Jürshof A, et al: Treosulfan: Behandlung von Paravasaten. In: Donislawski S, et al (Hrsg) ADKA-Zytostatika-Handbuch, Pharmazeutisch-wissenschaftliche Monographien. Verlag Heiner Biller, Band 2: 17, 1994.
[5] Krämer I, Stützle M: Zytostatika-Paravasation – Wie ist vorzugehen? Krankenhauspharmazie 23: 261–268, 2002.
[6] Medac, persönliche Mitteilung, Februar 2000.
[7] Gain M, Melzer S, Meyer-Jürshof A, et al: Allgemeiner Teil: Behandlung von Paravasaten. In: Gain M, et al (Hrsg) ADKA-Zytostatika-Handbuch, Pharmazeutisch-wissenschaftliche Monographien. Verlag Heiner Biller, Band 1, 2. Auflage: A42–44, 1997.
[8] Fachinformation Ovastat® (Deutschland), medac, Jänner 2005.
[9] Medac, persönliche Mitteilung, März 2000.
[10] Schneider G: Paravasate von Zytostatika. Diagnostik und Therapie. Aina S. Schneider Verlag, 6. Auflage: 1–17, 1999.
[11] Bertelli G: Prevention and management of extravasation of cytotoxic drugs. Drug Safety 12: 245–255, 1995.
[12] Barth J: Paravasate und deren Behandlung. In: Barth J (Hrsg) Zytostatika-Herstellung in der Apotheke. Deutscher Apotheker Verlag, Kap. VI-3: 1–9, 2000.
[13] Standardinformation für Krankenhausapotheker Ovastat® (Deutschland), medac, Jänner 1998.
[14] Jordan K, Grothe W, Schmoll HJ: Paravasation von Zytostatika: Prävention und Therapie. Dtsch Med Wochenschr 130: 33–37, 2005.

Zusätzlich wurde folgende Publikation zum Literaturstudium herangezogen:

– Rauh J, Pluntke S, Müller C: Paravenöse Zytostatikainjektion: Prophylaxe und Sofortmaßnahmen im Notfall. MMW Fortschr Med 146: 682–686, 2004.

bearbeitet von Patrizia Fürst-Weger

Trimetrexate (z.B. Neutrexin®)

KONSENSUS

Schädigungstyp: gewebsreizend

Therapieempfehlung:
Allgemeine Maßnahmen:

1. Injektion/Infusion sofort stoppen
2. Paravasate-Set holen
3. (sterile) Handschuhe anziehen
4. Infusionsleitung bzw. Spritze durch eine 5 ml-Einmalspritze ersetzen und langsam soviel wie möglich vom Paravasat aspirieren; **Cave!** keinen Druck auf Paravasationsstelle ausüben
5. i.v. Zugang unter Aspirationsbedingungen entfernen
6. bei Blasen: mit 1 ml-Spritze und s.c.-Kanüle aspirieren, für jeden Aspirationsversuch neues Besteck verwenden
7. die betroffene Extremität hochlagern und ruhig stellen
8. Paravasate-Dokumentationsbogen ausfüllen (Ausdehnung des Paravasates angeben!)
9. Aufklärung und Instruktion des/der Patienten/in sowie der Angehörigen
10. regelmäßige Kontrollen (Nachsorge)

Substanzspezifische Maßnahmen: keine

Cave! nach Paravasation:

1. keine Spülungen des i.v. Zuganges
2. keine feuchten Umschläge
3. keine Alkoholumschläge
4. keine Okklusionsverbände

In der Literatur erwähnter Schädigungstyp:	gewebsreizend [4]
In der Literatur erwähnte Symptomatik und Verlauf:	keine Angaben
In der Literatur erwähnte Maßnahmen:	**mit Behandlungserfolg:** – keine Fälle dokumentiert **ohne Behandlungserfolg:** – keine Fälle dokumentiert **ohne Angabe des Behandlungserfolges:** – keine spezifische Maßnahme erwähnt [4]
Besondere Hinweise:	Ergebnis der Literaturrecherche: keine tierexperimentellen oder klinischen Untersuchungen in Bezug auf Paravasation veröffentlicht Inzidenz der Hypersensibilitätsreaktionen: 2% [1] Erythem, Zellulitis [2] und Phlebitis [3,5] stehen nicht im Zusammenhang mit einer Paravasation; diese vor allem bei rascher Applikation auftretenden lokalen Reaktionen sind wahrscheinlich auf den sauren pH-Wert von 3,5–5,5 [1] der rekonstituierten Lösung zurückzuführen
Conclusio:	obwohl Trimetrexate in der Literatur als gewebsreizend eingestuft wird, ist kein klinischer Fall einer Gewebsreizung nach Paravasation dokumentiert; die Einstufung als gewebsreizend erfolgt aufgrund des sauren pH-Wertes der gelösten Arzneiform aufgrund geringer bis fehlender Erfahrungen mit Paravasationen von Trimetrexate ist eine endgültige Bewertung des Schädigungstyps nicht möglich positive Ergebnisse substanzspezifischer Maßnahmen wurden bisher in der Literatur nicht

beschrieben; bis zum Vorliegen weiterer Daten können daher substanzspezifische Maßnahmen nicht empfohlen werden

Primärliteratur

[1] Grem JL, King SA, Costanza ME, et al: Hypersensitivity reactions to trimetrexate. Invest New Drugs 8: 211–214, 1990.
[2] Weiss RB, James WD, Major WB, et al: Skin reactions induced by trimetrexate, an analog of methotrexate. Invest New Drugs 4: 159–163, 1986.
[3] Balis FM, Patel R, Luks E, et al: Pediatric phase I trial and pharmacokinetic study of trimetrexate. Cancer Res 47: 4973–4976, 1987.

Sekundärliteratur

[4] Jordan K, Grothe W, Schmoll HJ: Paravasation von Zytostatika: Prävention und Therapie. Dtsch Med Wochenschr 130: 33–37, 2005.
[5] Dorr RT, Von Hoff DD: Drug monographs: trimetrexate. In: Dorr RT, Von Hoff DD (eds) Cancer Chemotherapy Handbook. Appleton & Lange, 2nd edition: 933–939, 1994.

bearbeitet von Sabine Wassertheurer

Vinblastin (z.B. Velbe®, Vinblastinsulfat-Gry®)

KONSENSUS

Schädigungstyp: gewebsnekrotisierend

Therapieempfehlung:

Allgemeine Maßnahmen:

1. Injektion/Infusion sofort stoppen
2. Paravasate-Set holen
3. (sterile) Handschuhe anziehen
4. Infusionsleitung bzw. Spritze durch eine 5 ml-Einmalspritze ersetzen und langsam soviel wie möglich vom Paravasat aspirieren; **Cave!** keinen Druck auf Paravasationsstelle ausüben
5. i.v. Zugang unter Aspirationsbedingungen entfernen
6. bei Blasen: mit 1 ml-Spritze und s.c.-Kanüle aspirieren, für jeden Aspirationsversuch neues Besteck verwenden
7. die betroffene Extremität hochlagern und ruhig stellen
8. **substanzspezifische Maßnahmen** einleiten
9. auf adäquate Schmerztherapie ist zu achten
10. Paravasate-Dokumentationsbogen ausfüllen (Ausdehnung des Paravasates angeben!)
11. Aufklärung und Instruktion des/der Patienten/in sowie der Angehörigen
12. regelmäßige Kontrollen (Nachsorge)
13. in jedem Fall so rasch wie möglich, längstens innerhalb von 24 Stunden einen (plastischen) Chirurgen konsultieren

Substanzspezifische Maßnahmen:

Hyaluronidase:

betroffene Stelle in Abhängigkeit von der Größe des Paravasates mit bis zu 1500 IE Hyaluronidase s.c. umspritzen; **Cave!** lokale Analgesie wird empfohlen

unmittelbar anschließend trockene Wärme:

subjektiv als angenehm empfundene trockene Wärmeanwendung (z.B. Cold-Hot Pack, Wärmflasche) 4 × täglich über 20 Minuten

Cave! nach Paravasation:
1. keine Spülungen des i.v. Zuganges
2. keine feuchten Umschläge
3. keine Alkoholumschläge
4. keine Okklusionsverbände

In der Literatur erwähnter Schädigungstyp:	hohe Nekrosewahrscheinlichkeit [11,14] gewebsnekrotisierend [4,12,13,15–22,24–26]
In der Literatur erwähnte Symptomatik und Verlauf:	**Initialsymptome:** Schmerzen, Schwellung, Rötung (8 PatientInnen) [1,7,9], Verhärtungen (2 PatientInnen) [7] **verzögert auftretende Symptome:** Nekrosen (1 PatientIn) [4,22], Parästhesien (4 PatientInnen) [9] **Residualbefunde:** Kontraktur (1 PatientIn) [9] Einzelfallberichte: – 2 Tage nach Abschluss der zentralvenösen Gabe: starke Thoraxschmerzen rechts, Fieber, kleiner Pleuraerguss rechts; nach 9 Tagen: derbe Schwellung supraclaviculär bds., Gesichtsödem, Fieber und anhaltend starke Thoraxschmerzen, Mediastinitis und venöse Thrombose der V. cava sup. bei negativen Blutkulturen (1 PatientIn) [6] – während einer zentralvenösen Applikation Dislokation der Nadel mit anschl. Paravasation einer kleinen Menge, Symptomatik beschränkt auf eine Rötung unmittelbar an der Einstichstelle (1 PatientIn) [8]
In der Literatur erwähnte Maßnahmen:	**mit Behandlungserfolg:** – 250 IE Hyaluronidase in 6 ml NaCl 0,9% i.v. oder s.c. in 6 Einzelgaben (1 PatientIn) [1,19] – tierexperimentell: Hyaluronidase i.d. einmalig; NaCl 0,9% oder Calciumfolinat i.d. 1 × täglich über 5 Tage [2]

- Infiltration von 500 mg Hydrocortison, Applikation von Betamethason-Gentamicin-Salbe alle 12 Stunden über 2 Tage, dann alle 24 Stunden bis zur vollständigen Abheilung (5 PatientInnen); zusätzliche Infiltration von Natriumthiosulfat-Lösung (2%) mit anschließendem Einmassieren verkürzte die Zeit des Abheilens von 8 auf 4 Tage (8 PatientInnen) [3]

- Analgesie, Heparin- und Warfarintherapie, keine chirurgische Intervention bei Paravasation nach zentralvenöser Applikation (1 PatientIn) [6]

- tierexperimentell: Hyaluronidase oder NaCl 0,9% [5]

ohne Behandlungserfolg:
- tierexperimentell: Hydrocortison, Vitamin A-Creme oder Kälte (führten vermehrt zu Ulzerationen) [2]

- tierexperimentell: Wärmeanwendung für 45 Minuten, Calciumfolinat einmalig, Natriumbicarbonat (keine Rückbildung der Ulzerationen) [2]

- tierexperimentell: Hydrocortison topisch (verstärkte die Ulzerationen) [5]

ohne Angabe des Behandlungserfolges:
- 500–1000 IE Hyaluronidase s.c. [2]

- Kälte, Glucocorticoid lokal, Hyaluronidase und Wärme 6 Tage später (1 PatientIn) [7]

- bei Paravasation im Rahmen einer Kombinations-Chemotherapie mit Vinblastin und MTX (ohne Angabe zur paravasal verabreichten Substanz) Hyaluronidase und Dexamethason intradermal, Kälte (1 PatientIn) [7]

- bei gleichzeitiger Paravasation von Vinblastin und Doxorubicin: Phlogenzym® (Trypsin, Bromelin, Rutin) 3 × täglich 1 Tablette über

- 1 Monat; bei Behandlungsbeginn innerhalb von 24 Stunden zusätzlich: warme Kompressen und Hyaluronidase bei Vincaalkaloiden sowie kalte Kompressen und Hydrocortison bei Anthrazyklinen (5 PatientInnen) [9]

- Phlogenzym® (Trypsin, Bromelin, Rutin) 3 × täglich 1 Tablette über 1 Monat; bei Behandlungsbeginn innerhalb von 24 Stunden zusätzlich: warme Kompressen und Hyaluronidase (1 PatientIn) [9]

- warme Kompressen über 24 Stunden (2 PatientInnen) [10]

- milde, trockene Wärme über 1–2 Stunden, 150–900 IE Hyaluronidase s.c., alternativ: DMSO alle 3–4 Stunden über 1–3 Tage lokal auftragen [11]

- 150 IE Hyaluronidase in 1–3 ml NaCl 0,9% [14] bzw. in 4 ml NaCl 0,9% [12] und lokale Wärmeanwendung [12,14]

- 300 IE Hyaluronidase s.c., milde trockene Wärme über 1–2 Stunden [13]

- 5 ml Natriumbicarbonat (8,4%) oder 150 IE Hyaluronidase, fakultativ lokale Infiltration von Corticosteroiden, warme Kompressen für 1 Stunde [15]

- 150–900 IE Hyaluronidase s.c. und 1–5 ml NaCl 0,9% s.c., peri-/intraläsionale Gabe mehrfach wiederholen, lokale Wärmeapplikation [16]

- 1500 IE Hyaluronidase in Einzelgaben zu 0,2 ml, Wärmeapplikation über 24 Stunden, 4 × täglich über 7 Tage nichtsteroidale, entzündungshemmende Creme auftragen [17]

- warme Kompressen sofort für 30–60 Minuten, danach bis 24 Stunden in 15-minütigem Wechsel (mit/ohne Kompresse), 150 IE Hyaluronidase s.c. [19]

- innerhalb einer Stunde nach Paravasation: 150 IE Hyaluronidase in 1 ml NaCl 0,9% s.c. oder i.d. in 5 Einzelgaben zu 0,2 ml, warme Kompressen über 15 Minuten alle 6 Stunden für 2–3 Tage [20]

- 150–900 IE Hyaluronidase s.c. oder i.d. [19] und warme Kompressen [21]

- 100 mg Hydrocortison s.c. und i.v., Wärmeanwendung, Hydrocortison topisch [22]

- lokale Injektion von Hyaluronidase, mäßige Wärme [23]

- 150 IE Hyaluronidase in Einzelgaben zu 0,1–0,2 ml periläsional, trockene Wärme; niemals kühlen [24]

- 1500 IE Hyaluronidase s.c., periläsionale Gabe, ggf. Analgetika, trockene Wärme 4 × täglich über 20 Minuten [25]

- 150–900 IE Hyaluronidase i.v. oder s.c., Wiederholung innerhalb der nächsten 3–4 Stunden, Applikation von Wärme [26]

- innerhalb von 4 Stunden nach Paravasation: subcutane Spülung mit 300–500 ml Ringerlösung, zusätzlich intraoperative Infiltration von 150–200 IE Hyaluronidase, postoperative Ruhigstellung für 3 Tage, anschließend Hydrocortison (1%) lokal über 2 Monate sowie physiotherapeutische Behandlung [29]

Besondere Hinweise: Photosensitivität und Radiation-Recall-Phänomen für Vinblastin beschrieben [27,28]

Calciumfolinat und NaCl 0,9%: positive Wirkung nur tierexperimentell beobachtet

Gentamicin: lediglich Sekundärinfektionsprophylaxe, keine kausale Paravasatetherapie

Heparin, Warfarin: lediglich symptomatische Therapie einer Thrombose, keine kausale Paravasatetherapie

Hyaluronidase: 1 klinischer Bericht über die positive Wirkung zur Verhinderung von Nekrosen liegt vor [1]; auch im Tierexperiment bestätigt [2, 5]

da die s.c. Applikation von Hyaluronidase in der Regel mit starken Schmerzen für den Patienten verbunden ist, wird eine lokalanalgetische Begleitmaßnahme empfohlen [25]

Hyaluronidase und DMSO ohne Anwendung von Wärme bzw. Kälte bei gleichzeitiger Paravasation von Vincristin und Anthrazyklinen empfohlen [13]; in Analogie dazu auch bei gleichzeitiger Paravasation von Vinblastin und Anthrazyklinen empfehlenswert

Kälte und Corticosteroide: keine Anwendung von Kälte und Corticosteroiden, da nekrotisierende Wirkung im Tierexperiment verstärkt wird [1,2,5,14]

Natriumthiosulfat: positive Wirkung nicht ausreichend belegt – invasive Maßnahme!

Wärme: weder positive noch negative Wirkung im Tierexperiment beobachtet [2]; sie unterstützt aus theoretischer Sicht die Wirkung der Hyaluronidase [13]

Conclusio: Vinblastin wird in der Literatur auschließlich als gewebsnekrotisierend eingestuft

obwohl die kombinierte Anwendung von Hyaluronidase und Wärme weder klinisch noch tierexperimentell geprüft ist, ist diese Kombination aufgrund eines gleichgerichteten Wirkungsmechanismus in der klinischen Praxis etabliert (beschleunigte Absorption des Paravasates)

Primärliteratur

[1] Bertelli G, Dini D, Forno GB, et al: Hyaluronidase as an antidote to extravasation of vinca alkaloids: clinical results. J Cancer Res Clin Oncol 120: 505–506, 1994.
[2] Dorr RT, Alberts DS: Vinca alkaloid skin toxicity: antidote and drug disposition studies in the mouse. J Natl Cancer Inst 74: 113–120, 1985.
[3] Tsavaris NB, Komitsopoulou P, Karagiaouris P, et al: Prevention of tissue necrosis due to accidental extravasation of cytostatic drugs by a conservative approach. Cancer Chemother Pharmacol 30: 330–333, 1992.
[4] Gill DP, Eakin DL, Weiss GB: Cutaneous necrosis from chemotherapy in a patient with an arteriovenous fistula. Cancer Treat Rep 65: 352–353, 1981.
[5] Dorr RT, Alberts DS, Woods MW: Vinca alkaloid ulceration: experimental mouse model and effects of local antidotes. Proc AACR 23: 109, 1982.
[6] Anderson JM, Walters RS, Hortobagyi GN: Mediastinitis related to probable central vinblastine extravasation in a woman undergoing adjuvant chemotherapy for early breast cancer. Am J Clin Oncol 19: 566–568, 1999.
[7] Krämer I: Zehn Jahre Dokumentation von Zytostatika-Paravasat-Ereignissen: Auswertung von 175 Paravasate-Dokumentationen. Krankenhauspharmazie 23: 269–274, 2002.
[8] Schulmeister L, Camp-Sorrell D: Chemotherapy extravasation from implanted ports. Oncol Nurs For 27: 531–538, 2000.
[9] Parikh PM, Ranjan S, Swami A, et al: Phlogenzym® is safe and effective in reducing morbidity of vesicant chemotherapy extravasation. A prospective study. Int J Immunother 17: 163–170, 2001.
[10] Langstein HN, Duman H, Seelig D, et al: Retrospective study of the management of chemotherapeutic extravasation injury. Ann Plast Surg 49: 369–374, 2002.

Sekundärliteratur

[11] Schneider G: Paravasate von Zytostatika. Diagnostik und Therapie. Aina S. Schneider Verlag, 6. Auflage: 1–17, 1999.
[12] Gain M, Melzer S, Meyer-Jürshof A, et al: Vinblastin: Behandlung von Paravasaten. In: Gain M, et al (Hrsg) ADKA-Zytostatika-Handbuch, Pharmazeutisch-wissenschaftliche Monographien. Verlag Heiner Biller, Band 4: 42–43, 2000.

[13] Krämer I, Stützle M: Zytostatika-Paravasation – Wie ist vorzugehen? Krankenhauspharmazie 23: 261–268, 2002. [14]
[14] Dorr RT: Antidotes to vesicant chemotherapy extravasations. Blood Rev 4: 41–60, 1990.
[15] Ignoffo RJ, Friedman MA: Therapy of local toxicities caused by extravasation of cancer chemotherapeutic drugs. Cancer Treat Rev 7: 17–27, 1980.
[16] Berdel WE, Schmoll HJ, Büchele T, et al: Prävention und Therapie von Paravasaten/Extravasaten. In: Schmoll HJ, Höffken K, Possinger K (Hrsg) Kompendium Internistische Onkologie. Standards in Diagnostik und Therapie. Springer, Teil 1, 3. Auflage: 1689–1701, 1999.

[17] Stanley A: Managing complications of chemotherapy administration. In: Allwood M, Stanley A, Wright P (eds) The Cytotoxics Handbook. Radcliffe Medical Press, 4th edition: 119–193, 2002.
[18] Dorr RT: Pharmacologic management of vesicant chemotherapy extravasations. In: Dorr RT, Von Hoff DD (eds) Cancer Chemotherapy Handbook. Appleton & Lange, 2nd edition: 109–118, 1994.
[19] Bertelli G: Prevention and management of extravasation of cytotoxic drugs. Drug Safety 12: 245–255, 1995.
[20] Mullin S, Beckwith MC, Tyler LS: Prevention and management of antineoplastic extravasation injury. Hosp Pharm 35: 57–76, 2000.
[21] Schneider SM, Distelhorst CW: Chemotherapy-induced emergencies. Semin Oncol 16: 572–578, 1989.
[22] Gain M, Melzer S, Meyer-Jürshof A, et al: Allgemeiner Teil: Behandlung von Paravasaten. In: Gain M, et al (Hrsg) ADKA-Zytostatika-Handbuch, Pharmazeutisch-wissenschaftliche Monographien. Verlag Heiner Biller, Band 1, 2. Auflage: A42–44, 1997.
[23] Fachinformation Vinblastinsulfat-Gry® (Deutschland), GRY-Pharma, September 2003.
[24] Barth J: Paravasate und deren Behandlung. In: Barth J (Hrsg) Zytostatika-Herstellung in der Apotheke. Deutscher Apotheker Verlag, Kap. VI-3: 1–9, 2000.
[25] Jordan K, Grothe W, Schmoll HJ: Paravasation von Zytostatika: Prävention und Therapie. Dtsch Med Wochenschr 130: 33–37, 2005.
[26] Ener RA, Meglathery SB, Styler M: Extravasation of systemic hemato-oncological therapies. Ann Oncol 15: 858–862, 2004.
[27] Koppel RA, Boh EE: Cutaneous reactions to chemotherapeutic agents. Am J Med Sci 321: 327–335, 2001.
[28] Alley E, Green R, Schuchter L: Cutaneous toxicities of cancer therapy. Curr Opin Oncol 14: 212–216, 2002.
[29] Giunta R, Akpaloo J, Kovacs L, et al: Technik der subcutanen Spülung bei hochtoxischen Paravasaten – Ein Kurzbeitrag. Handchir Mikrochir Plast Chir 34: 399–402, 2002.

Zusätzlich wurden folgende Publikationen zum Literaturstudium herangezogen:

- Albanell J, Baselga J: Systemic therapy emergencies. Semin Oncol 27: 347–361, 2000.
- Barr RD, Sertic J: Soft-tissue necrosis induced by extravasated cancer chemotherapeutic agents: a study of active intervention. Br J Cancer 44: 267–269, 1981.
- Bozkurt AK, Uzel B, Akman C, et al: Intrathoracic extravasation of antineoplastic agents: Case report and systematic review. Am J Clin Oncol 26: 121–123, 2003.
- Dorr RT: Extravasation of vesicant antineoplastics: clinical and experimental findings. Ariz Med 38: 271–275, 1981.

- Fenchel K, Karthaus M: Zytostatika-Paravasate – gibt es neue Empfehlungen zum therapeutischen Vorgehen? Wien Med Wochenschr 151: 44–46, 2001.
- Kassner E: Evaluation and treatment of chemotherapy extravasation injuries. J Pediatr Oncol 17: 135–148, 2000.
- Krämer I: Onkologische Pharmazie. In: Jaehde U, Radziwill R, Mühlebach S, et al (Hrsg) Lehrbuch der Klinischen Pharmazie. Wissenschaftliche Verlagsgesellschaft mbH, 2. Auflage: 307–336, 2003.
- Otto J, Goebell PJ, Otto T: Urologischer Notfall in der Onkologie. Der Onkologe 10: 351–357, 2004.
- Rauh J, Pluntke S, Müller C: Paravenöse Zytostatikainjektion: Prophylaxe und Sofortmaßnahmen im Notfall. MMW Fortschr Med 146: 682–686, 2004.
- Schrijvers DL: Extravasation: a dreaded complication of chemotherapy. Ann Oncol 14: iii26–iii30, 2003.
- Whang SW, Lee SH, Elias PM, et al: Intralesional steroids reduce inflammation from extravasated chemotherapeutic agents. Br J Dermatol 145: 680–682, 2001.
- Yap HJ, Blumenschein GR, Keating MJ, et al: Vinblastine given as a continuous 5–day infusion in the treatment of refractory advanced breast cancer. Cancer Treat Rep 64: 279–283, 1980.

bearbeitet von Ines Mader

Vincristin (z.B. Oncovin®, Vincristin „Pfizer" CS)

KONSENSUS

Schädigungstyp: gewebsnekrotisierend

Therapieempfehlung:

Allgemeine Maßnahmen:
1. Injektion/Infusion sofort stoppen
2. Paravasate-Set holen
3. (sterile) Handschuhe anziehen
4. Infusionsleitung bzw. Spritze durch eine 5 ml-Einmalspritze ersetzen und langsam soviel wie möglich vom Paravasat aspirieren; **Cave!** keinen Druck auf Paravasationsstelle ausüben
5. i.v. Zugang unter Aspirationsbedingungen entfernen
6. bei Blasen: mit 1 ml-Spritze und s.c.-Kanüle aspirieren, für jeden Aspirationsversuch neues Besteck verwenden
7. die betroffene Extremität hochlagern und ruhig stellen
8. **substanzspezifische Maßnahmen** einleiten
9. auf adäquate Schmerztherapie ist zu achten
10. Paravasate-Dokumentationsbogen ausfüllen (Ausdehnung des Paravasates angeben!)
11. Aufklärung und Instruktion des/der Patienten/in sowie der Angehörigen
12. regelmäßige Kontrollen (Nachsorge)
13. in jedem Fall so rasch wie möglich, längstens innerhalb von 24 Stunden einen (plastischen) Chirurgen konsultieren

Substanzspezifische Maßnahmen:

Hyaluronidase:

betroffene Stelle in Abhängigkeit von der Größe des Paravasates mit bis zu 1500 IE Hyaluronidase s.c. umspritzen; **Cave!** lokale Analgesie wird empfohlen

unmittelbar anschließend trockene Wärme:

subjektiv als angenehm empfundene trockene Wärmeanwendung (z.B. Cold-Hot Pack, Wärmflasche) 4 × täglich über 20 Minuten

Substanzspezifische Maßnahmen bei gleichzeitiger Paravasation von Vincristin und Anthrazyklinen (z.B. im Rahmen des VAD-Schemas):

Hyaluronidase:
betroffene Stelle in Abhängigkeit von der Größe des Paravasates mit bis zu 1500 IE Hyaluronidase s.c. umspritzen; **Cave!** lokale Analgesie wird empfohlen

unmittelbar anschließend DMSO:
1. 99%ige DMSO-Lösung alle 8 Stunden steril (z.B. mit sterilem Kugeltupfer) ohne Druck auftragen
2. an der Luft trocknen lassen – **Cave!** nicht abdecken
3. Anwendung über mindestens 7 Tage

Cave! Keine Wärme, keine Kälte

Cave! nach Paravasation:
1. keine Spülungen des i.v. Zuganges
2. keine feuchten Umschläge
3. keine Alkoholumschläge
4. keine Okklusionsverbände

In der Literatur erwähnter Schädigungstyp:	hohe Nekrosewahrscheinlichkeit [18,21] gewebsnekrotisierend [4,5,8,19,20,22–30,32–34]
In der Literatur erwähnte Symptomatik und Verlauf:	**periphervenöse Applikation:** **Initialsymptome:** Schmerz, Rötung, Schwellung (11 PatientInnen) [2,5,8,11,12], Verhärtungen (2 PatientInnen) [12], Blasenbildung (3 PatientInnen) [8,9,11] **verzögert auftretende Symptome:** Hautdefekt (1 PatientIn) [11], schmerzhafte Ulzerationen teilweise mit Superinfektion sowie freiliegenden Sehnen (5 PatientInnen) [7] **Residualbefunde:** leicht schmerzhafte Induration (1 PatientIn) [3], hyperpigmentierte Induration

(1 PatientIn) [5], derbe verschiebliche Infiltration (1 PatientIn) [12]

zentralvenöse Applikation:
Initialsymptome:
Schmerzen, Schwellung und Rötung (4 PatientInnen) [6,9,12,14], Hämatom (1 PatientIn) [6]

verzögert auftretende Symptome:
Nekrose des Fettgewebes im Rahmen eines VIE-Schemas (1 PatientIn) [6], Blasenbildung im Rahmen eines VAD-Schemas (1 PatientIn) [9]

Residualbefunde: keine Angaben

Einzelfallbericht:
Kopfschmerzen, Schmerzen in beiden Armen sowie in der rechten Schulter, Schwellung in der linken oberen Thoraxseite sowie an der linken Halsseite, Atemnot und Fieber; Mediastinalverbreiterung, bilaterale Pleuraergüsse, diffuses interstitielles Lungenödem; keine Superinfektion; nach 4 Tagen Normalisierung der Atemfunktion, Rückgang der Schwellungen, kein Fieber; keine therapeutische Intervention (1 Kind) [13]

In der Literatur erwähnte Maßnahmen:

mit Behandlungserfolg:
- 50 mg Hydrocortison s.c. (2 PatientInnen) bzw. 100 mg Hydrocortison sofort nach versehentlicher i.m. Gabe von Vincristin (1 PatientIn) [1]

- 50 mg bzw. 100 mg Hydrocortison s.c. (je 1 PatientIn) [2]

- 250 IE Hyaluronidase in 6 ml NaCl 0,9% i.v. oder s.c. in 6 Einzelgaben (1 PatientIn) [3,27]

- tierexperimentell: Hyaluronidase, Calciumfolinat (nur bei niedriger Vincristin-Dosis effektiv) sowie lokale Wärmeanwendung [4,21]

- 150 TRU Chondroitinsulfatase in 3 ml NaCl 0,9% s.c., Wiederholung nach 24 Stunden, DMSO (90%) 4 × täglich über 2 Wochen (1 PatientIn: VAD-Schema) [5]

- DMSO 4 × täglich über 2 Wochen sowie Hydrocortison (1%) topisch, Kältepackungen nach DMSO-Applikation (1 PatientIn: VIE-Schema) [6]

- wiederholt feuchte Umschläge (4 PatientInnen: Kombination mit Mustin, Bleomycin bzw. Daunorubicin) [7]

- DMSO-Applikation (99%) alle 6 Stunden über 17 Tage (1 PatientIn: VAD-Schema) [9]

- tierexperimentell: Débridement 1 Stunde nach i.d. Gabe oder DMSO- und α-Tocopherol-Applikation [10]

- tierexperimentell: bis zu 6 × 300 IE Hyaluronidase s.c. [15]

ohne Behandlungserfolg:
- tierexperimentell: Hydrocortison, Natriumbicarbonat und Kälte [4]

- chirurgische Intervention (1 PatientIn) [7]

- DMSO-Applikation (99%) alle 6 Stunden über 21 Tage mit Kältepackungen; am Tag 6 nach chirurgischer Intervention zusätzlich Whirlpoolbehandlung 2 × täglich 20 Minuten zur Granulationsförderung (1 PatientIn: MOPP-Schema) [9]

- tierexperimentell: Hydrocortisongabe s.c. [10]

- sofort nach Paravasation: 50 mg Prednisolon s.c. und lokale Kälteanwendung; nach einigen Tagen: Antibiotika und Analgetika; 10 Tage nach Paravasation: eine chirurgische Intervention war notwendig (1 PatientIn) [11]

- bei Paravasation im Rahmen einer Kombinations-Chemotherapie mit Vincristin und Doxorubicin: orales Dexamethason über 2 Tage (1 PatientIn) [12]

- Hydrocortison s.c. und Applikation von Kälte, mehrere chirurgische Interventionen über 6 Monate ohne Erfolg; letztendlich partielle Mastektomie mit Transplantation eines Muskellappens erforderlich (1 PatientIn) [14]

ohne Angabe des Behandlungserfolges:
- 500–1000 IE Hyaluronidase s.c. [4]

- Hyaluronidase und Wärme [7,31]

- Hyaluronidase, Wärme, Glucocorticoid lokal (1 PatientIn) [12]

- Hyaluronidase, Kälte, Glucocorticoid lokal (1 PatientIn) [12]

- bei Paravasation im Rahmen einer Kombinations-Chemotherapie mit Vincristin und Epirubicin: DMSO, Glucocorticoid lokal (1 PatientIn) [12]

- bei Paravasation im Rahmen einer Kombinations-Chemotherapie mit Vincristin und Doxorubicin: DMSO, Kälte, Glucocorticoid intradermal, Hyaluronidase (1 PatientIn) [12]

- bei Paravasation im Rahmen einer Kombinations-Chemotherapie mit Vincristin und Doxorubicin: DMSO, Kälte, Glucocorticoid lokal (1 PatientIn) [12]

- warme Kompressen über 24 Stunden (2 PatientInnen) [16]

- bei gleichzeitiger Paravasation von Vincristin und Doxorubicin: Phlogenzym® (Trypsin, Bromelin, Rutin) 3 × täglich 1 Tablette über 1 Monat; bei Behandlungsbeginn innerhalb von 24 Stunden zusätzlich: warme Kompressen und Hyaluronidase bei Vincaalkaloiden sowie kalte Kompressen und Hydrocortison bei Anthrazyklinen (1 PatientIn) [17]

- Phlogenzym® (Trypsin, Bromelin, Rutin) 3 × täglich 1 Tablette über 1 Monat; bei Behandlungsbeginn innerhalb von 24 Stunden zusätzlich: warme Kompressen und Hyaluronidase (4 PatientInnen) [17]

– milde, trockene Wärme über 1–2 Stunden, 150–900 IE Hyaluronidase s.c., alternativ: DMSO alle 3–4 Stunden über 1–3 Tage lokal auftragen [18]

– 300 IE Hyaluronidase s.c., milde trockene Wärme über 1–2 Stunden [20]

– bei Paravasation im Rahmen eines VAD-Schemas: weder Wärme noch Kälte sondern DMSO und Hyaluronidase [20]

– 150 IE Hyaluronidase in 1–3 ml NaCl 0,9% und lokale Wärmeanwendung [21,30]

– 5 ml Natriumbicarbonat (8,4%) oder 150 IE Hyaluronidase, fakultativ lokale Infiltration von Corticosteroiden, warme Kompressen für 1 Stunde [22]

– 150–900 IE Hyaluronidase s.c. und 1–5 ml NaCl 0,9% s.c., peri-/intraläsionale Gabe mehrfach wiederholen, lokale Wärmeapplikation [23]

– 1500 IE Hyaluronidase in Einzelgaben zu 0,2 ml, Wärmeapplikation über 24 Stunden, 4 × täglich über 7 Tage nichtsteroidale, entzündungshemmende Creme auftragen [24]

– warme Kompressen sofort für 30–60 Minuten, danach bis 24 Stunden in 15-minütigem Wechsel (mit/ohne Kompresse), 150 IE Hyaluronidase s.c. [25]

– innerhalb einer Stunde nach Paravasation: 150 IE Hyaluronidase in 1 ml NaCl 0,9% s.c. oder i.d. in 5 Einzelgaben zu 0,2 ml, warme Kompressen über 15 Minuten alle 6 Stunden für 2–3 Tage [26]

- 150–900 IE Hyaluronidase s.c. oder i.d. [27] und warme Kompressen [29]

- 100 mg Hydrocortison s.c. und i.v., Wärmeanwendung, Hydrocortison topisch [28], sowie 150–1500 IE Hyaluronidase s.c. [19]

- 150 IE Hyaluronidase in Einzelgaben zu 0,1–0,2 ml periläsional, trockene Wärme; niemals kühlen! [32]

- 1500 IE Hyaluronidase s.c., periläsionale Gabe, ggf. Analgetika, trockene Wärme 4 × täglich über 20 Minuten [33]

- 150–900 IE Hyaluronidase i.v. oder s.c., Wiederholung innerhalb der nächsten 3–4 Stunden, Applikation von Wärme [34]

- innerhalb von 4 Stunden nach Paravasation: subcutane Spülung mit 300–500 ml Ringerlösung, zusätzlich intraoperative Infiltration von 150–200 IE Hyaluronidase, postoperative Ruhigstellung für 3 Tage, anschließend Hydrocortison (1%) lokal über 2 Monate sowie physiotherapeutische Behandlung [36]

Besondere Hinweise: tierexperimentell: neue Formulierung – liposomales Vincristin – reduziert die Toxizität im Falle einer Paravasation [35]

Calciumfolinat: positive Wirkung nur tierexperimentell beobachtet

Chondroitinsulfatase: ähnliche Wirkung wie Hyaluronidase

Corticosteroide: einige klinische Berichte über die positive Wirkung liegen vor [1,2], jedoch in Kombination mit Kälte nicht erfolgreich [11]; Verstärkung der nekrotisierenden Wirkung im Tierexperiment beobachtet [3,4,21,30]; außerdem: Entzündung steht nicht im Vordergrund (siehe Kapitel „Histopathologische Untersuchungen")

DMSO: positive Wirkung steht hier im Zusammenhang mit Extravasation von Anthrazyklinen (VAD/VIE-Schema)

Hyaluronidase: 1 klinischer Bericht über die positive Wirkung zur Verhinderung von Nekrosen liegt vor [3]; auch im Tierexperiment bestätigt [4,21]

da die s.c. Applikation von Hyaluronidase in der Regel mit starken Schmerzen für den Patienten verbunden ist, wird eine lokalanalgetische Begleitmaßnahme empfohlen [33]

α-Tocopherol: positive Wirkung nur im Tierexperiment beobachtet

Wärme: positive Wirkung tierexperimentell beobachtet [4]

bei gleichzeitiger Paravasation von Vincristin und Anthrazyklinen: Kombinationstherapie von Hyaluronidase und DMSO ohne Anwendung von Wärme bzw. Kälte empfohlen [5,19]

feuchte Umschläge: können zur Mazeration der Haut führen und damit die Entstehung von Nekrosen fördern [33]

Conclusio: Vincristin wird in der Literatur ausschließlich als gewebsnekrotisierend eingestuft

obwohl die kombinierte Anwendung von Hyaluronidase und Wärme weder klinisch noch tierexperimentell geprüft ist, ist diese Kombination aufgrund eines gleichgerichteten Wirkungsmechanismus in der klinischen Praxis etabliert (beschleunigte Absorption des Paravasates)

Primärliteratur

[1] Choy DS: Effective treatment of inadvertent intramuscular administration of vincristine. JAMA 241: 695, 1979.
[2] Bellone JD: Treatment of vincristine extravasation. JAMA 245: 343, 1981.

[3] Bertelli G, Dini D, Forno GB, et al: Hyaluronidase as an antidote to extravasation of vinca alkaloids: clinical results. J Cancer Res Clin Oncol 120: 505–506, 1994.
[4] Dorr RT, Alberts DS: Vinca alkaloid skin toxicity: antidote and drug disposition studies in the mouse. J Natl Cancer Inst 74: 113–120, 1985.
[5] Comas D, Mateu J: Treatment of extravasation of both doxorubicin and vincristine administration in a y-site infusion. Ann Pharmacother 30: 244–246, 1996.
[6] Webster PJ, D'Souza D: Extravasation of epirubicin/vincristine and ifosfamide/mesna from a central venous catheter. J Oncol Pharm Practice 1: 41–44, 1995.
[7] Chait LA, Dinner MI: Ulceration caused by cytotoxic drugs. S Afr Med J 49: 1935–1936, 1975.
[8] James DH, George P: Vincristine in children with malignant solid tumors. J Pediatr 64: 534–541, 1964.
[9] Germain BS, Houlihan N, D'Amato S: Dimethyl sulfoxide therapy in the treatment of vesicant extravasation. J Intrav Nurs 17: 261–266, 1994.
[10] Loth TS, Eversmann WW: Treatment methods for extravasations of chemotherapeutic agents: a comparative study. J Hand Surg 11A: 388–396, 1986.
[11] Larson DL: Treatment of tissue extravasation by antitumor agents. Cancer 49: 1796–1799, 1982.
[12] Krämer I: Zehn Jahre Dokumentation von Zytostatika-Paravasat-Ereignissen: Auswertung von 175 Paravasate-Dokumentationen. Krankenhauspharmazie 23: 269–274, 2002.
[13] Watterson J, Heisel M, Cich J, et al: Intrathoracic extravasation of sclerosing agents associated with central venous catheters. Am J Pediatr Hematol Oncol 10: 249–251, 1988.
[14] Schulmeister L, Camp-Sorrell D: Chemotherapy extravasation from implanted ports. Oncol Nurs For 27: 531–538, 2000.
[15] Spugnini E: Use of hyaluronidase for the treatment of extravasation of chemotherapeutic agents in six dogs. JAVMA 221: 1437–1440, 2002.
[16] Langstein HN, Duman H, Seelig D, et al: Retrospective study of the management of chemotherapeutic extravasation injury. Ann Plast Surg 49: 369–374, 2002.
[17] Parikh PM, Ranjan S, Swami A, et al: Phlogenzym® is safe and effective in reducing morbidity of vesicant chemotherapy extravasation. a prospective study. Int J Immunother 17: 163–170, 2001.

Sekundärliteratur

[18] Schneider G: Paravasate von Zytostatika. Diagnostik und Therapie. Aina S. Schneider Verlag, 6. Auflage: 1–17, 1999.
[19] Gain M, Melzer S, Meyer-Jürshof A, et al: Vincristin: Behandlung von Paravasaten. In: Gain M, et al (Hrsg) ADKA-Zytostatika-Handbuch, Pharmazeutisch-wissenschaftliche Monographien. Verlag Heiner Biller, Band 3: 44–45, 1998.

[20] Krämer I, Stützle M: Zytostatika-Paravasation – Wie ist vorzugehen? Krankenhauspharmazie 23: 261–268, 2002.
[21] Dorr RT: Antidotes to vesicant chemotherapy extravasations. Blood Rev 4: 41–60, 1990.
[22] Ignoffo RJ, Friedman MA: Therapy of local toxicities caused by extravasation of cancer chemotherapeutic drugs. Cancer Treat Rev 7: 17–27, 1980.
[23] Berdel WE, Schmoll HJ, Büchele T, et al: Prävention und Therapie von Paravasaten/Extravasaten. In: Schmoll HJ, Höffken K, Possinger K (Hrsg) Kompendium Internistische Onkologie. Standards in Diagnostik und Therapie. Springer, Teil 1, 3. Auflage: 1689–1701, 1999.
[24] Stanley A: Managing complications of chemotherapy administration. In: Allwood M, Stanley A, Wright P (eds) The Cytotoxics Handbook. Radcliffe Medical Press, 4th edition: 119–193, 2002.
[25] Dorr RT: Pharmacologic management of vesicant chemotherapy extravasations. In: Dorr RT, Von Hoff DD (eds) Cancer Chemotherapy Handbook. Appleton & Lange, 2nd edition: 109–118, 1994.
[26] Mullin S, Beckwith MC, Tyler LS: Prevention and management of antineoplastic extravasation injury. Hosp Pharm 35: 57–76, 2000.
[27] Bertelli G: Prevention and management of extravasation of cytotoxic drugs. Drug Safety 12: 245–255, 1995.
[28] Gain M, Melzer S, Meyer-Jürshof A, et al: Allgemeiner Teil: Behandlung von Paravasaten. In: Gain M, et al (Hrsg) ADKA-Zytostatika-Handbuch, Pharmazeutisch-wissenschaftliche Monographien. Verlag Heiner Biller, Band 1, 2. Auflage: A42–44, 1997.
[29] Schneider SM, Distelhorst CW: Chemotherapy-induced emergencies. Semin Oncol 16: 572–578, 1989.
[30] Bristol-Myers Squibb, persönliche Mitteilung, November 1998.
[31] Fachinformation Vincristin „Pfizer" CS (Österreich), Pfizer, April 2004.
[32] Barth J: Paravasate und deren Behandlung. In: Barth J (Hrsg) Zytostatika-Herstellung in der Apotheke. Deutscher Apotheker Verlag, Kap. VI-3: 1–9, 2000.
[33] Jordan K, Grothe W, Schmoll HJ: Paravasation von Zytostatika: Prävention und Therapie. Dtsch Med Wochenschr 130: 33–37, 2005.
[34] Ener RA, Meglathery SB, Styler M: Extravasation of systemic hematooncological therapies. Ann Oncol 15: 858–862, 2004.
[35] Boman NL, Tron VA, Bally MB, et al: Vincristine-induced dermal toxicity is significantly reduced when the drug is given in liposomes. Cancer Chemother Pharmacol 37: 351–355, 1996.
[36] Giunta R, Akpaloo J, Kovacs L, et al: Technik der subcutanen Spülung bei hochtoxischen Paravasaten – Ein Kurzbeitrag. Handchir Mikrochir Plast Chir 34: 399–402, 2002.

Zusätzlich wurden folgende Publikationen zum Literaturstudium herangezogen:

- Albanell J, Baselga J: Systemic therapy emergencies. Semin Oncol 27: 347–361, 2000.
- Alley E, Green R, Schuchter L: Cutaneous toxicities of cancer therapy. Curr Opin Oncol 14: 212–216, 2002.
- Barr RD, Sertic J: Soft-tissue necrosis induced by extravasated cancer chemotherapeutic agents: a study of active intervention. Br J Cancer 44: 267–269, 1981.
- Bozkurt AK, Uzel B, Akman C, et al: Intrathoracic extravasation of antineoplastic agents: Case report and systematic review. Am J Clin Oncol 26: 121–123, 2003.
- Buchanan GR, Buchsbaum HJ, O'Banion K, et al: Extravasation of dactinomycin, vincristine, and cisplatin: studies in an animal model. Med Pediatr Oncol 13: 375–380, 1985.
- Ignoffo RJ, Tomlin W, Rubinstein E, et al: A model for skin toxicity of antineoplastic drugs: doxorubicin (DOX), mitomycin-C (MMC), and vincristine (VCR). Clin Res 29: 437A, 1981.
- Fenchel K, Karthaus M: Zytostatika-Paravasate – gibt es neue Empfehlungen zum therapeutischen Vorgehen? Wien Med Wochenschr 151: 44–46, 2001.
- Kassner E: Evaluation and treatment of chemotherapy extravasation injuries. J Pediatr Oncol 17: 135–148, 2000.
- Krämer I: Onkologische Pharmazie. In: Jaehde U, Radziwill R, Mühlebach S, et al (Hrsg) Lehrbuch der Klinischen Pharmazie. Wissenschaftliche Verlagsgesellschaft mbH, 2. Auflage: 307–336, 2003.
- Otto J, Goebell PJ, Otto T: Urologischer Notfall in der Onkologie. Der Onkologe 10: 351–357, 2004.
- Rauh J, Pluntke S, Müller C: Paravenöse Zytostatikainjektion: Prophylaxe und Sofortmaßnahmen im Notfall. MMW Fortschr Med 146: 682–686, 2004.
- Raderer M, Chott A, Drach J, et al: Chemotherapy for management of localised high-grade gastric B-cell lymphoma: how much is necessary? Ann Oncol 13: 1094–1098, 2002.
- Schrijvers DL: Extravasation: a dreaded complication of chemotherapy. Ann Oncol 14: iii26–iii30, 2003.
- Whang SW, Lee SH, Elias PM, et al: Intralesional steroids reduce inflammation from extravasated chemotherapeutic agents. Br J Dermatol 145: 680–682, 2001.

bearbeitet von Ines Mader

Vindesin (z.B. Eldisin®)

KONSENSUS

Schädigungstyp: gewebsnekrotisierend

Therapieempfehlung:

Allgemeine Maßnahmen:

1. Injektion/Infusion sofort stoppen
2. Paravasate-Set holen
3. (sterile) Handschuhe anziehen
4. Infusionsleitung bzw. Spritze durch eine 5 ml-Einmalspritze ersetzen und langsam soviel wie möglich vom Paravasat aspirieren; **Cave!** keinen Druck auf Paravasationsstelle ausüben
5. i.v. Zugang unter Aspirationsbedingungen entfernen
6. bei Blasen: mit 1 ml-Spritze und s.c.-Kanüle aspirieren, für jeden Aspirationsversuch neues Besteck verwenden
7. die betroffene Extremität hochlagern und ruhig stellen
8. **substanzspezifische Maßnahmen** einleiten
9. auf adäquate Schmerztherapie ist zu achten
10. Paravasate-Dokumentationsbogen ausfüllen (Ausdehnung des Paravasates angeben!)
11. Aufklärung und Instruktion des/der Patienten/in sowie der Angehörigen
12. regelmäßige Kontrollen (Nachsorge)
13. in jedem Fall so rasch wie möglich, längstens innerhalb von 24 Stunden einen (plastischen) Chirurgen konsultieren

Substanzspezifische Maßnahmen:

Hyaluronidase:

betroffene Stelle in Abhängigkeit von der Größe des Paravasates mit bis zu 1500 IE Hyaluronidase s.c. umspritzen; **Cave!** lokale Analgesie wird empfohlen

unmittelbar anschließend trockene Wärme:

subjektiv als angenehm empfundene trockene Wärmeanwendung (z.B. Cold-Hot Pack, Wärmflasche) 4 × täglich über 20 Minuten

> **Cave! nach Paravasation:**
> 1. keine Spülungen des i.v. Zuganges
> 2. keine feuchten Umschläge
> 3. keine Alkoholumschläge
> 4. keine Okklusionsverbände

In der Literatur erwähnter Schädigungstyp:	hohe Nekrosewahrscheinlichkeit [7,10] gewebsnekrotisierend [2,8,9,11–16,19–21]
In der Literatur erwähnte Symptomatik und Verlauf:	**Initialsymptome:** (starke) Schmerzen, Schwellung Rötung (5 PatientInnen) [2,3,6,18] **verzögert auftretende Symptome:** Verstärkung bzw. verzögertes Auftreten von Schmerzen (3 PatientInnen) [2,3], Induration (3 PatientInnen) [2,6], Blasenbildung (2 PatientInnen) [3,6], Ulkus (1 PatientIn) [3], Schorfbildung [18] **Residualbefunde:** leicht schmerzhafte Induration (1 PatientIn) [2], Narbenbildung (1 PatientIn) [3], lokale Parästhesie (1 PatientIn) [2]
In der Literatur erwähnte Maßnahmen:	**mit Behandlungserfolg:** – tierexperimentell: Hyaluronidase oder NaCl 0,9% i.d. [1] – 34 Stunden nach Paravasation: 150 TRU Chondroitinsulfatase s.c. und trockene Wärme über 20 Minuten, wiederholt nach 12 und 24 Stunden (1 PatientIn) [2] – tierexperimentell: Hyaluronidase, NaCl 0,9% oder Isoproterenol [5] **ohne Behandlungserfolg:** – tierexperimentell: Hydrocortison, Isoproterenol i.d., Vitamin-A topisch und Kälte (verstärkten die Ulzerationen), Wärme (keine Rückbildung der Ulzerationen) [1] – 50 mg Hydrocortison i.v. vor und nach Vindesin-Applikation, 100 mg Hydrocortison s.c.,

Hydrocortison topisch, Eispackungen (1 PatientIn) [3]

- sofort Hydrocortison s.c., Eispackungen (1 PatientIn) [3]

- Eispackungen für 2 Tage (1 PatientIn) [3]

- heiße oder kalte Umschläge (je nach Wunsch des Patienten) (1 PatientIn) [3]

- tierexperimentell: Hydrocortison topisch [5]

ohne Angabe des Behandlungserfolges:
- 500–1000 IE Hyaluronidase s.c. [1]

- Hyaluronidase (keine nähere Angabe) (1 PatientIn) [6]

- bei Paravasation im Rahmen einer Kombinations-Chemotherapie mit Cisplatin, Etoposid und Vindesin (ohne Angabe zur paravasal verabreichten Substanz): Glucocorticoid lokal (1 PatientIn) [6]

- milde, trockene Wärme über 1–2 Stunden, 150–900 IE Hyaluronidase s.c., alternativ: DMSO alle 3–4 Stunden über 1–3 Tage lokal auftragen [7]

- 100 mg Hydrocortison s.c. und i.v., Wärmeanwendung, Hydrocortison topisch [8]

- 300 IE Hyluronidase s.c., milde trockene Wärme über 1–2 Stunden [9]

- 150–900 IE Hyaluronidase s.c. und 1–5 ml NaCl 0,9% s.c., peri-/intraläsionale Gabe mehrfach wiederholen, lokale Wärmeapplikation [11]

- 1500 IE Hyaluronidase in Einzelgaben zu 0,2 ml, Wärmeapplikation über 24 Stunden, 4 × täglich über 7 Tage nichtsteroidale, entzündungshemmende Creme auftragen [12]

- 150–900 IE Hyaluronidase s.c. oder i.d. [14] und warme Kompressen [16]

- lokale Injektion von Hyaluronidase, mäßige Wärme [18]

- 150 IE Hyaluronidase in Einzelgaben zu 0,1–0,2 ml periläsional, trockene Wärme; niemals kühlen! [19]

- 1500 IE Hyaluronidase s.c., periläsionale Gabe, ggf. Analgetika, trockene Wärme 4 × täglich über 20 Minuten [20]

- 150–900 IE Hyaluronidase i.v. oder s.c., Wiederholung innerhalb der nächsten 3–4 Stunden, Applikation von Wärme [21]

- innerhalb von 4 Stunden nach Paravasation: subcutane Spülung mit 300–500 ml Ringerlösung, zusätzlich intraoperative Infiltration von 150–200 IE Hyaluronidase, postoperative Ruhigstellung für 3 Tage, anschließend Hydrocortison (1%) lokal über 2 Monate sowie physiotherapeutische Behandlung [22]

Besondere Hinweise: Phlebitis und/oder Zellulitis (5–20%) [1,3,17] stehen nicht im Zusammenhang mit einer Paravasation

Chondroitinsulfatase und Wärme: ein Bericht über die positive Wirkung zur Verhinderung von Nekrosen liegt vor; aus Gründen der kommerziellen Verfügbarkeit wurde Chondroitinsulfatase als Ersatz für Hyaluronidase verwendet [2]

Corticosteroide und/oder Kühlung scheinen die Toxizität zu verstärken [16]; tierexperimentell bestätigt für Kälte [1] und Hydrocortison [5]

Hyaluronidase: klinische Berichte über die positive Wirkung zur Verhinderung von Nekrosen liegen für die Vincaalkaloide Vinblastin, Vincristin und Vinorelbin vor [4]; für Vindesin nur im Tierexperiment beobachtet [1,10]

da die s.c. Applikation von Hyaluronidase in der Regel mit starken Schmerzen für den Patienten verbunden ist, wird eine lokalanalgetische Begleitmaßnahme empfohlen [20]

Isoproterenol: positive Wirkung nur tierexperimentell beobachtet

NaCl 0,9%: positive Wirkung nur tierexperimentell beobachtet [1,5]

Wärme: 1 klinischer Bericht über die positive Wirkung von Wärme in Kombination mit Chondroitinsulfatase liegt vor [2]

Conclusio: Vindesin wird in der Literatur ausschließlich als gewebsnekrotisierend eingestuft

obwohl die kombinierte Anwendung von Hyaluronidase und Wärme weder klinisch noch tierexperimentell geprüft ist, ist diese Kombination einerseits aufgrund eines gleichgerichteten Wirkungsmechanismus und andererseits in Analogie zur positiven Wirkung von Chondroitinsulfatase und Wärme in der klinischen Praxis etabliert (beschleunigte Absorption des Paravasates)

Primärliteratur

[1] Dorr RT, Alberts DS: Vinca alkaloid skin toxicity: antidote and drug disposition studies in the mouse. J Natl Cancer Inst 74: 113–120, 1985.
[2] Mateu J, Llop C: Delayed treatment of vindesine extravasation. Ann Pharmacother 28: 967–968, 1994.
[3] Dorr RT, Jones SE: Inapparent infiltrations associated with vindesine administration. Med Pediatr Oncol 6: 285–288, 1979.
[4] Bertelli G, Dini D, Forno GB, et al: Hyaluronidase as an antidote to extravasation of vinca alkaloids: clinical results. J Cancer Res Clin Oncol 120: 505–506, 1994.
[5] Dorr RT, Alberts DS, Woods MW: Vinca alkaloid ulceration: experimental mouse model and effects of local antidotes. Proc AACR 23: 109, 1982.
[6] Krämer I: Zehn Jahre Dokumentation von Zytostatika-Paravasat-Ereignissen: Auswertung von 175 Paravasate-Dokumentationen. Krankenhauspharmazie 23: 269–274, 2002.

Sekundärliteratur

[7] Schneider G: Paravasate von Zytostatika. Diagnostik und Therapie. Aina S. Schneider Verlag, 6. Auflage: 1–17, 1999.
[8] Gain M, Melzer S, Meyer-Jürshof A, et al: Allgemeiner Teil: Behandlung von Paravasaten. In: Gain M, et al (Hrsg) ADKA-Zytostatika-Handbuch, Pharmazeutisch-wissenschaftliche Monographien. Verlag Heiner Biller, Band 1, 2. Auflage: A42–44, 1997.
[9] Krämer I, Stützle M: Zytostatika-Paravasation – Wie ist vorzugehen? Krankenhauspharmazie 23: 261–268, 2002.
[10] Dorr RT: Antidotes to vesicant chemotherapy extravasations. Blood Rev 4: 41–60, 1990.
[11] Berdel WE, Schmoll HJ, Büchele T, et al: Prävention und Therapie von Paravasaten/Extravasaten. In: Schmoll HJ, Höffken K, Possinger K (Hrsg) Kompendium Internistische Onkologie. Standards in Diagnostik und Therapie. Springer, Teil 1, 3. Auflage: 1689–1701, 1999.
[12] Stanley A: Managing complications of chemotherapy administration. In: Allwood M, Stanley A, Wright P (eds) The Cytotoxics Handbook. Radcliffe Medical Press, 4th edition: 119–193, 2002.
[13] Dorr RT: Pharmacologic management of vesicant chemotherapy extravasations. In: Dorr RT, Von Hoff DD (eds) Cancer Chemotherapy Handbook. Appleton & Lange, 2nd edition: 109–118, 1994.
[14] Bertelli G: Prevention and management of extravasation of cytotoxic drugs. Drug Safety 12: 245–255, 1995.
[15] Donislawski S, Gain M, Meyer-Jürshof A, et al: Vindesin: Behandlung von Paravasaten. In: Donislawski S, et al (Hrsg) ADKA-Zytostatika-Handbuch, Pharmazeutisch-wissenschaftliche Monographien. Verlag Heiner Biller, Band 2: 20, 1994.
[16] Schneider SM, Distelhorst CW: Chemotherapy-induced emergencies. Semin Oncol 16: 572–578, 1989.
[17] Dorr RT, Von Hoff DD: Drug monographs: vindesine. In: Dorr RT, Von Hoff DD (eds) Cancer Chemotherapy Handbook. Appleton & Lange, 2nd edition: 957–966, 1994.
[18] Fachinformation Eldisin® (Österreich), Stada, September 2002.
[19] Barth J: Paravasate und deren Behandlung. In: Barth J (Hrsg) Zytostatika-Herstellung in der Apotheke. Deutscher Apotheker Verlag, Kap. VI-3: 1–9, 2000.
[20] Jordan K, Grothe W, Schmoll HJ: Paravasation von Zytostatika: Prävention und Therapie. Dtsch Med Wochenschr 130: 33–37, 2005.
[21] Ener RA, Meglathery SB, Styler M: Extravasation of systemic hemato-oncological therapies. Ann Oncol 15: 858–862, 2004.
[22] Giunta R, Akpaloo J, Kovacs L, et al: Technik der subcutanen Spülung bei hochtoxischen Paravasaten – Ein Kurzbeitrag. Handchir Mikrochir Plast Chir 34: 399–402, 2002.

Zusätzlich wurden folgende Publikationen zum Literaturstudium herangezogen:

- Albanell J, Baselga J: Systemic therapy emergencies. Semin Oncol 27: 347–361, 2000.
- Fenchel K, Karthaus M: Zytostatika-Paravasate – gibt es neue Empfehlungen zum therapeutischen Vorgehen? Wien Med Wochenschr 151: 44–46, 2001.
- Krämer I: Onkologische Pharmazie. In: Jaehde U, Radziwill R, Mühlebach S, et al (Hrsg) Lehrbuch der Klinischen Pharmazie. Wissenschaftliche Verlagsgesellschaft mbH, 2. Auflage: 307–336, 2003.
- Langstein HN, Duman H, Seelig D, et al: Retrospective study of the management of chemotherapeutic extravasation injury. Ann Plast Surg 49: 369–374, 2002.
- Rauh J, Pluntke S, Müller C: Paravenöse Zytostatikainjektion: Prophylaxe und Sofortmaßnahmen im Notfall. MMW Fortschr Med 146: 682–686, 2004.
- Whang SW, Lee SH, Elias PM, et al: Intralesional steroids reduce inflammation from extravasated chemotherapeutic agents. Br J Dermatol 145: 680–682, 2001.

bearbeitet von Ines Mader

Vinorelbin (z.B. Navelbine®)

KONSENSUS

Schädigungstyp: gewebsnekrotisierend

Therapieempfehlung:

Allgemeine Maßnahmen:
1. Injektion/Infusion sofort stoppen
2. Paravasate-Set holen
3. (sterile) Handschuhe anziehen
4. Infusionsleitung bzw. Spritze durch eine 5 ml-Einmalspritze ersetzen und langsam soviel wie möglich vom Paravasat aspirieren; **Cave!** keinen Druck auf Paravasationsstelle ausüben
5. i.v. Zugang unter Aspirationsbedingungen entfernen
6. bei Blasen: mit 1 ml-Spritze und s.c.-Kanüle aspirieren, für jeden Aspirationsversuch neues Besteck verwenden
7. die betroffene Extremität hochlagern und ruhig stellen
8. **substanzspezifische Maßnahmen** einleiten
9. auf adäquate Schmerztherapie ist zu achten
10. Paravasate-Dokumentationsbogen ausfüllen (Ausdehnung des Paravasates angeben!)
11. Aufklärung und Instruktion des/der Patienten/in sowie der Angehörigen
12. regelmäßige Kontrollen (Nachsorge)
13. in jedem Fall so rasch wie möglich, längstens innerhalb von 24 Stunden einen (plastischen) Chirurgen konsultieren

Substanzspezifische Maßnahmen:

Hyaluronidase:

betroffene Stelle in Abhängigkeit von der Größe des Paravasates mit bis zu 1500 IE Hyaluronidase s.c. umspritzen; **Cave!** lokale Analgesie wird empfohlen

unmittelbar anschließend trockene Wärme:

subjektiv als angenehm empfundene trockene Wärmeanwendung (z.B. Cold-Hot Pack, Wärmflasche) 4 × täglich über 20 Minuten

Cave! nach Paravasation:
1. keine Spülungen des i.v. Zuganges
2. keine feuchten Umschläge
3. keine Alkoholumschläge
4. keine Okklusionsverbände

In der Literatur erwähnter Schädigungstyp: gewebsnekrotisierend [4–6,11–18,20–23]

In der Literatur erwähnte Symptomatik und Verlauf:

Initialsymptome: Schmerzen, Schwellung, Rötung (7 PatientInnen) [6,7,9]

verzögert auftretende Symptome: Rötung und Schwellung (3 PatientInnen) [5–7], Blasenbildung und Ulzeration (2 PatientInnen) [7,9], Ausbildung von Nekrosen mit Verschorfung [6,9], Hyperpigmentierung, Induration [9]

Residualbefunde: Verhärtung des subcutanen Fettgewebes und Parästhesie (1 PatientIn) [6], Epitheldefekt (1 PatientIn) [8]

Einzelfallberichte:
- Tag 1: 14 × 5 cm große, flächige Rötung mit leichter Induration, brennende Schmerzen; Tag 4: leichte Abblassung der Rötung, Longitudinalausdehnung 12 cm, keine Angabe zu Schmerzen; Tag 12: weiterer Rückgang der Rötung, Areal 7 × 3 cm, schuppende Haut mit beginnender Mazeration (DMSO); Tag 21: Verschorfung des betroffenen Areals, Induration weiter rückläufig; Tag 36: leicht hyperpigmentiertes Areal von 3 × 3 cm, keine Funktionseinschränkung der Extremität nach therapeutischer Intervention (1 PatientIn) [4]

- innerhalb weniger Stunden flächige Rötung mit Induration und Schmerzen, nach 1 Woche schwarze Verfärbung der Läsion mit zentraler Blasenbildung, weiterhin brennende und stechende Schmerzen, Ausbildung einer zentralen

Ulzeration innerhalb weniger Tage, vollständige Abheilung mit Schorfbildung innerhalb von 3 Monaten nach therapeutischer Intervention (1 PatientIn) [5]

In der Literatur erwähnte Maßnahmen:

mit Behandlungserfolg:
- 250 IE Hyaluronidase in 6 ml NaCl 0,9% i.v. oder s.c. in 6 Einzelgaben (4 PatientInnen); auch bei verzögerter Applikation 10 Tage nach Paravasation effektiv (1 PatientIn) [2]

- 1500 IE Hyaluronidase s.c., ggf. mit Sedativum, Tag 1–3: DMSO 80% lokal alle 4 Stunden, Tag 4–14: alle 6 Stunden, zusätzlich Mometason-Creme lokal (1 PatientIn) [4]

- Glucocorticoid lokal und systemisch, Analgetika (2 PatientInnen) [5]

- innerhalb von 4 Stunden nach Paravasation: subcutane Spülung mit 300–500 ml Ringerlösung, zusätzlich intraoperative Infiltration von 150–200 IE Hyaluronidase, postoperative Ruhigstellung für 3 Tage, anschließend Hydrocortison (1%) lokal über 2 Monate sowie physiotherapeutische Behandlung (1 PatientIn) [6]

- nach Injektion von 1500 IE Hyaluronidase subcutane Spülung mit 500ml Nacl unter Lokalanästhesie (1 PatientIn) [7]

- 2 x intraläsionale Gabe von Triamcinolon-acetonid 7–8 ml (10 mg/ml) im Abstand von 1 Woche, Abheilung innerhalb von 4–5 Wochen (4 PatientInnen) [7]

- bei Paravasation im Rahmen einer Kombinations-Chemotherapie mit Cisplatin, Ifosfamid und Vinorelbine (ohne Angabe zur paravasal verabreichten Substanz): intraläsionale Steroidinjektionen (5 PatientInnen) [9]

- tierexperimentell: Hyaluronidase i.d. [1]

ohne Behandlungserfolg:
- tierexperimentell: NaCl 0,9% und Hydrocortison i.d., Kälte oder Wärme [1]

- nach Injektion von 1500 IE Hyaluronidase subcutane Spülung mit 500 ml NaCl 0,9% unter Lokalanästhesie, 2 × täglich Verband mit Betadine-getränkter Gaze über 2 Monate; infolge Ulzeration Weiterbehandlung mit Antibiotikum bis zum Abheilen der Zellulitis (1 PatientIn) [7]

- Wärme (1 PatientIn) [8]

ohne Angabe des Behandlungserfolges:
- Hyaluronidase (keine näheren Angaben) (2 PatientInnen) [8]

- warme Kompressen über 24 Stunden (3 PatientInnen) [10]

- 150 IE Hyaluronidase in Einzelgaben zu 0,1–0,2 ml periläsional, trockene Wärme; niemals kühlen! [11,18]

- 150–900 IE Hyaluronidase s.c. und 1–5 ml NaCl 0,9% s.c., peri-/intraläsionale Gabe mehrfach wiederholen, lokale Wärmeapplikation [12]

- lokale Infiltration von Hyaluronidase [13,17]

- innerhalb einer Stunde nach Paravasation: 150 IE Hyaluronidase in 1 ml NaCl 0,9% s.c. oder i.d. in 5 Einzelgaben zu 0,2 ml, warme Kompressen über 15 Minuten alle 6 Stunden für 2–3 Tage [14]

- 150–900 IE Hyaluronidase s.c. oder i.d. [15]

- 100 mg Hydrocortison s.c. und i.v., Wärmeanwendung, Hydrocortison topisch [16]

- 300 IE Hyaluronidase s.c., milde trockene Wärme über 1–2 Stunden [20]

- 1500 IE Hyaluronidase in Einzelgaben zu 0,2 ml, Wärmeapplikation über 24 Stunden, 4 × täglich über 7 Tage nichtsteroidale, entzündungshemmende Creme auftragen [21]

- 1500 IE Hyaluronidase s.c., periläsionale Gabe, ggf. Analgetika, trockene Wärme 4 × täglich über 20 Minuten [22]

- 150–900 IE Hyaluronidase i.v. oder s.c., Wiederholung innerhalb der nächsten 3–4 Stunden, Applikation von Wärme [23]

Besondere Hinweise: lokale Reaktionen an der Injektionsstelle (bis zu 12%) [1,3] und Phlebitiden [13] stehen nicht im Zusammenhang mit einer Paravasation

tierexperimentell: geringere ulzerogene Wirkung als die anderen Vincaalkaloide in gleicher Dosierung [1]

da die routinemäßig verabreichte Dosis von Vinorelbin höher ist als die anderer Vincaalkaloide wird der Vorteil der geringeren Gewebstoxizität wieder aufgehoben, die Folgeschäden nach Paravasation von Vinorelbin sind ähnlich anderer Vincaalkaloide einzustufen [5]

Analgetika: lediglich symptomatische Therapie, keine kausale Paravasatetherapie

Corticosteroide: positive Wirkung fraglich, Entzündung steht nicht im Vordergrund (siehe Kapitel „Histopathologische Untersuchungen")

DMSO: positive Wirkung nicht ausreichend belegt

Hyaluronidase: klinische Berichte über die positive Wirkung zur Verhinderung von Nekrosen liegen vor [2,4,7]

da die s.c. Applikation von Hyaluronidase in der Regel mit starken Schmerzen für den Patienten verbunden ist, wird eine lokalanalgetische Begleitmaßnahme empfohlen [22]

Wärme: keine positive Wirkung im Tierexperiment [1], aus theoretischer Sicht unterstützt sie die Wirkung der Hyaluronidase [20]

für die in der rezenten Literatur erwähnte Flush out-Technik gibt es keine ausreichende klinische Evidenz; eine weitere Traumatisierung des vorgeschädigten Gewebes ist möglich [19]

Conclusio: Vinorelbin wird in der Literatur ausschließlich als gewebsnekrotisierend eingestuft

obwohl die kombinierte Anwendung von Hyaluronidase und Wärme weder klinisch noch tierexperimentell geprüft ist, ist diese Kombination aufgrund eines gleichgerichteten Wirkungsmechanismus in der klinischen Praxis etabliert (beschleunigte Absorption des Paravasates)

Primärliteratur

[1] Dorr RT, Bool KL: Antidote studies of vinorelbine-induced skin ulceration in the mouse. Cancer Chemother Pharmacol 36: 290–292, 1995.
[2] Bertelli G, Dini D, Forno GB, et al: Hyaluronidase as an antidote to extravasation of vinca alkaloids: clinical results. J Cancer Res Clin Oncol 120: 505–506, 1994.
[3] Le Chevalier T, Brisgand D, Douillard JY, et al: Randomized study of vinorelbine and cisplatin versus vindesine and cisplatin versus vinorelbine alone in advanced non-small-cell lung cancer: results of a european multicenter trial including 612 patients. J Clin Oncol 12: 360–367, 1994.
[4] Barth J, Bildat S: Empfehlungen zur Behandlung von Paravasaten mit Vinorelbin. Krankenhauspharmazie 12: 622–624, 2000.
[5] Moreno de Vega MJ, Dauden E, Abajo P, et al: Skin necrosis from extravasation of vinorelbine. JEADV 16: 488–490, 2002.
[6] Giunta R, Akpaloo J, Kovacs L, et al: Technik der subcutanen Spülung bei hochtoxischen Paravasaten – Ein Kurzbeitrag. Handchir Mikrochir Plast Chir 34: 399–402, 2002.
[7] Cicchetti S, Jemec B, Gault DT: Two cases of vinorelbine extravasation: management and review of the literature. Tumori 86: 289–292, 2000.
[8] Krämer I: Zehn Jahre Dokumentation von Zytostatika-Paravasat-Ereignissen: Auswertung von 175 Paravasate-Dokumentationen. Krankenhauspharmazie 23: 269–274, 2002.
[9] Whang SW, Lee SH, Elias PM, et al: Intralesional steroids reduce inflammation from extravasated chemotherapeutic agents. Br J Dermatol 145: 680–682, 2001.
[10] Langstein HN, Duman H, Seelig D, et al: Retrospective study of the management of chemotherapeutic extravasation injury. Ann Plast Surg 49: 369–374, 2002.

Sekundärliteratur

[11] Gain M, Melzer S, Meyer-Jürshof A, et al: Vinorelbin: Behandlung von Paravasaten. In: Gain M, et al (Hrsg) ADKA-Zytostatika-Handbuch, Pharmazeutisch-wissenschaftliche Monographien. Verlag Heiner Biller, Band 4: 39, 2000.
[12] Berdel WE, Schmoll HJ, Büchele T, et al: Prävention und Therapie von Paravasaten/Extravasaten. In: Schmoll HJ, Höffken K, Possinger K (Hrsg) Kompendium Internistische Onkologie. Standards in Diagnostik und Therapie. Springer, Teil 1, 3. Auflage: 1689–1701, 1999.
[13] Fachinformation Navelbine® (Schweiz), Robapharm, April 2004.
[14] Mullin S, Beckwith MC, Tyler LS: Prevention and management of antineoplastic extravasation injury. Hosp Pharm 35: 57–76, 2000.
[15] Bertelli G: Prevention and management of extravasation of cytotoxic drugs. Drug Safety 12: 245–255, 1995.
[16] Gain M, Melzer S, Meyer-Jürshof A, et al: Allgemeiner Teil: Behandlung von Paravasaten. In: Gain M, et al (Hrsg) ADKA-Zytostatika-Handbuch, Pharmazeutisch-wissenschaftliche Monographien. Verlag Heiner Biller, Band 1, 2. Auflage: A42–44, 1997.
[17] Dorr RT, Von Hoff DD: Drug monographs: vinorelbine. In: Dorr RT, Von Hoff DD (eds) Cancer Chemotherapy Handbook. Appleton & Lange, 2nd edition: 966–969, 1994.
[18] Barth J: Paravasate und deren Behandlung. In: Barth J (Hrsg) Zytostatika-Herstellung in der Apotheke. Deutscher Apotheker Verlag, Kap. VI-3: 1–9, 2000.
[19] Bertelli G, Garrone O, Bighin C, et al: Correspondence re: Cicchetti S, Jemec B, Gault DT: Two case reports of vinorelbine extravasation: management and review of the literature. Tumori 86: 289–292, 2000. Tumori 87: 112–113, 2001.
[20] Krämer I, Stützle M: Zytostatika-Paravasation – Wie ist vorzugehen? Krankenhauspharmazie 23: 261–268, 2002.
[21] Stanley A: Managing complications of chemotherapy administration. In: Allwood M, Stanley A, Wright P (eds) The Cytotoxics Handbook. Radcliffe Medical Press, 4th edition: 119–193, 2002.
[22] Jordan K, Grothe W, Schmoll HJh: Paravasation von Zytostatika: Prävention und Therapie. Dtsch Med Wochenschr 130: 33–37, 2005.
[23] Ener RA, Meglathery SB, Styler M: Extravasation of systemic hemato-oncological therapies. Ann Oncol 15: 858–862, 2004.

Zusätzlich wurden folgende Publikationen zum Literaturstudium herangezogen:

- Albanell J, Baselga J: Systemic therapy emergencies. Semin Oncol 27: 347–361, 2000.
- Alley E, Green R, Schuchter L: Cutaneous toxicities of cancer therapy. Curr Opin Oncol 14: 212–216, 2002.

- Fenchel K, Karthaus M: Zytostatika-Paravasate – gibt es neue Empfehlungen zum therapeutischen Vorgehen? Wien Med Wochenschr 151: 44–46, 2001.
- Krämer I: Onkologische Pharmazie. In: Jaehde U, Radziwill R, Mühlebach S, et al (Hrsg) Lehrbuch der Klinischen Pharmazie. Wissenschaftliche Verlagsgesellschaft mbH, 2. Auflage: 307–336, 2003.
- Rauh J, Pluntke S, Müller C: Paravenöse Zytostatikainjektion: Prophylaxe und Sofortmaßnahmen im Notfall. MMW Fortschr Med 146: 682–686, 2004.
- Schrijvers DL: Extravasation: a dreaded complication of chemotherapy. Ann Oncol 14: iii26–iii30, 2003.

bearbeitet von Ines Mader

Stichwortregister

α-Tocopherol 44, 135, 190, 197, 271, 274, 352
Abszess 30, 288
ACNU® 58, 284, s.a. Nimustin
Adhäsion 31
Adriamycin-flare 35
Adriblastin® 188
Alexan® 57, 155, s.a. Cytarabin
Alimta® 58, 303, s.a. Pemetrexed
Alkeran® 58, 260, s.a. Melphalan
Alkylantien 10
Allergie-Typ 12, s.a. Reaktionstypen
Amputation 8, 25, 26
Amsacrin 13, 47, 49, 57, 107–111, s.a. Amsidyl®
Amsidyl® 57, 107, s.a. Amsacrin
Analgesie 50, 189, 292, 294, 297, 336, 338, 341, 345, 352, 356, 360, 363, 367, s.a. Schmerztherapie
Anamnese 17, 21
Anthrazykline 10–12, 24, 25, 33, 44, 45, 48, 51, 52, 67, 197, 289, 352
Anthrazyklin-Recycling 25
Antibiotika 141, 179, 195, 214, 234, 274, 281, 297, 327, 340
Antidot 43, 44, 84
Antihistaminikum 185, 295
Antikörper 86
Antimetabolit(e) 9
Applikation 19, 21
Arrhythmie 30
Asparaginase 13, 35, 37, 57, 112–115
Aufklärung 15, 17, 21, 23, 40, 41, 80

Bakterielle Besiedelung 11
Bakterielle Besiedelung s.a. Infektion(en)
Bendamustin 10, 13, 57, 116–119, s.a. Ribomustin®
Benzylalkohol 15, 223, 319
bFGF (basic fibroblast growth factor) 45, 197
Bleomycin 13, 35, 37–39, 46, 47, 57, 120–123
Bortezomib 13, 57, 124–126, s.a. Velcade®
Busilvex® 57, 127, s.a. Busulfan
Busulfan 10, 13, 35, 37, 57, 127–129, s.a. Busilvex®

Caelyx® 57, 205, s.a. Doxorubicin liposomal
Campto® 58, 256, s.a. Irintotecan
Carboplatin 13, 37, 57, 130–133, s.a. Paraplatin®
Cardioxane® s.a. Dexrazoxan
Carmubris® 57, 134, s.a. Carmustin
Carmustin 10, 13, 32, 46, 47, 52, 57, 134–138, s.a. Carmubris®
Chirurg, plastischer 41, 43, 64, 65, 67, 83, 107, 108, 139, 165, 170, 188, 210, 246, 269, 278, 287, 292, 336, 345, 356, 363, s.a. chirurgische Intervention
Chirurgische Intervention 64, 189, 190, 197, 271, s.a. Chirurg, plastischer
Chlormethin 53, s.a. Mustargen®
Chondroitinsulfatase 44, 190, 252, 253, 347, 351, 357, 359
Cisplatin 13, 33, 35, 37, 45–49, 53, 57, 139–145, s.a. Platinol®
Cladribine 13, 57, 146, 148, 149, s.a. Leustatin®
Cold-Hot Pack 46, 48, 63, 107, 131, 139, 141, 165, 170, 177, 188, 190, 205, 210, 246, 269, 278, 336, 345, 356, 363
Corticosteroid(e) 32, 33, 54, 131, 141–143, 172, 174, 179, 184, 185, 191, 195, 214, 234, 235, 253, 273, 281, 290, 294, 297, 330, 331, 341, 351, 359, 367, s.a. Glucocorticoide, Hydrocortison
Cosmegen® 57, 165, s.a. Dactinomycin
Cremophor 37, 296, 319
Cyclophosphamid 13, 35, 37, 57, 150–154, s.a. Endoxan®
Cytarabin 13, 37, 57, 155–158, s.a. Alexan®, Udicil®

Dacarbazin 10, 13, 37, 39, 57, 159–164, s.a. DTIC®
Dactinomycin 13, 38, 39, 47, 49, 57, 165–169, s.a. Cosmegen®
Dauerschaden 12, 24, 26, s.a. Residualbefund
Daunoblastin® 57, 170, s.a. Daunorubicin
Daunorubicin 13, 31, 35, 37, 45, 47, 49, 52, 57, 170–176, s.a. Daunoblastin®
Daunorubicin liposomal 13, 47, 57, 177–180, s.a. Daunoxome®

Daunoxome® 57, 177, s.a. Daunorubicin liposomal
Débridement 8, 67–70, 197, 348, s.a. chirurgische Intervention
Definition 8
Dexamethason 44
Dexrazoxan 44, 45, 51, 174, 192, 195, 212, 214, 248, s.a. Cardioxane®
Dextran 227
DHM3 44, 197
Differentialdiagnose 34, 41, 84
Dimethylsulfoxid 44, 48, 63, s.a. DMSO
DMSO 47, 49–51, 53, 57, 61, 107–109, 131, 132, 135, 139, 140, 143, 165–167, 170–174, 178, 179, 184, 188–191, 193–195, 208, 210–214, 234, 235, 246–248, 252, 253, 269–271, 273, 278–281, 330, 331, 341, 346, 349, 352, 365, 367, s.a. Dimethylsulfoxid
Docetaxel 13, 31, 35, 37, 38, 57, 181–187, s.a. Taxotere®
Dokumentation 73, 81, 85
Dokumentationsbogen 40, 41, 43, 55
Doxorubicin 9, 10, 13, 24, 25, 31–33, 35, 37, 38, 45–47, 49, 50, 52, 57, 188– 204, 348, 349, s.a. Adriblastin®
Doxorubicin liposomal 13, 47, 57, 205–209, s.a. Caelyx®, Myocet®
DTIC 159, s.a. Dacarbazin
Dysästhesie 183
Dysfunktion 31
Dysphagie 30

Ebetaxel® 58, 292, s.a. Paclitaxel
Eldisin® 58, 356, s.a. Vindesin
Eloxatin® 58, 287, s.a. Oxaliplatin
Endokarditis 30
Endoxan® 150, s.a. Cyclophosphamid
Entzündlich 33, s.a. Inflammatorisch
Epirubicin 13, 31, 37, 38, 47, 49, 51, 52, 57, 210–216, s.a. Farmorubicin®
Estracyt® 57, 217, s.a. Estramustin
Estramustin 13, 57, 217–219, s.a. Estracyt®
Ethanol 136, 184, 222, 240, 262, 296, 319
Etopofos® 58, 226, s.a. Etoposidphosphat
Etoposid 13, 35, 37, 58, 220–225, s.a. Vepesid®
Etoposidphosphat 13, 58, 226–228, s.a. Etopofos®
Exfoliant 9, 140, 178, 182, 206, 279, 288, 327

Expositionsdauer 15

Farmorubicin® 210, s.a. Epirubicin
Fibrinkleber 68
Fibrosierung 25, 31, 140, 233, 288, 294
Fistel 31
Fludara® 58, 229, s.a. Fludarabin
Fludarabin 13, 58, 229–231, s.a. Fludara®
5-Fluorouracil 13, 31, 38, 58, 232–238, s.a. 5-FU
Flushout 67, 70
Flushout-Technik 11, 43, 65, 66, 19, 368
Fotemustin 10, 13, 58, 239–241, s.a. Muphoran®
Funktionseinschränkung 25, 288
Funktionsverlust 25, 26, 189

Gefäßzugang 17, 21
Gemcitabine 13, 35, 37, 38, 58, 242, 243, 244, 245, s.a. Gemzar®
Gemzar® 58, 242, s.a. Gemcitabine
Gentamicin 274, 281
Gewebsnekrotisierend 8, 13, 20, 22, 57, 58, 107, 139, 165, 170, 188, 210, 246, 269, 278, 287, 292, 336, 345, 356, 363
Gewebsreizend 8, 13, 40, 57, 58, 116, 124, 127, 134, 139, 159, 177, 181, 205, 220, 232, 239, 242, 260, 313, 317, 329, 333
Glucocorticoide 132, 289, s.a. Corticosteroid(e), Hydrocortison
GM-CSF 192, 196

Häufigkeit 7, s.a. Inzidenz
Hauttransplantation 8, 26, s.a. chirurgische Intervention
Heparin 44, 196, 207, 272, 331, 338, 341
Herzperforation 30
Hilfsstoff 8, 15, 128, 184, 185, 222, 227, 240, 262, 296, 319
Holoxan® 58, 251, s.a. Ifosfamid
Hyaluronidase 44, 49, 61, 63, 183–185, 189, 191, 196, 221, 223, 292, 294, 295, 297, 318, 319, 336–339, 341, 345–347, 349–352, 356–359, 363, 365–367, s.a. Hylase®
Hycamtin® 58, 326, s.a. Topotecan
Hydrocortison 32, 44, 54, 109, 131, 132, 173, 178, 183, 190, 191, 212, 213, 234, 247, 265, 270, 271, 280, 289, 295, 314, 338, 347, 357, 365, 366, s.a. Corticosteroid(e), Glucocorticoide
Hylase® 63, s.a. Hyaluronidase

Hyperosmolarität 10
Hyperpigmentation 122, 178, 183, 189, 195, 211, 233, 235, 273, 293, 323, 346
Hyperpigmentierung 364
Hypersensibilität 34, 35, 113, 122, 128, 132, 143, 157, 173, 184, 195, 222, 235, 262, 266, 273, 281, 290, 296, 319, 323, 334
Hypersensitivität 15, 273, 281
Hyperthyreose 30

Idarubicin 13, 38, 47, 49, 52, 58, 246–250, s.a. Zavedos®
Ifosfamid 13, 58, 251–255, s.a. Holoxan®
Infektion 15, 24, 26–28, 346, s.a. Bakterielle Besiedelung
Inflammatorisch 33, s.a. entzündlich
Inflammatory agents 9
Infusionsdauer 15, 136
Infusionsgeschwindigkeit 15, 136
Infusionspumpe 19
Inzidenz 7, 28, 29, s.a Häufigkeit
Irinotecan 10, 13, 58, 256–259, s.a. Campto®
Irritant 8, 13

Kälte 49, 57, 132, 139, 143, 165–167, 170, 173, 177, 179, 188, 191, 195, 205, 207, 208, 210, 213, 214, 223, 234–236, 243, 246, 248, 253, 265, 266, 269, 273, 278, 281, 288–290, 295, 297, 331, 341, 348, 349, s.a. Kühlung, trockene Kälte
Kapillartyp 12, s.a. Reaktionstypen
Katheter 19, 20, 27, 29, 31
KGF (keratinocyte growth factor) 45
Kompartment-Syndrom 65
Komplikation(en) 24, 28
Kühlung 141, 172, 184, 192, 206, 211, 240, 247, 271, 279, 314, 327, 330, 359, s.a. Kälte, s.a. trockene Kälte

Lagekontrolle 19, 21
Langzeitschäden 31, s.a. Residualbefund
Leustatin® 57, 146, s.a. Cladribine
Liposomal 179, 207, 208, 351
Liposuktion 11, 43, 65–67, 70
Lungenembolie 28, s.a. Pulmonalembolie
Lungenödem 347

Mastektomie 31, 349
Mechanische Kompression 11
Mediastinitis 30, 337

Mehrfachpunktion 14, 15, 18
Melphalan 10, 13, 35, 37, 58, 260–263, s.a. Alkeran®
Methotrexat 13, 35, 37–39, 58, 264–268, s.a. MTX
Mitomycin C 13, 24, 32, 35, 37, 38, 47, 49, 58, 269, 270–277
Mitoxantron 13, 37, 47, 49, 58, 278–283, s.a. Novantron®
Monoklonaler Antikörper 86
MOP-Schema 265, 266
MTX s.a. Methotrexat
Muphoran® 58, 239, s.a. Fotemustin
Mustargen 35, s.a. Chlormethin
Myocet® 205, 207, s.a. Doxorubicin liposomal

Nachsorge 40, 41, 72
Natriumbicarbonat 44, 52, 53, 135, 136, 171, 174, 179, 191, 196, 339, 350, s.a. Natriumhydrogenkarbonat
Natriumhydrogencarbonat 52, s.a. Natriumbikarbonat
Natriumthiosulfat 44, 53, 142, 143, 160, 162, 166, 190, 196, 214, 271, 272, 274, 338, 341
Navelbine® 58, 363, s.a. Vinorelbin
Nekrose 24–26, 29, 30, 108, 140, 143, 160, 171, 189, 192, 207, 211, 233, 270, 273, 279, 288, 293, 314, 318, 337, 364, 347
Nekrosepotential 72
Neuropathie 14, 24
Neutrexin® 58, 333, s.a. Trimetrexate
Nimustin 13, 58, 284–286, s.a. ACNU®
Nipent® 58, 306, s.a. Pentostatin
Novantron® 278, s.a. Mitoxantron

Obstruktion 30
Oncaspar® 58, 301, s.a. Pegaspargase
Oncovin® 58, 345, s.a. Vincristin
Osmolarität 8, 15
Ovastat® 58, 329, s.a. Treosulfan
Oxaliplatin 13, 31, 58, 287, 288, 289, 290, 291, s.a. Eloxatin®

Paclitaxel 13, 31, 35, 37, 38, 50, 58, 292–300, s.a. Taxol®, s.a. Ebetaxel®
Paraplatin® 130, s.a. Carboplatin
Parästhesie 24, 30, 293, 337, 357, 364, s.a. Sensibilitätsstörung
Paravasate-Set 40, 41, 54, 55, 56, 57, 59, 63

Paravenöser Reaktionstyp 12, s.a. Reaktionstypen
Pegaspargase 13, 58, 301, 302, s.a. Oncaspar®
Pemetrexed 13, 58, 303–305, s.a. Alimta®
Pentostatin 13, 37, 58, 306–309, s.a. Nipent®
Perikarderguss 30, 171, 233
Perikarditis 30, 235
Periphervenös 7, 14, 20, 22, 24
PH-Wert 8, 15, 52, 117, 128, 232, 235, 307, 315, 331, 334
Phlebitis 109, 117, 136, 152, 161, 173, 184, 222, 227, 235, 240, 253, 261, 281, 296, 307, 319, 359, 367
Phlogenzym® 44, 45, 193, 212, 338, 339, 349
Photosensitivität 34, 39, 161, 273, 340
Pinch-off-Syndrom 16, 20, 29
Platinol® 139, s.a. Cisplatin
Plattenepithelzellkarzinom 24, 190
Pleuraerguss 30, 171, 211, 233, 337, 347
Pneumonitis 30, 235
Polyethylenglykol 128, 222
Polysorbat 80 37, 184, 222
Port-System 20, 27, 29, 288
Prädisposition 14
Prävention 14, 17, 21
Prodrug 152, 161, 227, 253
Prognose 24
Pulmonalembolie 30, s.a. Lungenembolie
Punktionsort 15
Punktionstechnik 15, 16, 20

Qualitätskontrolle 80
Qualitätssicherung 80

Radiation Recall 38, 39
Raltitrexed 13, 58, 310–312, s.a. Tomudex®
Reaktionstypen s.a. Allergietyp, s.a. Kapillartyp, s.a. Thrombophlebitistyp, s.a. paravenöser Reaktionstyp
Recall 25, 34, 38, 122, 143, 157, 167, 171, 173, 182, 185, 194, 195, 214, 223, 235, 262, 266, 273, 293, 296
Residualbefund 140, 171, 178, 182, 183, 189, 211, 233, 270, 288, 293, 337, 346, 357, 364, s.a. Dauerschaden, s.a. Langzeitschaden
Ribomustin® 57, 116, s.a. Bendamustin
Risikofaktor(en) 14–16

Schädigungsmechanismus 9, 11

Schädigungstyp 8, 13, 82, 103, 105
Schmerztherapie 41, 43, 107, 139, 165, 170, 188, 210, 246, 269, 278, 287, 292, 336, 345, 356, 363, s.a. Analgesie
Sensibilitätsstörung 178, 182, 183, 288, 293, s.a. Parästhesie
Sidearm-Technik 20
Spalthauttransplantat s.a. Chirurgische Intervention
Spülung 19, 22
Streptozocin 13, 58, 313–316, s.a. Zanosar®
Symptom(e) 24, 30, 103, 108, 117, 140, 160, 171, 178, 182–184, 189, 233, 252, 270, 279, 288, 293, 296, 314, 318, 330, 337, 346, 347, 357, 364
Symptom, verzögertes 24, 30, 108, 117, 140, 160, 171, 178, 182–184, 189, 233, 252, 270, 273, 279, 288, 293, 296, 314, 318, 330, 337, 346, 347, 357, 364

Taxol® 292, s.a. Paclitaxel
Taxotere® 57, 181, s.a. Docetaxel
Teniposid 13, 35, 37, 58, 317–321, s.a. Vumon®, s.a. VM 26®
Tetrachlordecaoxid 45
Thiotepa 13, 35, 37, 58, 322–325
Thrombophlebitis 34, 173, 218
Thrombophlebitis-Typ 12, s.a. Reaktionstypen
Thrombose 28, 30
Tomudex® 58, 310, s.a. Raltitrexed
Topotecan 10, 13, 58, 326–328, s.a. Hycamtin®
Toxizität, zelluläre 9
Treosulfan 13, 58, 329–332, s.a. Ovastat®
Trimetrexate 13, 35, 58, 333–335, s.a. Neutrexin®
Trockene Kälte 44, 46, 61, 107, 109, 142, s.a. Kälte, Kühlung
Trockene Wärme 44, 47, 61, s.a. Wärme
Tunnelinfektion 27

Udicil® 155, s.a. Cytarabin
Ulzeration 24, 26, 108, 135, 166, 194, 222, 233, 253, 261, 270, 273, 293, 297, 346, 357, 364, 365

V.A.C.®-System (vacuum assisted closure) 68
VAD-Schema 189, 191, 346–348, 350
Velbe® 58, 336, s.a. Vinblastin

Velcade® 57, 124, s.a. Bortezomib
Venogramm 20
Vepesid® 220, s.a. Etoposid
Vesicant 8, 13
VIE-Schema 347, 348
Vinblastin 13, 31, 33, 38, 39, 48, 50, 58, 336–344, s.a. Velbe®
Vincaalkaloid(e) 14, 24, 25, 33, 44, 54, 67, 289, 367
Vincristin 13, 31–33, 48, 50, 58, 197, 345, 347–355, s.a. Oncovin®
Vindesin 13, 33, 48, 50, 58, 356–362, s.a. Eldisin®
Vinorelbin 13, 33, 48, 50, 58, 67, 363–370, s.a. Navelbine®

VM 26® 317, s.a. Teniposid
Vumon® 58, 317, s.a. Teniposid

Wachstumsfaktoren 45
Wärme 50, 183, 185, 223, 295, 297, 336, 339, 341, 345, 347, 349–352, 356, 358–360, 363, 366, 367, s.a. trockene Wärme
Wirkstoff 15

Zanosar® 58, 313, s.a. Streptozocin
Zavedos® 58, 246, s.a. Idarubicin
Zentralvenöse Verabreichung 7, 14–16, 18–20, 22, 27, 29, 31, 82, 171, 183, 192, 206, 211, 233, 235, 236, 347, 288, 294, 337, 338
Zwei-Spritzen-Technik 20

SpringerMedizin

Eckhard Beubler

Kompendium der medikamentösen Schmerztherapie

Wirkungen, Nebenwirkungen und Kombinationsmöglichkeiten

Unter Mitarbeit von Roland Kunz und Jürgen Sorge
Dritte, überarbeitete und erweiterte Auflage.
2006. IX, 121 Seiten. Zahlreiche Abbildungen.
Broschiert **EUR 22,–**, sFr 37,50
ISBN 3-211-25224-X

Schmerz kann Leben retten. Ohne Schmerz würden wichtige Warnsignale überhört und Krankheiten zu spät behandelt werden. Hat er jedoch seine Warnfunktion erfüllt, ist er ohne Wert und kann das Leben unerträglich machen. Für den Patienten ist der Zustand qualvoll, für seine Genesung oft kontraproduktiv. Schmerzfreiheit hingegen fördert die Genesung.

Die 3. Auflage beschreibt die wichtigsten Prinzipien der medikamentösen Schmerztherapie. Aus aktuellem Anlass wurde die Bewertung der Substanzgruppe der COX-2 Hemmer vollständig überarbeitet. Neu sind ferner ein Abschnitt zum WHO-Stufenplan, zur Schmerzmessung, zur Pharmakologie der Opioide, zur Behandlung von Durchbruchsschmerzen sowie die Darstellung gefährlicher Wechselwirkungen mit anderen Arzneimitteln. Zudem wurde das Buch mit einem Kapitel über spezielle Schmerzformen, wie Durchbruchsschmerzen bei bestehender Schmerztherapie, sowie mit einem Beitrag über neue Arzneiformen zur Schmerztherapie, wie das Matrix-Fentanyl-Pflaster, ein Lidocainpflaster und topisch wirksame Opioide in Form von Gelen für die lokale Therapie ergänzt. Neu sind auch Strategien gegen neuropathische Schmerzen mit Pregabalin, sowie die Darstellung gefährlicher Wechselwirkungen mit anderen Arzneimitteln.

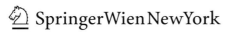

P.O.Box 89, Sachsenplatz 4–6, 1201 Wien, Österreich, Fax +43.1.330 24 26, books@springer.at, **springer.at**
Haberstraße 7, 69126 Heidelberg, Deutschland, Fax +49.6221.345-4229, SDC-bookorder@springer.com, springer.com
P.O. Box 2485, Secaucus, NJ 07096-2485, USA, Fax +1.201.348-4505, service@springer-ny.com, springer.com
Preisänderungen und Irrtümer vorbehalten.